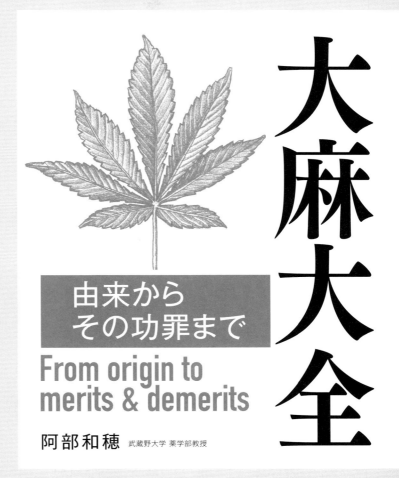

大麻大全

由来からその功罪まで

From origin to merits & demerits

阿部和穂 武蔵野大学 薬学部教授

武蔵野大学出版会

2

はじめに

　「著名人が大麻を所持していた疑いで逮捕された」というニュースを受けて、町の人にインタビューした映像が、ある日のテレビ番組で放映されていた。その中で、ある初老の女性がつぶやいた。

　「大麻なんかに手を出すなんて、とんでもないわよ！」

　最初にはっきりと申し上げておく。
　諸外国で大麻合法化の動きが進んでいるが、
　「大麻の自由な使用を認めるべきではない」
　というのが私自身の考えだ。
　だから、大麻が良くないものだと主張する女性に対して、私は賛同すべきだろう。しかし、私は、内容よりも、「大麻なんか」という言い回しに違和感を覚えてしまった。
　この方は、なぜ大麻がいけないのか、本当にわかっているのだろうか？
　たぶん大麻を使用した経験はないだろうが、そもそも大麻を見たこともなければ、大麻が何なのかも実はよく知らないのではないだろうか？
　それにもかかわらず、わかったつもりで「大麻なんか」と全面否定してしまうのは、とても怖いと感じたのだ。

　わが国は、70年余り前に、「大東亜共栄圏の確立」を大義にかかげ、世界と戦争をし、敗れた歴史がある。
　そもそも当時、まだこの世に存在していなかった私には、その是非を語る資格はないに違いないが、その歴史を学んだときに、戦争そのものの怖さとともに、大部分の国民が敵国に対して「〜なんか」という考えを植え付けられていたことに驚いた。軍部が主導するキャンペーンによって、多くの国民が考える自由を奪われ、「洗脳」されていたのだ。

はじめに　3

規模や事の重大さは違うものの、似たようなことは、現在の情報化社会でも頻繁に起きている。

　例えば、テレビの情報番組では、「あなたの体は大丈夫ですか？」と問いかけて、視聴者の健康に対する不安を煽り立てた上で、「○○を食べると防げます」と、特別な食べ物のレシピや健康食品を勧めるパターンが多い。番組の情報を鵜呑みにした視聴者は、その話を信じ、商品を買いに走る。

　ある番組で「納豆がダイエットに効く」と放送された翌日から、スーパーで納豆が売り切れ状態になった。「インフルエンザ予防にヨーグルトがよい」と紹介されると、やはりヨーグルトが品切れ状態になったこともある。

　また、少子化時代で経営難を危惧する学習塾や予備校では、「昔と違ってこれからの時代は大変ですよ」と訴えて、親御さんの不安を煽り立てて、あの手この手で子どもたちを塾や予備校に呼び寄せようとしている。

　実際には、昔よりも今のほうが学校の数が増えた一方で、子どもの数は激減しているので、浪人しないと高校や大学に進学できない子どもはほとんどいないというのに。

　そんな情報に振り回されても、「別に大きな被害はなかったのだから、たいした問題ではない」と正当化してしまう人もいる。しかし、中には、何の意味もない物に大金をつぎ込んで、困窮に追い込まれる人もいるのだ。

　「天然成分配合で体にやさしい」などとうたった商品を購入して、健康被害を受けた人もいる。思春期を勉強優先で暮らした子どもが、大学生になって重大な事件を引き起こした事例もある。まれな例であっても見過ごすことはできない。

　「私は大丈夫」という人ほど、詐欺にひっかかりやすいといわれる。なぜなら、「大丈夫」と思った時点で、それ以上考えることを放棄して

しまうからだ。現代社会はとかく情報が氾濫しており、消費者に考える余裕を与えず、次から次へと新しい情報が飛び込んでくる。

中には役立つものもあるが、たいていは不要なものだ。常に疑いの目をもって客観的に判断するように意識し続けていないと、気がつかないうちに「洗脳」されてしまい、とんでもないワナにかかってしまうかもしれないのだ。

考えることをやめてはならない。

日本の薬物乱用防止キャンペーンのスローガンは「ダメ。ゼッタイ。」である。

冒頭の女性が、「大麻なんか」とつぶやいたのも、きっとこのキャンペーンの効果が表れているのかもしれない。しかし、「なぜダメなのか？」を理解しないで、ただ「ダメ」というキャンペーンに同調しているだけだとしたら、とても恐ろしいことである。なぜならば、裏を返せば、「いいよ。大丈夫。」と推奨するキャンペーンが展開されれば、それにのってしまう可能性があるからだ。

私は、以前、武蔵野大学出版会にお声がけいただいて、『危険ドラッグ大全』という本を発表することができた。近年問題となっている危険ドラッグを中心に解説したのだが、大麻についてはあまり深くとりあげることができなかった。

乱用されやすく、社会的悪影響を及ぼす恐れのあるドラッグのうち、覚醒剤や危険ドラッグについては、法律で規制することに異議を唱える人はほとんどいない。しかし、大麻については、「麻は古来から人々の暮らしを支えてきたから必要なものだ」「病気の治療にも役立つので使用可能にすべきだ」と主張する人もいて、何が本当なのか、理解しにくくなっている。

海外では大麻合法化の流れが起きていて、国内でも大麻に関するさまざまな事件が起きている。最近の報道から一部をあげてみよう。

【2016 年 4 月】スノーボード男子の強化選手 2 名が、2015 年 12 月米国コロラド州遠征中に大麻を使用したことが発覚し、全日本スキー連盟が除名処分にしたと発表。

【2016 年 10 月】 鳥取県で、大麻栽培者の許可を得て大麻草栽培による「町おこし」に取り組んでいた大麻加工品製造会社代表（群馬県から移住）と、男性従業員 2 名が大麻取締法違反の疑いで逮捕された。栽培されている大麻草は幻覚成分がほとんど入っていない産業用大麻草だが、これとは別に、家宅捜査で自宅に乾燥大麻を隠し持っていた。

【2016 年 10 月】女優ら 3 人が沖縄県石垣島で逮捕された。

【2016 年 11 月】長野県の限界集落に住んでいた 27 〜 64 歳の男女 22 人が、大麻を隠し持っていたなどとして逮捕された。

【2017 年 1 月】三重県の神社関係者らが申請していた、神事に使う国産大麻の栽培免許が不許可とされた。

【2017 年 3 月】長崎市内の高校生 7 人を含む 10 人が、大麻を所持・譲渡したとして逮捕された。グループで無料通信アプリ LINE を使って、大麻をやり取りしていたと見られる。

【2017 年 5 月】横浜市と東京都の歯科医師 3 名が、乾燥大麻を所持していたとして逮捕された。

【2017 年 5 月】ロックバンドのボーカルをつとめる男性芸能人が、東京都内で車を運転中に警察の職務質問を受け、その際に車中から乾燥大麻が見つかり、所持容疑で逮捕された。

【2017 年 6 月】国立大学に通う韓国人留学生が、国際郵便を使って大麻を密輸しようとしたとして逮捕された。

【2017 年 6 月】関西の有名大学に通う外国人留学生 2 人が、中国から大麻を密輸しようとしたとして逮捕された。

【2017 年 6 月】兵庫県在住の男性が、大麻樹脂を市販のバターに混ぜて食べていたとして、逮捕された。

　「大麻ならたいしたことない」という風潮がどこかにあるように感じ

る。そこで、今こそ、大麻についてすべての人が正しく理解した上で、きちんと議論すべきだと考え、大麻問題だけに絞った本書を執筆することにした。

　大麻について語った本は、すでにたくさん出版されている。そのほとんどは、「大麻は有害で違法」と否定的な意見を述べたものか、「大麻は本来有益なもので、大麻を取り締まる現在の法律は間違っている」と肯定的な意見を述べたもののどちらかである。

　しかし、本書は、あえてどちらの立場もとらないことにした。

　しつこいようだが、「大麻の自由な使用を認めるべきではない」というのが私自身の考えだが、この考えを皆さんに押しつけるつもりはない。本書のねらいは、読者の皆さんが、大麻のことを正しく理解した上で、「自分でよく考えて答えを見つける」ことの手助けである。

　本書を手に取ってくださった皆さんの中には、大麻に対して反対派の人も、賛成派の人もいるだろう。だが、いったん自分の意見は忘れていただきたい。大麻についてある程度の知識がある方も、復習のつもりで読んでいただければ、知らなかったことが見つかるのではないかと思う。

　まず第1章では、皆さんが「大麻」についてどれくらい知っているかを試すクイズを出題した。第2章以降で詳しく解説する内容のイントロダクションとして、気軽にチャレンジしてもらいたい。

　第2～4章では、大麻の基礎知識をまとめた。その範囲は非常に広いので、第2章では、「大麻」という言葉の成り立ちや、現在大麻を規制している「大麻取締法」について触れ、第3章では、大麻に含まれる成分を中心にした、植物化学的な内容を解説した。第4章では、大麻がドラッグとして使用されたときに私たちの体に及ぼす影響や、薬物乱用の問題点などをまとめた。

　なお、ここでは、客観的にみて「事実」としてお伝えしてよいと思われる内容だけを並べ、「主観」を入れないように、最大限の配慮をしたつもりだ。大麻の是非を問う議論を進めるためには、「何がわかっていて、

はじめに　7

何がわかっていないのか」を明確にしておく必要があるからだ。

　一般に、反対派と賛成派の話し合いが平行線をたどっているときは、双方が自分の見方や考え方を相手に納得させようとして譲らないことが多い。そんな膠着状態を解くには、第三者が間に立って、相互の理解を促すことが必要だ。そこで、第5章では、反対派と賛成派の意見が全く食い違っている、いくつかのトピック（医療用大麻など）を取り上げ、どこに問題があるのか掘り下げてみた。

　反対派の人には、頑なに「大麻なんかダメ」と否定するのではなく、賛成派の主張にも一理あるということを認めてもらえればと思う。

　逆に、賛成派の人には、盲目的に「大麻はいいものだ」と肯定するのではなく、誰もが大麻を自由に使えるようになったら何が起こるか、一歩引いて考えてもらいたい。「大麻を取り締まる今の法律は間違っている」と文句をつけるだけではなく、本当に大麻を有効利用するためには、どういうルールが必要かを考えてもらえればと思う。

　反対派と賛成派の方が、お互いの主張をある程度のみ込めたところで、最後の第6章では、今後どうすればよいかを、改めて考えてみたい。

　そのために参考になるのは、大麻合法化が進む諸外国の状況である。大麻合法化によって、何がもたらされるのか、皆さんにしっかり考えていただければと思う。

　本書を読み終わったとき、「大麻」に対する皆さんの見方が変わっていることを期待したい。反対派の人が、「賛成派の意見も一理あるな」賛成派の人が、「自由化するには問題があるな」など、少しでも歩み寄ってくれたら、大成功だと思っている。

　阿部和穂

CONTENTS

はじめに

第1章 あなたは大麻について どこまで理解しているか ············· 13

第2章 大麻の基礎知識 PART1 （主に由来、歴史、植物学、法律） ················· 19

1「大麻」という言葉の意味 ················ 20

「大麻」にはいろいろな意味がある…20／神事にまつわる「大麻」の語源…22／植物としての「大麻」の語源…24／薬物としての「大麻」の語源…26

2 大麻草の特徴と分類 ··················· 32

「大麻草」はどんな植物か？…32／大麻草の学名をめぐる論争…38

3 薬物としての法的規制 ·················· 44

大麻草の分類にこだわる理由…44／麻の実と大麻取締法…47／種子の扱いに垣間見る大麻取締法の性質…50／大麻の取り扱いに関して法律で禁止されていることと刑罰…55／大麻草の栽培に対して重い刑罰が定められている理由…58／大麻の使用は罪にならない？…60／医療目的でも使ってはいけない…63／大麻は麻薬か？…68

第3章 大麻の基礎知識 PART2 （主に化学） ··············· 75

1 マリファナの成分 ···················· 76

困難だったマリファナの有効成分の単離…76／どれが幻覚を生じる成分なのか…79

2 大麻草におけるカンナビノイドの生合成 ···· 81

大麻草は幻覚成分THCを作っていない…81／どうして大麻草だけがカンナビノイドを作ることができるのか…83／成分による大麻草の分類（生理学的分類）…87／「大麻には麻薬成分が入っている」は正しい？…92

3 大麻草におけるカンナビノイドの分布 …… 95

大麻草体内にはカンナビノイドが多いところと少ないところがある…95／大麻草は何のためにカンナビノイドを作っているのか…98

第4章 大麻の基礎知識 PART3
（主に薬理、ヒトへの影響）…………………103

1 マリファナがヒトの体へ及ぼす影響 ……104

急性効果…104／慢性効果…108／マリファナの作用は一定ではない…112／体に入ったマリファナ成分の分布や代謝…120／マリファナの効果を決める受容体の存在…124

2 動物実験で確かめられたマリファナの作用 …130

THC投与により生じる四大症状…130／THCの血圧低下作用と食欲亢進作用…135／THCが引き起こす異常行動…136／記憶力に対する影響…137／THCの免疫低下作用…139／ホルモン分泌と性行動に対する影響…140／THCの繰り返し投与による慢性効果…142／THC以外のマリファナ成分の薬理作用…144

3 マリファナと精神疾患・依存性 ……………147

マリファナと精神疾患の関連性…147／マリファナの依存性…151／薬物依存のしくみ…155／THCはどうやってドーパミン遊離を引き起こすのか…157

4 合成カンナビノイドと内在性カンナビノイド…160

「合成カンナビノイド」とは…160／「内在性カンナビノイド」とは…166／内在性カンナビノイドは私たちの体が正常に働くために欠かせないもの…167／マリファナは内在性カンナビノイドの働きをかき乱してしまう…173

第5章 大麻をめぐる報道・噂
（対立する社会の反応）…………………………175

1 大麻と社会 ……………………………………176

二分する意見…176

❷ 医療用大麻 ················180

医療用大麻は存在しない?…180／諸外国で認められているマリファナ関連の医薬品…181／諸外国におけるマリファナ合法化の動き…190
【大麻規制派に言いたいこと】…194／**【大麻解放派に言いたいこと】**…196

❸ 酒やタバコとの比較 ················202

どうしてマリファナだけ禁止されているのか?…202／アルコールの作用と問題点…203／タバコの有害性…207／五十歩百歩…213
【大麻規制派に言いたいこと】…214／**【大麻解放派に言いたいこと】**…219

❹「大麻が○○細胞を殺す」という話 ·········222

基礎研究が社会に都合よく利用されている…222／○○がガンの場合…223／○○が神経の場合…225
【大麻規制派に言いたいこと】…230／**【大麻解放派に言いたいこと】**…232

❺ GHQ陰謀説 ················234

大麻取締法が制定されるまでの舞台裏…234／人間のエゴに振り回されてきた大麻草…238
【大麻規制派に言いたいこと】…240／**【大麻解放派に言いたいこと】**…241

❻ 大麻草と日本人の精神性 ················243

高いエネルギー?…243／大麻草の有用性や精神性を訴える人々の主張…244

第**6**章

マリファナ使用が認められた諸外国の現状から学ぶ ········249

❶ 日本の近況 ················250

わが国におけるマリファナ事犯の近況…250／「合法化」とは一体何なのか?…255

❷ 米国の近況 ················261

医療用マリファナ法が成立した背景…261／マリファナは医療に役立っているか?…267／コロラド州が嗜好用マリファナ解禁で受けた恩恵…269／嗜好用マリファナ解禁を巡る懸念…281／マリファナを食べるという発想…287／食べるマリファナによる悲劇…291／食べるマリファナが危険な理由…295／注目されるカリフォルニア州…300／マリファナ自由化と厳罰主義に見え隠れする米国のホンネ…304

❸ オランダ ··· 313

実はマリファナは自由化されていない…313／オランダの寛容な国民性はどこから？…316／コーヒーショップの昔と今…325

❹ ポルトガル ··· 333

最悪の薬物汚染をまねいた背景…333／薬物依存者を救うために必要なこと…338／罰しないで積極的に介入するという異次元の政策…340

❺ ウルグアイ ··· 348

マリファナの生産・流通・販売をすべて認めるという奇策…348／吉と出るか凶と出るか…354／

❻ 日本の近未来 ····································· 358

備えあれば憂いなし…358

詳細解説

果実と種のビミョーな関係	364
染色体、基本数について	367
倍数体について	376
THCの命名法について	385
海馬シナプスの可塑性とLTP	389
動物実験で「薬物依存性」をどうやって調べるか？	391
米国の連邦制と州法について	393
参考文献	398
索引	404

第 **1** 章

あなたは大麻について
どこまで理解しているか

Q&A 大麻についてどれだけ知っていますか？

大麻についてよく知らないのに、「大麻は危ない」とか「大麻はすばらしい」とか言ってはいけない。

次のクイズにチャレンジして、あなたが大麻に関してどこまで理解しているか、試してほしい。

Q1 ある神社に行ったら、右のような掲示があった。何を売っているのか？

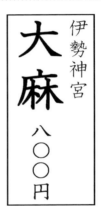

伊勢神宮
大麻 八〇〇円

A 正解は御札(おふだ)。神事にまつわる「大麻」については第2章参照。

Q2 「麻」という漢字は、林に生えていたことに由来する。〇か×か？

A 正解は×。麻という漢字の成り立ちについては第2章参照。

14　第1章　あなたは大麻についてどこまで理解しているか

Q3 これは大麻草か？

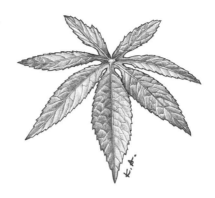

A 大麻草ではなく、ケナフ（洋麻）という別の植物。見分け方は第2章参照。

Q4 大麻草を不法に栽培したときの最高刑は、「無期懲役」である。〇か×か？

A 「たかが植物を育てただけで……」と思うかもしれないが、正解は〇。営利目的の無許可の栽培に対する罰則は、「大麻取締法」と「麻薬特例法」に定められており、「麻薬特例法」では「無期懲役又は5年以上の懲役及び1,000万円以下の罰金」と定めている。詳しくは第2章参照。

Q5 大麻を使用しても罪に問われない。これって本当？

A そのような噂が流布されているが、実際は間違い。大麻を規制す

る法律「大麻取締法」には、使用を禁止するとは明言されていないものの、使用するためには、「栽培」「所持」「譲り受け」などが伴うので、何らかの形で罪に問われる。詳しくは第2章参照。

Q6 大麻草には、テトラヒドロカンナビノール（THC）という幻覚を引き起こす成分が多量に含まれている。○か×か？

A マリファナの成分について少し知っている人は、即座に○と答えたかもしれないが、実は×。THCは、大麻草自体にはほとんど含まれておらず、加工したり燃やしたりする過程で人工的に作られる。詳しくは第3章参照。

Q7 次のうち、種（種子）と呼んでいいのはどれか？
（それぞれのイラストは、指定の植物が本当にもっているもので、5点中4点は、植物学上の定義に従えば、真の「種（種子）」ではありません）

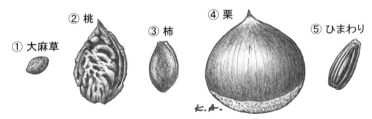

① 大麻草　② 桃　③ 柿　④ 栗　⑤ ひまわり

A 正解は③だけが正真正銘の「種子」。「柿の種」で正しい。
①、④、⑤は、種（種子）ではなく、実（果実）。
②は「核」で、真の種（種子）は核の中に隠れている。詳しくは第3章参照。

Q8 「麻の実」には、オスとメスがある。これって本当？

A 本当。私たち人間が男女に分かれているように、大麻草には雄株と雌株がある。性別は遺伝子によって決まっているので、種の段階で、すでに雌雄に分かれている。ただし、同じような形の種を見ても区別はつかない。種子の中の染色体を調べて、性染色体がXYなら雄、XXなら雌である。詳しくは第3章参照。

Q9 マリファナを1回吸引しただけなら、薬効成分は24時間以内に体内から消失する。○か×か？

A 正解は×。量にもよるが、マリファナの主成分であるTHCは、体内に蓄積しやすく、1カ月経っても消失しない。詳しくは第4章参照。

Q10 マリファナを吸引しても、身体的依存は形成されない。○か×か？

A 正解は×。マリファナ常用者が使用を中止しても、離脱症状がすぐに現れないので、マリファナは身体的依存性が少ないといわれていたが、薬効成分THCに拮抗する薬を投与すると急速に離脱症状が現れる。身体的依存は形成されるが、使用を中止しても体内に成分が残存しているために離脱症状が見えにくいだけ。詳しくは第4章参照。

Q11 「合成カンナビノイド」とは、マリファナに含まれる成分を人工的に合成したものである。〇か×か？

A 正解は×。マリファナに含まれるカンナビノイドの化学構造を変えて作られた人工化合物が、合成カンナビノイド。危険ドラッグとして問題になっている。詳しくは第4章参照。

Q12 人間の体内には、マリファナに含まれるカンナビノイドと似た作用を示す物質が存在する。〇か×か？

A 正解は〇。「内在性カンナビノイド」と総称される物質が、もともと私たちの生体機能を制御する、大切な役割を果たしている。マリファナは、内在性カンナビノイドの働きをかき乱すことによって、さまざまな弊害をもたらすと考えられる。詳しくは第4章参照。

　すべて正解だった人は、本書を読む必要はないかもしれないが、少しでもギモンを感じた人は、ぜひ次章以降を読んで、正しい知識を身につけてほしい。

第 **2** 章

大麻の基礎知識

PART **1**

主に由来、歴史、
植物学、法律

1 >> 「大麻」のという言葉の意味

「大麻」にはいろいろな意味がある

「大きな麻」と書いて「たいま」と読むが、この言葉にはいろいろな意味があり、少々厄介だ。

突然私が「大麻を持っています」と言ったら、ほとんどの人が「違法な薬物」を連想するだろうが、必ずしもそうとは限らないのだ。

「大麻」に関する誤解や混乱が生じている主な原因は、この言葉の複雑さと、**多くの人が何をさしているか意識しないでいい加減に使っている**ことにある。

たかが言葉、されど言葉。それが何を意味するのかきちんと定義することはとても重要だし、その区別ができるようになるだけで、「大麻」に対する理解は飛躍的に向上するはずだ。そこで、「大麻」という言葉の成り立ちから解説したい。

今は、わからないことがあったらスマホに向かって話しかけるだけで、インターネット上の情報がすぐに引き出せる時代だ。しかし、インターネット上に散乱している情報には誤りが多いので、私は信用しないことにしている。

信頼できる情報源として私がよく利用する『広辞苑』（岩波書店）で「大麻」の意味を調べると、次のように書いてある。

たいま【大麻】
①伊勢神宮および諸社から授与するお札。
②幣(ぬさ)の尊敬語。おおぬさ。
③麻(あさ)の別称。
④アサから製した麻薬。栽培種の花序からとったものをガンジャ、野生の花序や葉からとったものをマリファナ、雌株の花序と上部の葉から分泌される樹脂を粉にしたものをハシシュといい、総称して大麻という。喫煙すると、多幸感・解放感があり、幻覚・妄想・興奮を来(きた)す。

要するに、

- 神事に関わる道具としての「大麻」（①と②）
- 植物としての「大麻」（③）
- 薬物としての「大麻」（④）

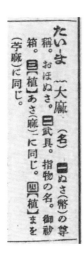

の大きく3つの異なる意味があるのだ。

言葉は時代とともに変わるものなので、一昔前の辞書も参照してみよう。

『大日本國語辭典』（金港堂書籍）は、1915〜1919年（大正4〜8年）に編纂された戦前の代表的辞書で、「国立国会図書館デジタルライブラリー」で公開され、誰でもインターネットを通して閲覧できるようになっている。この辞典で「大麻」を調べると、左図のように書いてある。

注目してほしいのは、

- 「麻」という漢字が、もともとは「麻」だった。
- 薬物としての「大麻」という意味は、戦前にはなかった。

という2点だ。そんな細かいことどうでもいいと思われるかもしれないが、大麻問題を紐解く上でカギとなるので、しっかりと覚えておいていただきたい。

では、以上を踏まえながら、神事に関わる道具としての「大麻」、植物としての「大麻」、そして薬物としての「大麻」の順に解説していく。

神事に関わる「大麻」の語源

私は、家族と一緒に京都旅行をした際に、三十三間堂で、伊勢神宮の「大麻」が売られているのを見つけた。大麻が危ないものだと認識しているらしい中学生の長女は、「大麻800円」という表示を見て、戸惑っているようだった。

実は、この場合の「大麻」は、御札(おふだ)のことを意味している。決して神社が違法薬物を密売しているわけではない。

また神道では、木の棒の先にたくさんの紙垂をつけた道具を使い、人や物の前で左右に振ってお祓いをする。

この道具が「幣(ぬさ)」であり、「ぬさ」を称賛して「おおぬさ」ともいう。「おおぬさ」を作るのに、昔は主に麻の繊維が使われていたので、「大麻」と漢字をあてて、「おおぬさ」と呼ぶようになった。今では「麻」という漢字は「ま」と発音するのが一般的なので、いつしか「たいま」というようになった。これが広辞苑で紹介されていた②の意味の成り立ちである。

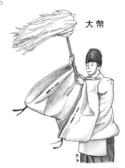

大幣

22　第2章　大麻の基礎知識＜PART1＞

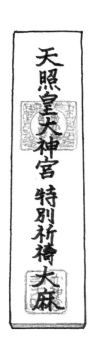

　また、平安時代の末期には、多くの人々が伊勢神宮をお参りするようになっていたが、全国各地にも信仰を広めるため、伊勢神宮の神職員である「御師（おし・おんし）」と呼ばれる人々が全国津々浦々におもむき御祈祷を行った。このとき、「おおぬさ」を使ってお祓いをした御札を配ったことから、これを「御祓大麻（おおはらいおおぬさ）」と呼ぶようになった。そして、伊勢神宮での祈祷をへて頒布される御札を「神宮大麻（じんぐうたいま）」、あるいは単に「大麻（たいま）」と呼ぶようになった。

　江戸時代後期には、全国の約九割もの世帯が「神宮大麻」を受けていたとの記録もあり、当時の人々にとって「大麻」といえば、広辞苑に出ていた①の意味（御札）が最も馴染み深かったに違いない。

　なお、神宮大麻は、三十三間堂で私が見つけたように、現在も、伊勢神宮をはじめ全国の神社で頒布されている。しかし、今は「大麻」といえば「違法薬物」を連想する人が圧倒的に多いため、神宮大麻が配りにくくなっているらしい。

　このため、神社界には、「違法薬物としての『大麻』の名称を改めてほしい」「大麻取締法という法律名を変えてほしい」という要望があるそうだ。

　神社界にとって「大麻」とは、神聖で特別な言葉に違いないので、そう簡単には譲れないのかもしれないが、違法薬物としての「大麻」という名称を法律から改めるのは、あまりにもハードルが高すぎて実現はほぼ不可能に近いだろうと私は思う。

　関係する方々には大変失礼かもしれないが、本当に混乱を避けたいのならば、「幣（ぬさ）や御札のことをさす『大麻』という言葉を廃止する」という選択肢もあるので

はないだろうか。もともと変遷しながらたどり着いた「大麻」という用語であるから、あえて固執しないで、もっといい新語を考案するのも一手かと思う。

植物としての「大麻」の語源

「大麻」という言葉にはいろいろな意味があるが、おそらく人間よりも前からこの地球上に存在したであろう「アサ」という植物が、すべての起源であることはほぼ疑いがない。

植物の「アサ」は、西アジアから中央アジアにかけての地域を原産地とするが、非常に繁殖力が強く、今では日本を含め世界中に広く分布している。肥料や農薬を使わなくてもどんどん育つので、かなり古くから人々はアサを栽培し、生活に利用していたようだ。

日本でも、福井県の鳥浜貝塚から、人々が栽培していたと見られるアサの種が発見されている。[※01]

とくにアサの茎をはぐと丈夫な繊維がとれるので、衣服や袋などを作るのに利用されるようになり、先に解説したように、神事に使う「ぬさ」を作るのにも利用された。

皮をはがれた残りの茎の心材は、「おがら」とも呼ばれ、工芸品や燃料などに使われる。また、実からとれる油は食用、燃料などさまざまな用途に使われるし、実をそのまま食べることもできる。今も七味唐辛子に入っている「麻の実」は、アサの実そのものである。栄養豊富で、鳥の餌としても使われる。アサは、人間にとって非常に身近な作物だったのだ。

ちなみに、アサの漢字は、今では「麻」と書くことになっているが、前述の『大日本國語辭典』にも記載され

※01
縄文時代草創期から前期にかけて、今から約12,000 ～ 5,000 年前の集落遺跡。

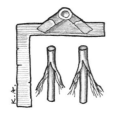

ていたように、前は「痲」と書いた。部首のまだれ〈广〉は、床、店、庫、廊などの漢字にも使われていることからわかるように、「建物、屋根」を表す。

また〈朩朩〉は、林とは全く関係なく、アサの茎をならべて繊維をはぎとる様子を表している。中国で漢字が考案された古い時代から、繊維を作る原料植物としてアサが活用されていたことを示す証拠の一つといえる。

植物（草本）であることがわかるように、「蔴」という漢字も案出されたが、あまり用いられなかった。

「痲」が「麻」に変わったのは、第二次世界大戦後のことである。戦前に使用されていた漢字を整理し、日常的に使用する数を減らそうという試みの中で、「書きやすさ」を優先して変えられてしまったのだ。実はこの措置が、その後の混乱を生み出したことは確実で、この点については後ほど、より詳しく触れたい。

さて、単に「アサ」と呼ばれていた植物が、今ではなぜ「大麻」と呼ばれるようになったのだろうか。

麻繊維の原材料としては、アサが元祖であったが、その後、アサと同じように丈夫な繊維がとれる他の植物も利用されるようになり、それらの植物は「苧麻（チョマ）」、「亜麻（アマ）」などと呼ばれた。つまり、もともと固有の植物をさしていた言葉が、繊維利用される植物全般あるいはその繊維類を意味するようになっていったのだ。

『広辞苑』を引くと、次のように書いてある。

あさ【麻】
① ㋐ 大麻、苧麻、黄麻、亜麻、マニラ麻などの総称。
  またこれらの原料から製した繊維。（以下省略）

④アサ科の一年草。中央アジア原産とされる繊維作物。

（以下省略）

　「麻」だけでは、植物と繊維のどちらをさしているのか、植物ならどの麻をさしているのかも、よくわからなくなってしまったのだ。そこで、元祖「アサ」は、早く**大きく成長する**特徴から、とくに「**大麻**（おおあさ・たいま）」と区別して呼ばれるようになったといわれている。

　しかし厄介なことに、「大麻」だと、「御札」や「薬物」を意味することもあるので、植物そのものに対して「大麻」は使わないほうがよいだろう。植物そのものをさす言葉としては、「草」をつけて「**大麻草**（たいまそう）」という呼び方が考案されている。

　いまだに植物学の世界でも、「アサ」「大麻」という呼称も使われているようであるが、元祖アサの植物そのものをさすときには、混乱を避けるために「大麻草」と呼ぶよう統一すべきである。本書でも、以下植物を意味するときは、すべて「大麻草」と記すこととする。

薬物としての「大麻」の語源

　『神農本草経』は、後漢から三国時代（紀元100～200年頃）に作られた中国最古の本草学書で、伝説の皇帝「神農」が自ら試した植物や薬草の効果をまとめたものとされている。その中には、上品の一つとして、「麻蕡」（マフン：大麻草の花）と「麻子」（マシ：大麻草の実）が収載されている。かなり古くから、大麻草は薬の原料植物としても注目されていたようである。

　わが国で、薬としての「大麻」という言葉が正式に

※02
生命を養う目的の薬

登場した書物としては、『日本薬局方』がある。

「方」の漢字が使ってあるように、法律ではなく、その時代によく使用される医薬品の品質を適正に保証するために、薬剤の標準的な調合法や処方などを記した解説書である。

初版の日本薬局方（第一局方）は、ドイツの薬局方を参考に作られ、1886（明治19）年に公布されたが、その中に「印度大麻草」、および「印度大麻越幾斯（エキス）」が収載された。その後、第5改正日本薬局方（1932〜1951年）まで収載されていた。

ここで注目したいのは、「大麻草」が、植物全体を指していない点である。ここに記されている「印度大麻草」は、インド北部で採取される品種の大麻草の雌株の花穂部分をさしており、そこから生じる樹脂には特有の香りがあって、それをかぐと酔ったようになると解説している。

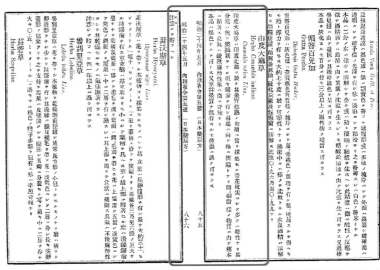

1891（明治24）年公布の改正日本薬局方（第2局方）より。国立国会図書館デジタルコレクションより閲覧が可能。

1 「大麻」のという言葉の意味　　27

今でいう「マリファナ」の原料に相当するものだ。

また、「印度大麻エキス」は、印度大麻草を加工して薬効成分を濃縮した製剤である。「大麻草」と「大麻」の使い分けにまだ混乱が見られるものの、薬として効くものを「大麻」と呼ぼうと国が決めたわけだ。

しかし、先述の『大日本國語辭典』（1915 ～ 1919 年）には、薬物としての「大麻」という意味は、載っていない。1886 年に日本薬局方が公布され「大麻」という用語を国が定めたにもかかわらず、どうして一般には認知されていなかったのだろうか？

実は、初版の日本薬局方は、主にオランダの薬学者であるアントン・ヨハネス・コルネリス・ゲールツ博士が草案を書いた。

当時「欧米の先進国に追いつけ追いこせ」の明治政府としては、近代の薬事行政の形を整えるべく、ゲールツ博士の用意したオランダ語版の内容を吟味することなく、そのまま日本語に訳しただけといわれている。

一方、日本で古来から繊維などの産業用として栽培していた大麻草は、日本薬局方で解説されていたような「麻酔性」を示す成分が少ない品種で、おそらく医薬品として利用できるものではなかった。

海外で扱われていた「印度大麻（草）」という医薬品が、翻訳過程でそのまま収載されてしまっただけで、日本では普及していなかったものと思われる。

明治末期から昭和初期には、内服で鎮痛薬や催眠剤として、外服で巻煙草にして喘息薬として用いられたこともあるが、薬としての「大麻」は、それほど利用価値が高いものでもなく、広く普及するには至らなかったよ

※ 03
主に花穂部分

※ 04
Anton Johannes Cornelis Geerts

※ 05
悪くいえば、"パクリ"

うである。

　結局、1951（昭和26）年の第六改正日本薬局方において削除され、それ以後収載されていない。

　法律で、はっきりと「大麻」という言葉が定義され、私たち日本人にとっても、薬の一つだと認知されるようになったのは、実際のところ、**「大麻取締法」**[06]ができてからだろう。

※06
昭和23年法律第124号

　「大麻取締法」は、世界的に大麻の乱用がもたらす弊害が懸念され、使用を法律で制限すべきだという動きを受けて、第二次世界大戦後に作られた日本の法律であり、現在の大麻問題の議論の中心となっているものである。

　その是非については後ほど詳しく扱うこととして、ここではまず、法律の冒頭に書かれている「大麻」という言葉の定義に注目しよう。

第1条　この法律で「大麻」とは、大麻草（カンナビス・サティバ・エル）及びその製品をいう。ただし、大麻草の成熟した茎及びその製品（樹脂を除く。）並びに大麻草の種子及びその製品を除く。

　現在の規制薬物としての「大麻」を定義する、重要な一文であるが、少々わかりにくい。要約すると次のようになる。

● 学名カンナビス・サティバ・エルという植物の全体を「大麻草」と呼ぶ。
● 法律で規制対象とする「大麻」に相当するのは、大麻草の成熟した茎ならびに種子を除いた部分、つま

1「大麻」のという言葉の意味　**29**

り葉と花穂の部分そのものと、葉と花穂を加工して
作られた製品のこと。

● 大麻草の成熟した茎そのものは「大麻」ではないが、
茎を加工して作った樹脂（成分が濃縮されたもの）
は「大麻」に該当する。

● 大麻草の種子を使った製品は「大麻」ではない。

　いずれにしても、歴史的な言葉の成り立ちから考え
ると、薬物としての「大麻」は、明らかに"新参者"だ。
いろいろな意味で使われる「大麻」の混乱をなくすなら、
"新参者"が譲るべきだろう。

　薬物を意味する「大麻」の代用になる言葉の一つに、
「マリファナ」（Marijuana）がある。

　メキシコで、野草として自生していた大麻草の葉や
花穂を乾燥させたもの[07]をタバコのようにまいて喫煙する
風習が生まれ、スペイン語で「安いタバコ」を意味する
「マリファナ」が通称になったとされている。

　スペイン語で「ともに酔わせる」を意味する
「Mariguana」、もしくはポルトガル語で「中毒」を意味
する「Mariguango」に由来するという説もある。

　大麻草から作られる他の製品には、「大麻樹脂」や、
「チャラス」[09]などもあるが、世界で押収される製品のお
よそ80％が乾燥大麻であることから、「マリファナ」と
いう呼称が、最も認知度が高い。

　ちなみに、薬物関連の国際条約では、薬物としての「大
麻」をCannabis、大麻草をCannabis plantと称している。

　これに合わせて、日本でも大麻を、「カンナビス」と
か「カナビス」と呼ぶ人もいるが、あまり聞き慣れない

※07
いわゆる「乾燥大麻」

※08
大麻草の花穂や先端部の
葉から出てくる樹液を固
めたもの、Hashish「ハ
シュ」または「ハッシッシ」
ともいう。

※09
Charas：手もみによって作
られる大麻樹脂。

ので、ピンとこない人が多いに違いない。

　そこで、混乱を避けるために、本書では、薬物とし
ての「大麻」をさすときには、できるだけ「マリファナ」
と記すこととしたい。

2 >> 大麻草の特徴と分類

「大麻草」はどんな植物か?

　呼び名の整理ができたところで、改めて大麻草という植物を詳しく紹介したい。

　大麻草は、アサ科アサ属の一年生植物である。

　古くはクワ科に分類されていたため、一部の図鑑や書物には、未だに「クワ科に属する」との記述が見られるが、今では否定されている。その理由は3つある。

①クワ科（ラテン名：Moraceae）の植物（クワ、イチジクなど）は「木」であるが、大麻草は「草」である。

②クワ科の植物には、乳管※01が発達しているのに対して、大麻草には乳管がない。

③クワ科の植物の果実は、「石果※02」と呼ばれるタイプであるが、大麻草の果実は、「痩果※03」と呼ばれるタイプである。

　ちなみに、「麻」がつく植物には、苧麻、亜麻、黄麻、マニラ麻、サイザル麻、洋麻（ケナフ）など多数あるが、アサ科に属するのは大麻草だけである。

　ぱっと見て大麻草だとわかる特徴は、葉が手のひらのような形をしているところだろう。また、大麻草は、雌雄異株※04の植物で、雌花を咲かせる雌株と、雄花を咲かせ

※01
乳液を分泌する細胞が集まってできた管。

※02
多肉果の一種で、中心に種子を含んだ非常に堅い核があり、その周囲を果肉が包んでいる。例：モモ、サクランボ。

※03
乾いた果実の一種で、薄くて堅い果皮の中に1つの種子が包まれている。例：ヒマワリ。

※04
雌雄異株の植物としては、イチョウやホウレンソウが有名だが、植物全体で6％ほどしかないといわれ、珍しい。

32　第2章　大麻の基礎知識＜PART1＞

る雄株に分かれるのも大きな特徴だ。

　中央アジア原産とされるが、現在は世界中に分布しており、それらを比べると、全体の大きさ、葉や花穂の形などが、微妙に違う。また、人の手によって品種改良されたものもたくさんあるので、細かい特徴を説明しだしたら、きりがない。そこで、ここではまず、昔の日本で栽培され、皆さんが野生で見つける可能性がある大麻草の特徴を述べておく。

　日本在来の大麻草は、だいたい６月頃に土の中の種から発芽して、真っ直ぐに立ってどんどん成長し、８月頃までに大きいもので３ｍ前後まで伸びる。

　茎は、直径２〜３ｃｍの太さで、浅い縦すじが通っている。短い柔毛で覆われ、皮は繊維に富む。堅く丈夫なので、しっかり直立しているが、根が比較的浅いため、強風で倒れることもある。

　葉は、全体が10〜20ｃｍくらいの大きさで、細長い柄にたくさんの小葉が集合して手のひらのような形をしている。[05]

※ 05
「掌状複葉」という。

　小葉は、笹の葉のように細長く、ふちにはノコギリのような細かい切れ込みが全体的に入っている。一つの葉を構成する小葉の数は、５、７、９枚の奇数が多いが、まれに偶数（例えば８枚や10枚）の葉も見られる。

　ここまでの特徴は、雌雄でほとんど同じなので、どれが雄株で雌株かを見分けるのは難しい。あえて違いをいうならば、雌株のほうが、節と節の間が長く、枝分かれが少ない。

　夏から秋（８〜９月）にかけて一日の日照時間が短くなってくると、開花を促すホルモンが上昇し、花を

2　大麻草の特徴と分類　　33

咲かせるが、雌花と雄花は開花時期と見かけがかなり違うので、この時点で雌株と雄株がはっきり区別できる。

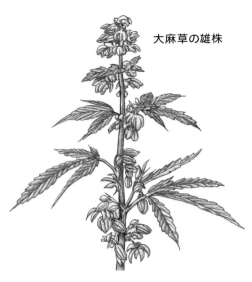

大麻草の雄株

先に雄株のほうが花をつける。大きな葉の脇や先端部分から小さな粒状のつぼみがたくさん出てきて、房状に垂れ下がり、雄花となる。雄花は、淡黄色の5枚の萼(ガク)と5本の雄蕊(いわゆるおしべ)から成り、花弁(いわゆる花びら)をもたない。おしべ先端の葯には、黄白色の花粉をたくさんつける。

遅れて雌株が、葉の付け根（葉腋）に緑色で穂状の雌花をたくさんつける。雌花は、一つの苞葉に覆われた一つの子房から2本の柱頭がヒゲのように苞葉の外まで伸びた作りをしており、花弁（いわゆる花びら）をもたない。成長すると雌花全体に透明な樹液が発生してきて、独特な香りが漂う。樹液に触れるとベタベタするが、指をこすり合わせるなどするとポロポロした固まりができるが、これはまさに大麻樹脂（チャラス）に相当する。

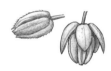

雄花

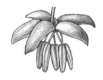

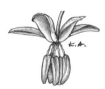

雄花の花粉が風に舞ってとび、雌花のめしべ（柱頭）に付着すると、受粉が成立して、萼に覆われた子房が実になる。1〜2カ月経って登熟した果実は、やや平たい卵形で、長さ4〜5mm、幅3〜4mm、色は灰緑色から黒褐色をしている。表面には特異な網目状の模様がついていて、周囲には稜がある。表面の網目状の模様は、品種によって特徴的なパターンがあることが知られ、

34　第2章　大麻の基礎知識 ＜PART1＞

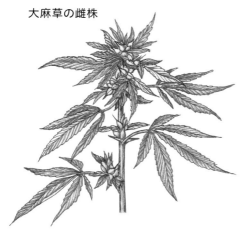

大麻草の雌株

雌株

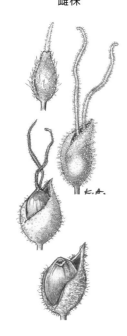

鑑別に利用されることがある。なお、小粒で乾いているので、よく種（種子）と間違えられるが、これ全体は果実であり、堅い殻（果皮に相当）の中に隠れて入っているのが、真の種（種子）である（詳細解説 P364 参照）。

一年草なので、本体は、種子を含んだ果実を落とすと秋には枯れてしまう。

戦前までは、日本全国いたるところで、野生の大麻草を見ることができたので、ここまで詳しく姿かたちや育ち方を紹介する必要はなかったかもしれない。

しかし現在は、「大麻取締法」によって、大麻草を許可なく栽培することが禁じられている。また、野生の大麻草が見つかったら、不正採取や乱用を未然に防ぐために取り除かれてしまうので、本物の大麻草を見たことがある人は少なく、大麻草に似た手のひらの形をした葉の植物を見つけたときに「これは大麻だ！」と慌てる人がいるに違いない。

もっとも大麻草と間違われやすい植物は、おそらく「ケナフ」だろう。「洋麻」とも呼ばれるが、植物分類上はアオイ科フヨウ属で、アサ科ではない。原産地はアフリカだが、日本でも北海道から沖縄まで全国的に栽培可能である。紙の原料として利用するために農地で栽培されたり、観賞用に売られていることもある。

私自身も、近所のお宅がプランターで育てているの

2　大麻草の特徴と分類　　35

を見たことがある。葉が手の
ひらの形をしているので、確
かに紛らわしいが、大麻草と
区別するために注目してほ
しいポイントは4つある。

① 大麻草の小葉は、細長く、
　基部まで深く切れ込んで
　いるのに対して、ケナフの
　葉の切れ込みはそれほど
　深くない。

② 葉の裏側を見ると、大麻草
　の小葉の裏の支脈（中心の
　太い葉脈の両側の葉脈）は
　しっかり太く立体的に見え
　るのに対して、ケナフはそ
　れほどはっきり見えない。

③ そもそも大麻草とケナフ
　の葉は、成り立ちが違う。大麻草の葉は、新芽の時か
　ら、複数枚の小葉が集まって手のひらのようになって
　いる。生長とともに個々の小葉のサイズが大きくなる
　が、作りはほとんど変わらない。一方、ケナフの葉は、
　最初は切れ込みのない丸い形をしていて、成長ととも
　にだんだん切れ込みができて、3裂、5裂、7裂の葉
　へと変化していく。したがって、芽生えたばかりの小
　さい葉に注目して、切れ込みがなかったらケナフとみ
　なせる。

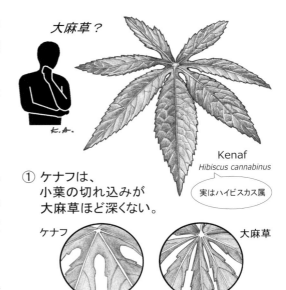

大麻草？

Kenaf
Hibiscus cannabinus

実はハイビスカス属

① ケナフは、
　小葉の切れ込みが
　大麻草ほど深くない。

ケナフ

大麻草

② 小葉の裏側の葉脈を見ると、
　ケナフの支脈は不明瞭で枝分かれが多い。

ケナフ　　　　　　　大麻草

③ ケナフは、成長に伴い小葉の枚数が増えていく。

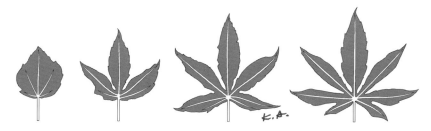

④ ケナフは、大きな花びらをもった花を咲かせる。

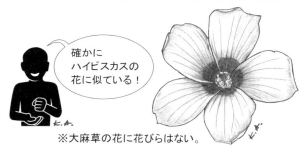

確かにハイビスカスの花に似ている！

※大麻草の花に花びらはない。

④もし花が咲いていれば一目瞭然。ケナフは、オクラや芙蓉に似た、黄色または薄い黄色の大きな花を咲かせる。花びらをもたず穂のような大麻草の花とは全く違う。

　これらのポイントをおさえておけば、簡単に区別でき、大騒ぎして恥をかくことはないだろう。

　万が一、自宅の庭や近所の草むらなどに大麻草らしきものを見つけたときは、最寄りの保健所に相談するとよい。計画性や事件性がないか警察が調べることもあるので、勝手に抜いたりしてはいけない。そのままの状態で連絡するのが原則だ。

大麻草の学名をめぐる論争

　生き物を見たとき、それが何かを特定するためには、姿かたちなどの特徴を参考にして他種と区別することが必要になる。また、生き物の呼び方は、国や地方によって違うこともあるので、世界中どこにいっても通用する名前を決めておいたほうがよい。このような観点から、すべての植物が特徴に基づいて分類され、学名がつけられている。

　現在のところ、大麻草の学名は、「カンナビス・サティバ・エル」とされている。

　あえて「現在のところ」と書いたのは、古くから大麻草の分類について論争が続いており、学名の扱いについてもまだ議論の余地があるからだ。

　アサ属に含まれる大麻草の種類は一つだけとする考え（一属一種説）が現在の主流であるが、世界中に分布する大麻草を比べると、形態や育ち方の違いで区別できるものがあり、多種類に分類できるという考え（一属多種説）も否定できない。

　現在の植物分類の礎を築いたのは、スウェーデンの生物学者、カール・フォン・リンネである。リンネは、「花」を植物の最も大切な部分と考え、とくに雄しべと雌しべの数や形に基づいて区分し、当時知られていた植物をおよそ7700種に分類した。

　また学名のつけ方について、属名と種名（正式には種小名）を列記し、最後に命名者名を付記する「二命名法」を確立した。

※06
Cannabis sativa L.

※07
Carl von Linné (1707—1778)

※08
二命名法は、「二命式命名法」、あるいは「二命法」とも呼ばれ、その後の植物の命名法の出発点となり、国際植物命名規約の基準とされて現在に引き継がれている。

大麻草に対して最初につけられ、現在も主たる学名とされている「カンナビス・サティバ・エル（*Cannabis sativa* L.）」のうち、Cannabis が属名、sativa が種小名であり、最後に L がついていることからわかるように、命名者はリンネで、1753 年に命名した。[※09]

なお、sativa には、「有用なもの」「栽培」という意味があり、リンネの時代に大麻草はすでに「有用な栽培作物」と認知されていたことを物語っている。

その後、形態や分布の異なる種が研究され、1785 年にはフランスの博物学者ラマルクが、カンナビス・サティバとは異なる特徴を有する種を同定し、カンナビス・インディカと命名した。[※10] Indica は、インド周辺に生育していたことに由来する。[※11] 第 5 改正日本薬局方まで収載されていた印度大麻草は、カンナビス・インディカに相当すると考えられている。

また、ロシアのジャニセヴィスキは、1924 年、カンナビス・サティバおよびカンナビス・インディカとは異なる種を同定し、カンナビス・ルデラリスと命名した。[※12][※13]

一般に、ルデラリスはロシア原産とされ、現在もロシア、モンゴル、中国、アラスカなどの限られた寒冷地帯のみに自生している。もともとはインドやネパールに生育していたインディカが、北に移動し、長い年月をかけて、日照時間が短い厳しい条件でも生育できるように変化したものではないかとも考えられている。ジャニセヴィスキが「ルデラリス」と命名したのも、そうした考えに基づいていたのかもしれない。

「ルデラリス」の起源は、rudera というラテン語で、rubbish（くず・がらくた）を意味する。南方で人の手で栽培されていた大麻草の一部が不要として廃棄された

※09
Cannabis sativa が斜体で、L. が立体と違う字体で表記されるのは、本来の学名部分と命名者を区別するための通例である。

※10
一般には Jean-Baptiste Lamarck で通用しているが、正式な氏名は非常に長く Jean-Baptiste Pierre Antoine de Monet Chevalier de Lamarck である。

※11
Cannabis Indica Lam.

※12
Dmitrij E. Janischewsky

※13
Cannabis ruderalis Janisch.

2　大麻草の特徴と分類　　39

が、それら「がらくた」はたくましく命をつなぎ、子孫が厳しい北の荒地に適応した——そんな歴史が「ルデラリス」という名から感じとれる。

　サティバ種、インディカ種、ルデラリス種の典型的な特徴を有する個体を比べると、確かに違う。
　葉の形に注目すると、サティバでは、幅が狭く細長い小葉が比較的多く（5〜11枚）集合しているのに対して、インディカやルデラリスの小葉は幅が広めで、枚数が3〜7枚と比較的少ない。また、葉の色にも違いがあり、サティバは明るい緑色（ライトグリーン）なのに対して、インディカやルデラリスは濃いグリーンである。

　葉の形や色の違いは、生育する環境の差に由来すると考えられる。サティバは、主にコロンビア、メキシコ、タイ、東南アジアなどの温暖な地域に生育し、光合成に必要な日照時間が十分な環境であるため、クロロフィル（葉緑素）が少なく、ライトグリーンに見える。インディカは、原産地がインドやネパールで、日照時間が少ない厳しい条件で育つために、クロロフィル（葉緑素）が多く、濃いグリーンに見える。ロシアなどの寒冷地に生育するルデラリスも、インディカと同様である。

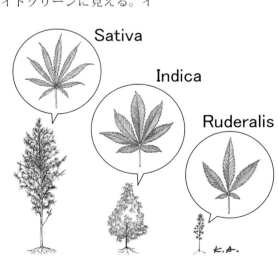

　生育環境の違いは、成

40　第 2 章　大麻の基礎知識 <PART1>

長期間や背の高さにも影響している。日光をたくさん浴びられるサティバは、比較的長い期間（2カ月以上）にわたって、真っ直ぐ上に成長し続け、大きいものでは6mを超える高さになる。

インディカは、クロロフィルを多くもつため、少ない光でも育つが、生育期間は短く、1.2mくらいの高さにしかならない。ルデラリスは、1カ月前後で成熟し、高さ30〜80cmにしかならない。

開花に関しても、違いがある。サティバとインディカは、日照時間が短くなると開花する[※14]。開花している期間は、サティバが10〜16週間と長く、インディカは6〜8週間と短い。一方、ルデラリスは、日照時間に関係なく、開花する。一定の大きさに成長し、しっかり根付くと、自動的に開花を始めるため、「自動開花品種[※15]」とも呼ばれる。年間を通じて日照時間が少なく安定しない環境では、日照時間を手がかりにするよりも、自分の成長度に応じて開花（子孫を残す準備）を始めたほうが有利であるため、自動開花する株が北の荒地で生き延びることができたに違いない。

その他、花穂（バッズ）の大きさや形、つき方、果実の網目状の模様などにも、それぞれ特徴があり、典型的なものならば、鑑別は難しくない。

しかし、これらの種間では交雑が起きるため、どの種とも決めがたい中間的な性質の個体も多数存在する。私たち人間でたとえると、典型的な個人どうしを比べると、日本人と欧米人では明らかに違うが、国際結婚した両親から生まれたハーフの子どもは、見かけだけで日本人、欧米人のどちらかに決めることは難しいのと同じだ。

※14
このような植物を「短日植物」という。

※15
autoflowering strains

しかも、生物には適応性があって、環境の変化に応じて体の作りや働きが次第に変わり、発達することがある。実際、もともと熱帯を原産地とする大麻草を温帯や亜寒帯地方に移植すると、次第に性質が変化することも知られている。つまり、性質の違うものが違う場所で見つかっても、同種ということがあり得るのだ。

　とくにルデラリスについては、インディカの子孫が北の荒地に適応した変種であり、独立した種と認めるべきではないと主張する学者も少なくない。

　結局のところ、形態や成長の仕方だけで、種の起源や独立性を証明することには限界がある。環境によって左右されない、もっと普遍的なもので評価する必要がある。その一つは、遺伝子である。

　遺伝子は、その生物種を特徴づける形質に関する情報のかたまりであり、親から子へ受け継がれることによって、同種の生物で保存されていく。具体的には、それぞれの生物を構成している細胞の中にあるが、普通に顕微鏡で見ても、細胞は透明で中に何があるのかわからない。そこで、細胞分裂途中の細胞に特別な染色液をかけると、毛糸のような構造体が染まって見えるようになる。これが「染色体[16]」である。染色体の中に遺伝子が含まれていて、その数と形はそれぞれの生物種によって決まっている[17]。

　そこで、大麻草の遺伝子研究の手始めとして、1976年、スモール[18]とクロンキスト[19]は、特徴の異なる多数の大麻草の染色体を調べ、すべての染色体の基本数[20]が x=10 と同じであることを明らかにした[★1]。

　大麻草と葉が似ていると紹介したケナフの染色体の基本数は x=18 であり、x=10 の大麻草とは異なる生

※16
染色液で染まるものという意味（= chromosome）。

※17
確認されている生物の中で、最も染色体数が少ないのはウマノカイチュウ（馬回虫）とアオカビで、2本しかない。最多はヤドカリの254本である。

※18
Ernest Small

※19
Arthur Cronquist

※20
「基本数」の意味については、「詳細解説」（P367）を参照のこと。

物種だと結論できる。

　ただし、染色体の数が同じだからといって、同じ生物種とはいえない。例えば、大麻草と同じ x =10 の植物には、トウモロコシ、ハクサイ、モウセンゴケなどがあるが、もちろん見かけは全然違い、同じ生物種ではない。

　にもかかわらず、スモールとクロンキストは、染色体の基本数が同じであることを一つの理由にして、大麻草は基本的に 1 種と考えたほうがよいと提案した。そして、命名のルールに従って、最初についた学名「カンナビス・サティバ・エル」を、一群の植物の種名として用い、「大麻草は一属一種」と説明されるようになった。そして、この提案が広く受け入れられ、現在まで一属一種説が主流になっているというわけだ。

　つまり、**大麻草が一種しか存在しないということが科学的に証明されたわけではない**。

　多数の中間雑種をいちいち同定することをあきらめて、便宜上、いわばグループ名としてリンネの命名で代表させているにすぎない。実際には、相当広い幅をもって異なる特徴（形質）をもった個体が存在しており、植物学上の見解によっては別種として分類することができるのだ。

　遺伝子研究は今も続けられており、最近の解析結果では、大麻草には、サティバ、インディカ、ルデラリスの３種ならびに７種の変種が含まれ、それぞれの種（変種）に含まれる化学成分が異なっていると報告されている[★2]。

　また、アサ属の植物は、ユーラシア大陸に広く普遍的に分布しており、今後の調査しだいでは、未知のアサ属植物が発見される可能性も十分ある。

2　大麻草の特徴と分類　43

3 >> 薬物としての法則的規制

大麻草の分類にこだわる理由

　大麻草の分類に関して、かなり細かく解説したが、「一属一種だろうが多種だろうがどうでもいい」「どうしてそこまでこだわる必要があるのか」と不思議に思った方も少なくないだろう。

　遺伝子解析が進むにつれ、科学的には一属多種説のほうが正しいと考えられるにもかかわらず、大麻草を一属一種とする考えを「主流」とせざるを得ないのは、実は法制上の都合なのだ。

　前述したように、「大麻取締法」の第1条には、

※01
昭和23年法律第124号

　「この法律で『大麻』とは、大麻草（カンナビス・サティバ・エル）及びその製品をいう」

　と書かれている。わざわざ「カンナビス・サティバ・エル」と学名が記されている点に注目してほしい。大麻草が何かを定義するために付け加えただけかもしれないが、この括弧書きが大きな問題を生じているのだ。

　植物分類において、一属一種が確定しているなら、一種の大麻草について学名を使ってていねいに説明しただけの文章と読め、「大麻草はすべて規制対象」と解釈できる。

44　第2章　大麻の基礎知識 <PART1>

しかし、一属多種を認めてしまったら、たくさんある大麻草の種のうち、カンナビス・サティバだけが法律の規制対象であり、他の種は関係ないと解釈できてしまうのだ。

参考までに、薬物関連の「大麻」を規制する国際条約として、

- 麻薬に関する単一条約[※02]
- 麻薬及び向精神薬の不正取引の防止に関する国際連合条約[※03]

があるが、規制対象となる「大麻」に関連する用語を、英語版では次のように定義している。

(b) "Cannabis" means the flowering or fruiting tops of the cannabis plant (excluding the seeds and leaves when not accompanied by the tops) from which the resin has not been extracted, by whatever name they may be designated.

(c) "Cannabis plant" means any plant of the genus _Cannabis._

下線部中の any は「任意の」「どれか一つ」という意味だから、言い換えると「アサ属の植物すべて（種類を限定しない）」を Cannabis plant（大麻植物）と規定していることになる。

こうした国際条約での定義と対比すると、わが国の「大麻取締法」が、わざわざサティバ種だけを規制対象の大麻草として扱うべく、限定しているように、ます

※02
Single Convention on Narcotic Drugs：昭和39年条約第22号。1961（昭和36）年に採択され、日本は1964（昭和39）年に加盟した。

※03
平成4年条約第6号

3　薬物としての法則的規制　　**45**

ます読めてしまう。

　こうした大麻取締法の問題点をつくかのように、大麻（マリファナ）所持で逮捕・起訴された被告人が、「自分が所持していたのは、サティバとは違う、カンナビス・インディカ・ラムであるから法に触れない」などと主張し、裁判の争点となったことが幾度とある。

　ただ、このような主張が受け入れられたことは、かつて一度もない。

　そもそも被告が、「大麻取締法において所持が禁止されているのはサティバ種だけで、自分が所持していたインディカ種は対象外で問題ないと思っていた」と供述したとすれば、少なくともその被告は自分が所持しているのは大麻草、またはマリファナだと認識していたことになる。しかも、インディカ種は、幻覚成分を含み、主に薬用で扱われる品種であるから、所持の目的は容易に想像される。よって、品種の違いを持ち出してとやかくいうのは、罪を逃れるための“屁理屈”にしか聞こえない。

　さらに、一般に法律で明確にされていない点について争いが生じた場合には、最高裁判所の判例が一つの根拠とされるが、大麻取締法第1条に定める大麻草の定義に関しては、最高裁判所が1982（昭和57）年9月17日に判決を出している。

　その判決文中には、「大麻草（カンナビス・サティバ・エル）」を「**カンナビス属に属する植物すべてを含む趣旨であると解するのが相当**」と述べられている。

　よって、この判決をもって、わが国における、大麻草の定義をめぐる論争には決着がついたものと理解され

ている。

　ただし、大麻取締法における「大麻草（カンナビス・サティバ・エル）」を、「大麻草すべて」と読むべきとする理由は、いまだにはっきりしていない。

　また、大麻取締法は、禁止事項を定め、違反に対しては刑罰を与える刑事法規であるから、類推解釈や拡大解釈が許されないものである。

　意味するところが明確でなく、最高裁判例に頼らなければならないような条文は、改めるべきだろう。これらの点については、後ほど詳しく扱いたい。

麻の実と大麻取締法

　大麻取締法第1条の問題点に触れたところで、大麻草の「種子」の扱いについて解説しておきたい。

　前述の通り、私たちが食する七味唐辛子に入っている「麻の実」は、ずばり大麻草の実である。煎ると香ばしく香り、パリッとした歯ざわりが特徴的だが、七味唐辛子の中身では最も大きく、少し堅い実なので、歯が弱いと噛んだときに歯が欠けてしまう人もいるそうで、7種類の中では外されやすい立ち位置にいる。

　この種子は栄養が豊富で[※04]、鳥の餌としても使われる。また最近は、健康志向ブームにのって、麻の実を「ヘンプシード[※05]」と呼び、健康食品として販売する業者が増えてきた。実からとれる油も「ヘンプオイル[※06]」と呼ばれ、健康食品として扱われている。また、大麻草の実は、「麻子仁[※07]」とも呼ばれ、古くから漢方薬としても用いられてきた。

※04
タンパク質や脂質に富み、良質なαリノレン酸などの必須脂肪酸を含んでいる。

※05
hemp seed

※06
hemp oil

※07
麻子仁を配合した漢方薬には、麻子仁丸、潤腸湯、炙甘草湯があり、各製薬会社から販売されている。

しかし、大麻草が法律で規制されているのに、実を食べても平気なのだろうか？

　また、大麻草にはいろいろな品種があるが、各メーカーが扱う麻の実には、危ないものと危なくないものがあるのだろうか？

　まず、「法律上の大麻草は１種類」と最高裁判所がいっているのだから、法律上の麻の実は１種類と解釈してよいだろう。

　また、大麻草の葉や花穂から作られるマリファナは、幻覚を引き起こす成分の含量が多いものから少ないものまでさまざまだが、そもそも大麻草の実には、どんな品種でも、そうした成分は含まれていない。

　よって、大麻草の実は、どんな品種だろうが関係なく、食べても問題がない。

　この観点から、大麻取締法第１条には、大麻草の種子およびその製品を規制の対象外とすることが書かれているのだ。

　しかし、ちょっと待っていただきたい。実（＝果実）と種（＝種子）は違う。「麻の実」は、あくまでも大麻草の「実」である。堅いカラ（果皮に相当する）の中に隠れて入っているのが、真の種（種子）である。

　つまり、「大麻草の実のうち、中の種（種子）の部分は規制対象外だが、外側のカラ（果皮）は除外されず規制対象となる……」と法律を読み解くことができる。

　となると、カラを除いた麻の実（またはヘンプシード）は大丈夫だが、

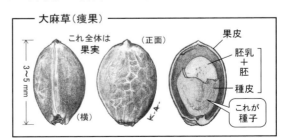

48　第2章　大麻の基礎知識＜PART1＞

カラ付きのものは、許可なく扱ってはいけないことになる。

また、カラを除いて中の種だけから採った油は大丈夫だが、カラ付きの実をそのまま搾って採った油はダメということになる。もちろん、七味唐辛子に入っている麻の実は、噛んだときの香ばしさが売りなので、当然カラ付きであり、アウトとなってしまう。

ところが現実には、実と種子の違いが、裁判等で争点になったことは、私が知る限りはない。

大麻取締法の作成時に「実」、もしくは「果実」と書くべきところを「種子」と書いてしまったのはミスだが、趣意としては「麻の実は対象外」といいたかったのだろうという推測は可能だからだ。

しかし、間違いは間違いなので、大麻取締法を改めることがあれば、この点の修正も是非検討してもらいたいものだ。

たかが言葉、されど言葉。

とくに法律では、用語は慎重に使わなければならない。ましてや、人を裁く刑事法規では、なおさらだ。

いつまでも「種子」にこだわっていても埒が明かないので、以下は、大麻取締法でいうところの「種子」が「実」に相当するとして、話を進める。

麻の実は、持っているだけなら、問題ない。ただし、それは所持の目的が「鳥の餌として使うため」「食べるため」などを前提にしての話だ。

先述したように、大麻取締法では、種子そのものを規制対象外としているが、栽培は、免許を受けた「大

麻取扱者」だけが行えるもので、一般人が栽培すること
は厳しい罰則をもって禁止されている。

　もし、鳥の餌として庭に撒いた麻の実が発芽したら、
故意でなくても「栽培」とみなされ、大麻取締法で定め
ている禁止事項に抵触することになる。

　ちなみに、市販されている麻の実は、発芽しないよ
うに加熱処理されたものなので、そこまで気を使う必要
はないが、加熱処理が不十分な製品の場合、本当に発芽
しないとは言い切れない。

　それを知ってか、調味料として買った七味唐辛子か
ら麻の実をとり分けて、撒いて育てようと試みた人がい
るそうだ。

　2011年2月10日、故・吉川英治氏の孫で長野県軽
井沢町、そば店経営の男（42）が、店舗兼自宅の2階
寝室で乾燥大麻約2グラム[08]を所持したとして現行犯逮捕
された。

[08]
時価約1万2千円相当。

　その捜査の中で、男は「好奇心から、2年ほど前に
七味唐辛子に入っていた麻の実を栽培したら、芽が出て
きた。これまでに十数本を栽培し、大麻があるときは毎
日のようにやっていた」などと供述したという。

　本当の入手先をいえない事情があって、隠すための
ウソかもしれないが、男が本当に七味唐辛子を使って栽
培したのならば、加熱処理された実が発芽する確率は極
めて低いので、相当数を集めたに違いない。

　ずいぶん暇だなあと思うのは、私だけではないだろう。

種子の扱いに垣間見る大麻取締法の性質

　現行の大麻取締法第1条の問題点を明らかにしたが、

50　　第2章　大麻の基礎知識 ＜PART1＞

昭和23年に成立した当時の大麻取締法は少し違っていた。その後何度も改定され、第1条については、昭和28年と平成3年に改定されている。

とくに「種子」に関する記述は紆余曲折があった。大麻取締法の性格を理解する上で、興味深いので紹介しておこう。

昭和23年制定時の大麻取締法第1条はこうであった。

> 第1条　この法律で「大麻」とは、大麻草（カンナビス、サティバ、エル）及び<u>その種子</u>並びにそれらの製品をいう。但し、大麻草の成熟した茎及びその製品（樹脂を除く。）並びに<u>発芽不能の種子</u>及びその製品を除く。

下線を付した部分に注目していただきたい。まず「大麻草及びその種子」と書かれているのは少々奇異に感じられる。

大麻草の種子は、大麻草という植物体の一部のはずだが、わざわざ種子を分けて説明されると、この法律でいうところの「大麻草」には種子が含まれないと読めてしまう。

ただ、その後の行に、発芽しない種子については除外する旨が書かれているので、結局のところ、「発芽する種子を規制対象とした」ことがわかる。

ならば、はっきりと、「大麻とは、大麻草及びその発芽可能な種子並びに……をいう」と書けばいいようなものだが、自然の種が発芽するかどうかを事前に判別するのは困難だ。

また、発芽可能だった種子を許可なく取り扱った者がいて、経年によりその種子が発芽しなくなった場合

に、過去の種子の状態を証明することは不可能だろう。

　よって、七味唐辛子の麻の実のように、加熱処理等で意図的に発芽不能にした種子だけは、限定的に規制対象から除外し、「それ以外はすべて対象」とすべく、わざわざ「大麻草及びその種子」という奇異な言い回しをしてしまったものと思われる。

　しかし、大麻取締法を制定するときに、どうしてここまで「種子」の扱いに気を使ったのだろうか？

　大麻取締法の前身と位置づけられる法令に「大麻取締規則」がある。これは戦後に制定された、薬物規制に関わるポツダム省令の一つだが、他がすべて厚生省令[09]であったのに対して、「大麻取締規則」は「厚生・農林省令」であった。

　当時は、大麻を栽培するのは主に農業従事者であり、大麻の取り締まりは、農業に密接に関わる問題でもあったのだ。この流れを汲んで、「大麻取締法」にも農業政策上の配慮が加えられたというわけだ。

　当時は、大麻草が広く栽培されており、成熟した茎からとれる繊維や麻の実は、農産物として流通していたので、対象外とされた。

　ただ、大麻を規制するにあたって、無許可の栽培が横行することを懸念して、発芽する種子については、免許を受けた大麻栽培者しか扱うことができないとされたのだ。

　ただし、昭和23年制定の大麻取締法の第15条は、大麻栽培者が、4半期ごとに、期間末に所持した発芽可能の大麻草の種子の数量を厚生大臣に届けなければなら

※09
厚生大臣によって制定され、厚生大臣の名で公布される政令。

ないと定めていた。この決まりは、栽培農家にとって大きな負担であり、不評だったと思われる。

そこで、昭和28年に大麻取締法が改正（第三次改正）されたときに、第1条はこう変わった。

第1条　この法律で「大麻」とは、大麻草（カンナビス、サティバ、エル）及びその製品をいう。但し、大麻草の成熟した茎及びその製品（樹脂を除く。）を除く。

種子は、葉や花と同じ大麻草という植物体の一部であるから、「大麻とは大麻草及びその製品」という定義は、「種子を含む大麻草のすべてが規制対象」と読むのが普通だろう。

しかも、但し書きのところにあった「発芽不能の種子を除く」が削除されているので、発芽不能の種子が規制対象になったとも読める。

つまり、この文章を素直に読めば、麻の実が入った七味唐辛子は、許可なく売ったり買ったりしてはダメということになる。

一方、昭和23年版では「大麻とは大麻草及びその種子並びにそれらの製品をいう」と書かれていたのが、「大麻とは大麻草及びその製品」と変更された（種子が対象から外された）と考えれば、すべての種子（発芽するかしないかは問わず）が許可なく扱えるようになったとも解釈できる。

種子の扱いが厳しくなったのか、緩くなったのかは、第1条だけではわからない。そこで、以降の条文を見てみると、もともとあった「種子の数量の報告義務」がこの昭和28年の改正では削除されていることや、種

3　薬物としての法則的規制　53

子の取り扱いについて特段の規則が定められていないことから、実質的には種子の規制を緩くした改正だったということが窺える。昭和28年以降も、七味唐辛子から麻の実が消えるということはなかった。

　実は、一般人がインターネット販売などを通して大麻草の種子を手に入れ、栽培するようになったのは、最近のことで、当時はなかった。

　大麻草の種子を扱っていたのは、おそらく農家だけで、そこまで規制しなくても大きな問題は起こらないと考えられていたのだろう。

　そして、昭和28年の改正以降、大麻栽培者にとっては種子の扱いが楽になった。

　ところが、私が指摘したように、「昭和28年改正の第1条における『大麻草』には種子が含まれるのではないか?」との疑念はずっと残ったままであった。

　複数の解釈が可能な書き方をした法律は、「失格」といわざるを得ない。そして、平成3年の第11次改正において、種子を対象外とする旨が第1条で明文化され、現行の形になったのだ。

> 第1条　この法律で「大麻」とは、大麻草（カンナビス・サティバ・エル）及びその製品をいう。ただし、大麻草の成熟した茎及びその製品（樹脂を除く。）並びに大麻草の種子及びその製品を除く。

　しつこいようだが、本来は「実」とすべきところが、「種子」と書かれた意味をもう一度考えてみよう。

　私たちは、「実」というと「食べ物」をイメージし、「種

子」というと「作物」をイメージする傾向にある。

また、「実」はフルーツのように湿ったものをイメージする一方、「種子」は堅くて乾いたものをイメージしがちだ。実際、調味料の七味唐辛子に入っているものや、鳥の餌にしているものは「麻の実」と呼ぶのに、栽培用の大麻草の実を見たら多くの人が「種（種子）」と呼んでしまうだろう。両者は全く同じものなのに。

つまり、法律を制定するときに、「食べ物を対象外とする」ことを意識していれば、「実」と書いたに違いない。

「種子」と書いたということは、作物の栽培を意識していたということだ。

こんなところにも、大麻取締法が農業に密接に関係した法律であることが垣間見える。

大麻の取り扱いに関して法律で禁止されていることと刑罰

大麻草の分類が法制上問題になっていること、種子の扱いについて触れたところで、問題の「大麻取締法」で定めている内容について、解説しておこう。

多くの人が、この法律は「大麻を禁止し刑罰を与える法規」と理解しているかもしれないが、実際のところは、少々違う。

実際に法律の全文を読んでいただければわかるが、本法律の主眼は「大麻の用途を学術研究及び繊維・種子の採取だけに限定し、大麻の取扱いを免許制とする」ことである。そのため、取扱者の免許（第5条〜）、大麻取扱者の義務（第13条〜）、大麻取扱者に対する監督（第18条〜）など、取り扱うためのルールが記され

3　薬物としての法則的規制　　55

ている。

そして、「免許制」を徹底するために、無免許の大麻取り扱いを禁止していることを知っておいていただきたい。

では、どんなことが禁止事項としてあげられているか、法律の条文から抜粋しておこう。

第一章　総則

（略）

第３条　大麻取扱者でなければ大麻を所持し、栽培し、譲り受け、譲り渡し、又は研究のため使用してはならない。

２　この法律の規定により大麻を所持することができる者は、大麻をその所持する目的以外の目的に使用してはならない。

第４条　何人も次に掲げる行為をしてはならない。

　　一　大麻を輸入し、又は輸出すること（大麻研究者が、厚生労働大臣の許可を受けて、大麻を輸入し、又は輸出する場合を除く。）。

　　二　大麻から製造された医薬品を施用し、又は施用のため交付すること。

　　三　大麻から製造された医薬品の施用を受けること。

　　四　医事若しくは薬事又は自然科学に関する記事を掲載する医薬関係者等（医薬関係者又は自然科学に関する研究に従事する者をいう。以下この号において同じ。）向けの新聞又は雑誌により行う場合その他主として医薬関係

> 者等を対象として行う場合のほか、大麻に関
> する広告を行うこと。
> 　2　前項第一号の規定による大麻の輸入又は輸
> 出の許可を受けようとする大麻研究者は、厚生労
> 働省令で定めるところにより、その研究に従事す
> る施設の所在地の都道府県知事を経由して厚生
> 労働大臣に申請書を提出しなければならない。

　また、第六章には、これらの禁止事項に違反した場合の罰則が定められており、個人使用目的と営利目的で重さが異なっている。

　営利目的で薬物犯罪が行われた場合は、それによって得られた資金が同じ犯罪に繰り返し利用されたり、別の新たな犯罪につながる可能性が高い。やはり公益保護の観点から重い処罰が科せられるのは当然といえる。

　ただし、目的を特定するのは容易でない。犯罪組織が摘発されたり、取引に関する帳簿等が発見されれば、営利目的を裏付けることができるが、個人が薬物を輸入したときに転売を計画していたか単に自分が使用することを想定していたのかを区別することは困難だ。

　一般的には量や範囲によって判断されることが多い。例えば、とても個人で使用しきれないと思われるほどの大量の薬物を扱っていれば、営利目的が疑われるだろう。

　あまり知られていないが、大麻の取り締まりに関した法律としてもう一つ、「麻薬特例法」がある。
　正式名称は、「国際的な協力の下に規制薬物に係る不正行為を助長する行為等の防止を図るための麻薬及び

向精神薬取締法等の特例等に関する法律」で、1991（平成3）年に制定（4年7月施行）された法律である。

「麻薬特例法」という略称だけ聞くと、麻薬だけを対象にしているように誤解しがちだが、麻薬および向精神薬・あへん、およびけしがら・覚醒剤・大麻のすべてをカバーしている。

大麻に関しては、「許可なく営利目的での輸入・輸出・栽培・譲渡・譲受」が禁止され、違反者に対しては「無期又は5年以上の懲役及び1千万円以下の罰金」という刑罰が定められている。

同じ薬物犯罪に対する罰則が別の法律で重複して定められている場合、重い方が適用されることになっているので、現在では麻薬特例法のこの規定が優先される。

気軽な気持ちで大麻草の栽培を行っただけでも、規模によっては「営利目的」と判断されて、「無期懲役」になることもあるのだ。

大麻の取り扱いに関する主な禁止事項と罰則を要約すると、次ページの表のようになる。

大麻草の栽培に対して重い刑罰が定められている理由

上述したように、許可なく大麻草を栽培することに対しては、大麻に関する犯罪の中で、最も重い刑罰が定められている。

また、営利目的の場合の「無期懲役」は、ヘロインや覚醒剤と同じ扱いで、薬物犯罪の国内最高刑である。「植物を育てることがそんなに悪いのか！」と思う人も少なくないだろう。

	大麻取締法		麻薬特例法
	個人	営利目的	営利目的
無許可の所持	5 年以下の懲役	7 年以下の懲役又は情状により7 年以下の懲役及び200 万円以下の罰金	無期懲役又は5 年以上の懲役及び1,000 万円以下の罰金
無許可の譲り受け、譲り渡し			
無許可の栽培	7 年以下の懲役	10 年以下の懲役又は情状により10 年以下の懲役及び300 万円以下の罰金	
無許可の輸入、輸出			
製造された医薬品の施用、施用のための交付、施用を受けること	5 年以下の懲役	7 年以下の懲役	
医薬関係以外での広告	1 年以下の懲役又は 20 万円以下の罰金		

　麻薬や覚醒剤など、他の薬物に関する法律では「製造」が禁止されているが、大麻取締法には「製造」という言葉は見あたらない。

　そもそも「製造」とは、「原料に手を加えて製品にすること」を意味し、工業におけるプロセスをさすことが多い。一方「栽培」とは、「植物を植えて育てること」を意味し、農業におけるプロセスをさすことが多い。

　マリファナは、大麻草の葉や花穂を加工して「製造」されるものだが、とくに加工せずに生の大麻を煙草のように燃やして吸われる場合もある。

　また、成熟した大麻草がなければ、マリファナ利用は不可能である。したがって、製造を禁止するよりも、栽培を禁止するほうが合理的だと考えられたのだろう。

いずれにしても、大麻草の「栽培」は、麻薬や覚醒剤の「製造」に相当するのである。

また、大麻取締法は、農業と密接に関係した法律であることも忘れてはならない。

大麻取締法が制定された当時は、マリファナの製造を目的として大麻草を栽培する者は少なかったと思われる。国際的な流れから大麻を取り締まる法整備が必要になったものの、当時の日本の状況では、大麻を薬物として取り締まるというより、農作物としての大麻栽培を守るという視点が大きかったと想像される。

無許可の栽培は、許可を得た農作物の栽培を妨げるものとして、厳しく取り締まりたかったのかもしれない。

大麻の使用は罪にならない？

大麻取締法の第3条と第4条では、「無許可で研究目的の使用」を禁止しているが、嗜好目的を含めた一般の使用を禁止する文章が見当たらない。

このため、「大麻の使用は法律で禁止されていない」といわれているが、実はこれは誤解である。

大麻取締法をよく読むと、第六章の罰則に、次のような条文がある。

第24条の3　次の各号の一に該当する者は、五年以下の懲役に処する。
一　第3条第1項又は第2項の規定に違反して、大麻を使用した者

60　　第2章　大麻の基礎知識 ＜PART1＞

第3条第1項又は第2項は、「無許可の所持・栽培・譲り受け・譲り渡し」を禁止しているので、この規定は「大麻を栽培または譲り受けて、所持し、使用した者は、五年以下の懲役に処する」という意味になる。

よくよく考えてみると、そもそも、所持しないで使用することは、ほぼ不可能である。使用しているところを現行犯逮捕された者が、「私は所持してない」と主張しても通るわけがない。つまり、大麻を使用した者は、ほとんどの場合、刑罰を受けることになる。

誤解を招かないためには、使用を禁止することを第3条と第4条に書いておけばよいと思うのだが、そうなっていないのは、大麻取締法の生い立ちや目的が関係する。

日本で現行の薬物関連法のルーツは、1930（昭和5）年5月に公布された、内務省令の「麻薬取締規則」である。この「麻薬取締規則」で規制対象とされたのは、モルヒネ、ヘロイン、コカイン、エクゴニン（コカインの原料）、印度大麻草などであった。[※10]

※10
覚醒剤や向精神薬、幻覚剤などは含まれていなかった。

また、第二次世界大戦に敗れた日本は、戦後、連合国軍最高司令官総司令部（GHQ）からの指令を受けることとなり、1946（昭和21）年1月に4つめの薬物規制に関するポツダム省令として、「麻薬取締規則」（昭和21年厚生第25号）が制定された。

同じ規則名であるため、昭和5年のものは旧・麻薬取締規則、この昭和21年のものは新・麻薬取締規則と呼んで区別される。

新・麻薬取締規則まで大麻は麻薬指定されていたが、1947（昭和22）年に5つめの薬物規制に関するポツダム省令として、「大麻取締規則」（昭和22年厚生・農

林省令第 1 号）が制定され、大麻は麻薬から外れ、独立して規制されることとなった。そして、この翌年に大麻取締法ができたのだ。

　ちなみに、覚醒剤については、第二次世界大戦の敗戦直後から、軍が所蔵していた覚醒剤が市場に流出するなどして、乱用ブームが起こった。

　そこでまずは、1948（昭和 23）年 7 月に公布・施行された（旧）薬事法（昭和 23 年法律第 197 号）で、覚醒剤を「劇薬」に指定し、販売等に関する規制が行われたものの、乱用がおさまらなかったため、1951（昭和 26）年に「覚せい剤取締法」（昭和 26 年法律第 252 号）が制定（同年 7 月施行）された。

　つまり、覚醒剤が独立した法律で規制されているのは、乱用を厳しく取り締まるのが目的だった。

　大麻が独立した法律で規制されている事情は、覚醒剤とは違う。すでに述べたように、日本には古くから麻繊維の産業があることから、他の薬物と同じ法律で規制するのは難しいと判断されたからだ。もっとわかりやすくいうと、農業を守るためだったのだ。

　農業では、大麻草の種子をまいて育て、繊維を採ったり、実を食用や油などに利用する。もし法律で、全面的に使用を禁止したら、こうした農業活動もすべてできなくなる。使用を許可制にしたとしても、調味料として麻の実を食べるという行為も「使用」にあたるから、七味唐辛子を食べる人が全員届け出ないといけないことになる。とんでもなく面倒だ。

大麻が食用、あるいは作物として用いられているという、実情に即した合理的な対応として、あえて使用を禁止せず、無許可の所持や栽培を禁止したというわけだ。

　「栽培・所持・譲受・譲渡をして使用すること」を禁止するという取り決めは、他にも良い点がある。

　極めてまれなことではあるが、もしあなたの周囲にマリファナを吸っている人がいて、その副流煙をあなたが吸い込んでしまったら、どうだろう？

　もし法律がどんな使用もすべて禁止していれば、あなたが逮捕されて、マリファナの成分が体内から見つかった場合に、あなたも「使用した」とみなされ、有罪になることもあるだろう。

　しかし、こうした「受動喫煙」は、栽培・所持・譲受・譲渡のいずれも経ていないので、現法には抵触しないのだ。「冤罪を生まない」という点ではいいことかもしれない。

　ただし、このことは悪用されかねない「法律の穴」ともいえる。意図的に大麻草を栽培し、所持し、自ら吸引した者が、何らかのきっかけで逮捕されたときに、使用の疑いがかけられても、物的証拠がなく、本人が「人の吸った煙を吸い込んだ」と言い逃れをするかもしれないからだ。

　これも法改正の検討課題の一つだろう。

医療目的でも使ってはいけない

　上述の通り、現在の日本では、「大麻取締法」第4条第1項第2号の定めにより、何人も「大麻から製造さ

れた医薬品を施用する」ことが禁じられている。

　また、同第3号により、何人も「施用を受ける」ことが禁じられている。つまり、病気の治療に有益だと判断した医師に大麻を渡されたとしても、受け取ってはならない。これらに違反した場合の罰則は、五年以下の懲役（営利目的なら七年以下の懲役、又は情状により七年以下の懲役及び二百万円以下の罰金）である。

　ちなみに、「麻薬及び向精神薬取締法」、および「覚せい剤取締法」では、麻薬や覚醒剤を、条件付きで医療に用いることを認めている。大麻だけが、医療目的の使用を全面禁止されているのは、奇異に感じる。

　実は、制定当初の「大麻取締法」に、医療目的での使用を禁じる定めはなかった。昭和38年の改正で、新たに加えられた規定である。なぜ大麻を医療目的で使うことが禁じられたのかを理解するためには、昭和38年当時の背景を紐解く必要がある。

　わが国で薬物乱用が大きな社会問題となったのは、第二次世界大戦直後の「覚醒剤乱用ブーム」が最初だろう。第二次世界大戦中、覚醒剤の強い効果に注目した日本軍は、軍需工場の作業員や戦闘機の搭乗員に覚醒剤を配り、利用した。海外では当時すでに危険性が認識されていたが、日本では規制されていなかったのだ。

　そして、敗戦後、軍が所蔵していた覚醒剤が市場に流出し、戦後間もない闇市などでは安く簡単に覚醒剤の注射用アンプルや錠剤が取引された。

　まるで、疲労回復のドリンク剤のような扱いで、覚醒剤を含む製品が宣伝され、ハンコさえ持っていけば誰で

も薬局で買うことができた。タクシーの運転手や、夜間勤務の作業員などに好んで利用され、「眠気解消にいい」と大変重宝されたそうだ。

こうして敗戦直後の日本で、覚醒剤乱用ブームが起こった。その後、1951（昭和26）年に「覚せい剤取締法」で規制されるようになったものの、昨日まで売られていたものが突然、「ダメ！」といわれてもそう簡単に消え去るわけがなく、1954（昭和29）年には、覚醒剤事犯検挙者数が年間5万5664人に達した。

覚醒剤が関係した殺人事件が発生したことなどを受けて、覚せい剤取締法の罰則が強化され、徹底した取り締まりが行われるようになり、覚醒剤事犯検挙者数は、1956（昭和31）年以降激減した。

よって、問題の昭和30年代は、覚醒剤乱用がいったん静まっていた時期である。その代わりに問題となったのが、ヘロイン（麻薬）であった。

国際的な密輸ルートで大量のヘロインが日本に流入した。なお、いったんおさまったかのように見えた覚醒剤乱用ブームだが、1970（昭和45）年頃から覚醒剤事犯検挙者数は増加に転じることとなり、暴力団の新たな資金源として利用されるようになっていた。

また、睡眠薬や、鎮痛薬を少年が遊び感覚で乱用することも問題化していた。

麻薬、および向精神薬事犯の検挙者数は、昭和37年に最多の2,349人となり、同年の覚醒剤事犯検挙者数（546人）を大きく上回った。

こうした深刻な社会情勢を受けて、「麻薬撲滅」という観点から、「麻薬取締法」[※11]の改正が行われ、罰則が強化されることになったのである。

※11
当時は「麻薬取締法」という法律名だったが、1990年に現在の「麻薬及び向精神薬取締法」に名称変更された。

3　薬物としての法則的規制　65

大麻に関しては、とくに乱用事例が増えていたわけではないが、「薬物乱用問題を一掃しよう」という考えから、「麻薬取締法」と同時に、「大麻取締法」も改正されることとなった。

　しかし、「麻薬取締法」と「大麻取締法」は、目的や性質が異なる。

　モルヒネをはじめとして、「麻薬取締法」の麻薬リストに掲げられていた薬物の一部は、立派な医薬品である。乱用の恐れはあるものの、病気の治療などに使える有益性も認められており、これらの「医薬品の適正使用を確保する」ことが、「麻薬取締法」の使命であった。

　ならば、医療目的の使用を禁止することはできない。むしろ厳しく取り締まるべきは、医療目的外の不正な使用などである。覚醒剤についても、同じことがいえる。

　覚醒剤の一つ、メタンフェタミン（ヒロポン®）は、ナルコレプシー（睡眠発作）の改善などに適応が認められた医薬品として、現在も残っている。

　一方、大麻（マリファナ）については、すでに日本薬局方から削除され、認められた医薬品はなかった。将来的にマリファナが医療に用いられる見込みもなかったので、わざわざ医療目的の使用を例外的に認める必要もなかったと考えられる。

　また、上述したように、大麻取締法は、農業に密接に関係した法律であり、守るべきは「農作物としての大麻草」であったに違いない。そして、農作物以外の利用を厳しく取り締まるべく、あまり深い議論もなく、医療目的の利用も禁止としたのかもしれない。

66　第2章　大麻の基礎知識 <PART1>

大麻取締法が医療目的の大麻使用を禁止していることで、「今の日本では、大麻を利用した医療が不可能」といわれることがあるが、これは必ずしも正しくない。日本の法制すべてが「大麻に関連した医療」を全面否定しているわけではない。

　大麻（マリファナ）そのもの、あるいは抽出された成分は、「大麻取締法」の規制対象となり、医療目的で使用できないが、有効成分を人工的に化学合成したものは対象外である。

　マリファナの主成分として知られる「テトラヒドロカンナビノール」という化合物は、「麻薬及び向精神薬取締法」の中で麻薬リストに含まれている。

　つまり、「麻薬」の１種であるから、一定の規制を受けるものの、医療目的の使用が全面禁止されているわけではない。

　また、同じくマリファナに含まれる「カンナビジオール」という化合物は、ほとんど精神作用がなく、麻薬の規制も受けていない。

　これらの化合物そのものは、きちんと有効性や安全性が確認され、正式な申請と承認のプロセスを経て、医薬品として利用することも可能なのである。

　医薬品には、一定した有効性と安全性が求められるので、製品の品質が十分に保証されていなければならない。ところが、マリファナは、天然由来の植物加工品であるから、さまざまな化合物が混じっている。

　しかも、原料となる大麻草の産地、収穫時期、植物のどの部位を採取したか、加工・保存方法などによって、成分の組成比は大きく変わってしまう。

3　薬物としての法則的規制　　**67**

最近になって医療目的での大麻利用が認められるようになった諸外国では、知識のある専門家が「さじ加減」で大麻製品を「ブレンド」して、患者ごとに適した処方を提供するらしいが、詳しいことは一切公開されていないから、とてもあやしい。

マリファナの薬効が本当に医療に役立つならば、どんな成分がどれくらいの量でどんな作用を発揮するのかを明らかにして、化学合成した有効成分を一定の割合で配合した医薬品を開発したほうが、信頼性は高いのではないだろうか。

医療への応用の可能性については、後ほど詳しく解説したい。

大麻は麻薬か？

これは難題である。私は、医薬品の作用を扱う「薬理学」という薬学専門科目を、大学の授業で教えているが、そのときは「大麻は麻薬ではない」と教えている。

しかし、解釈の仕方によっては、大麻は麻薬と捉えることも可能である。

答えを難しくしているのは、そもそも「麻薬」という言葉の定義がはっきりしていないからだ。

現在われわれが用いている「麻薬」という言葉には、おそらく3つの異なる意味がある。そして、それぞれに漢字をあてはめるならば、「痲薬」、「痳薬[12]」、「魔薬[13]」となる。

第一の「痲薬」は、薬物の起源や作用に基づいた分類によるもので、アヘン類とその成分であるモルヒネ等やそれと類似した化合物のことだけをさす。

※12
「痳」は昔、実際に使用されていた旧漢字。

※13
「魔薬」は、私が勝手に作った当て字。

※14
阿片、opium

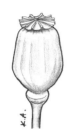

ケシ坊主

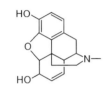

モルヒネ

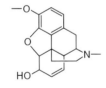

コデイン

※15
Friedlich Sertürner

※16
morphium

※17
ジアセチルモルヒネ

※18
英語で麻薬（痲薬）は narcotics または narcotic drugs といい、やはり麻酔作用や催眠作用のある薬をさす。

　私たち人類は、ケシの未熟な実（いわゆるケシ坊主）に傷をつけて得られる白い乳液を乾燥させたものをアヘン※14と呼び、このアヘンを使用すると神経がしびれて感覚が鈍くなったり、意識が薄れて眠くなることを見つけて、睡眠薬や麻酔薬として使うようになった。

　アヘンは植物由来の粗成分で、多数の化合物が含まれるが、19世紀初めに、ドイツのフリードリヒ・ゼルチュルナー※15がアヘンから有効成分を初めて単離した。

　単離された化合物は、眠りの神「Hypnos」の子である夢の神「Morpheus」にちなみ、モルフィウムと名付けられ、のちに「モルヒネ」と呼ばれるようになった。※16

　モルヒネには強力な鎮痛作用があったので、医薬品としても広く用いられるようになった。

　その後、アヘンから、モルヒネ以外にも、コデインなどの薬効成分が多数発見された。

　さらに、化学の進歩に伴い、アヘンから単離されたモルヒネやコデインを原料として、少し手を加えることで合成薬物が多数作られるようになった。その一つが、ヘロインである。※17

　前述の『大日本國語辞典』で、「まやく」を調べると、その漢字は「痲薬」と書かれ、意味は「しびれぐすり」と説明されている。「痲」が「しびれる」を意味することは、「まひ」が「痲痺」と書かれていたことからも確認できる。

　したがって、アヘンやモルヒネ類の化合物のように、神経をしびれさせる薬が、「痲薬」なのである。※18

前述の通り、同じ辞典で、「大麻」は「大麻」と書かれていた。「麻」は广部（げんぶ）の漢字であり、建物に関係する。一方、「痲」は、疒（やまいだれ）の漢字であり、病、症、痛、療、癌などの仲間である。つまり、病気に関係する。

第二次世界大戦後に、日常的に使用する漢字の字体を整理しようという試みの中で、「麻」も「痲」も同じ「麻」に替えられてしまい区別がつかなくなってしまったが、元をたどると、大麻の「麻」と、麻薬の「麻」は、全く異なることが明らかだ。

結局のところ、大麻は、ケシやアヘンとは関係がなく、漢字の成り立ちから見ても「痲薬」とは違うものである。つまり、麻薬を「痲薬」と見るならば、「大麻は麻薬ではない」といえる。

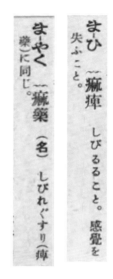

第二の「麻薬」は、法律上の分類によるものである。

日本で最初に、薬物の使用やそれを助長する行為が公衆の健康を損なう「罪」であると規定したのは、1907（明治40）年4月24日に公布された刑法であろう。[※19]

刑法の第2編第14章（第136条〜141条）には「あへん煙に関する罪」が定められている。ここでいう「あへん煙」とは、吸食用として製造されたあへん煙膏のことで、その原料である生あへんは該当しない。[※20]

当時中国では、あへん煙膏を特殊なキセルに塗って炎にかざし、出てきた煙を吸引するのが上流階級の一つのスタイルになっており、その情報を得た日本では、あへん煙膏を禁じようとしたのである。

実際のところ当時の日本ではアヘン乱用は問題になっていなかったようなので、隣国の様子を憂えて用意

※19
明治40年法律第45号：
明治41年11月施行

※20
生あへんを溶解・煮沸するなどして加工したペースト状のもの。

された法律規定と考えられる。なお、この時点で、ま
だ麻薬という用語は使われていない。

　1909年2月には、日本を含む13カ国による万国阿
片委員会が上海で開かれ、主に中国におけるアヘンの
問題について協議された。

　さらに、1911年12月オランダのハーグにおいて万
国阿片会議が開催され、1912年1月に「万国阿片条約」
が調印されたが、大半の国が批准せず、機能しなかった。
改めて統制を進めるため、1924〜1925年にジュネー
ブ国際阿片会議が開催された。

　そして、この会議条約に沿った国内法の整備が行わ
れることとなり、1930（昭和5）年5月に内務省令の「麻
薬取締規則」[21]が制定された。この「麻薬取締規則」は
日本の現行薬物五法のルーツとみなせる。

※21
昭和5年5月19日内務省
令第17号

　下で紹介しているのは、「麻薬取締規則」の制定を知
らせる昭和5年の官報のコピーである。ここで、マヤ
クのマに「麻」の字が用いられているのに注目してほ
しい。[22]

※22
昭和5年5月19日の官報：
国立国会図書館デジタルコ
レクションより。

　当時、国際会議で協議されていたのはアヘンが中心
であるから、「麻薬」
と書けばよさそう
なものだが、そう
なっていないのは
なぜだろうか？

　この法令で規
制対象とされた薬
物には、モルヒネ、

3　薬物としての法則的規制　71

ヘロイン以外に、コカイン、エクゴニン（コカインの原料となる）、大麻（印度大麻草）などが含まれていた。

　ちなみに、コカインは、南米産のコカノキの葉に含まれる化合物で、脳の神経を興奮させる作用が強く、どちらかというと覚醒剤に近い。ただ、粘膜に適用すると感覚を失わせる作用（局所麻酔作用）があるので、しびれぐすりの１種といえなくもないのだが、その作用機序はアヘンとは違うし、脳に対する作用は全く正反対であるから、「痲薬」とはいえない。また、先に確認したように、大麻も「痲薬」ではない。

　つまり、「痲薬」とはいえない薬物も一緒にまとめて規制するためには、違う言葉を使うべきだろう。本当のところはわからないが、おそらく苦肉の策として、「痲」を「麻」に替えて「麻薬」という分類を設けたのではないかと推定される。「麻」の字が使われているからといって、「麻薬」は、「大麻」を意味するわけではなく、「厳しく規制すべき一群の薬物」を漠然とさす言葉とみなせる。

　第二次世界大戦後の1946年（昭和21年）１月には、薬物統制に関する４つめのポツダム省令として、新しい「麻薬取締規則」が定められたが、この中でも、大麻は「麻薬」のリストに入ったままだった。そして、前述したように、５つめのポツダム省令として「大麻取締規則」[※23]が1947（昭和22）年４月23日に施行されることによって、大麻は、麻薬リストから外れることとなり、現在に至っている。

　したがって、麻薬を法律上の「麻薬」とするならば、「大麻は、1930（昭和5）年5月〜1947（昭和22）年4月の約17年間に限り、麻薬だったが、それ以降現在ま

※23
昭和22年厚生・農林省令
第1号

で麻薬ではない」といえる。

　なお、法律上の「麻薬」は、現在、「麻薬及び向精神薬取締法」で規制されており、多くの乱用薬物が対象となっている。例えば、LSD[24]という薬物は、麦に寄生するカビの成分をもとにして1938年にスイス人化学者のアルバート・ホフマン[25]が合成した人工化合物であり、強い幻覚作用を示す。

　つまり、LSDを乱用すると、感覚がおかしくなり、実際には存在しないものが見えるようになる。

　また、MDMA[26]という薬物は、覚醒剤の化学構造を少し変えて合成された化合物で、LSDのような幻覚作用と、覚醒剤のような脳を興奮させる作用をあわせもつ。

　薬物の作用から見れば、LSDもMDMAも「麻薬」ではないのだが、法律上の「麻薬」リストに加えられている。さらに、近年問題となった「危険ドラッグ」についても、より厳しい規制が必要と判断されたものは「麻薬」リストに加えられている（参照：『危険ドラッグ大全』/ 武蔵野大学出版会刊）。

　第三の「魔薬」は、一般の多くの人がもっている「危ない薬物」「法律で禁止されている薬物」というイメージにあてはまるよう、私が勝手に考えた当て字である。

　薬物が法律で規制される以前の昔の人は、「痲薬」にそんなイメージをもっていなかったに違いない。

　マヤクを「魔薬」というイメージに変えてしまったのは、紛れもなく、厳しく規制したい薬物をどんどん「麻薬」リストに加えていった法律上の便宜の影響だ。

　この観点からすれば、「大麻は麻薬」といいたくなる

※24
リゼルグ酸ジエチルアミド：
lysergic acid
diethylamide の略。

※25
Albert Hoffmann

※26
3.4- メチレンジオキシメタン
フェタミン：
3.4-methylenedioxyme
thamphetamine

3　薬物としての法則的規制　　73

のも、やむを得ないように思う。

　以上をまとめると、「大麻は麻薬か」という問いに対する正確な答えは、次のようになるだろう。

大麻は、
- 薬理作用から見ればアヘンやモルヒネのような「麻薬」ではない。
- 昭和5年〜昭和22年の一時期は、法律上の「麻薬」に指定されていたが、昭和22年以降は、法律上の「麻薬」から外されている。
- 「魔薬」というイメージをもっている人がいる。

第 **3** 章

大麻の基礎知識

PART **2**

主に化学

1 ≫ マリファナの成分

困難だったマリファナの有効成分の単離

　マリファナには、多くの化合物が混入しているが、その中で実際に薬効を示す成分は何だろうか？

　19世紀になって、植物化学が飛躍的に発展し、さまざまな薬用植物に含まれる有効成分、例えばモルヒネ、コカイン、ニコチン、メスカリンなどが単離され、当然のようにマリファナに含まれる幻覚成分も研究された。だが、ほとんどの植物成分が水溶性[※01]だったのに対し、マリファナの成分は水に溶けにくく、なかなか単離[※02]できなかった。

　19世紀中頃になって、ようやく大きな進展が起こった。

　英国エジンバラで、製薬ビジネスを営んでいたスミス兄弟[※03]が、無水アルコールでマリファナを処理して樹脂分[※04]を抽出することに成功し、活性本体は樹脂分に入っていると主張した。

　これを受けて、19世紀の末には、ウッド[※05]、スピヴィー[※06]、イースターフィールド[※07]という3人のイギリス人化学者が、樹脂（チャラス）をアルコールとエーテルで分別蒸留して得た "red oil" 中に、フェノール性物質が含まれることを見いだしたが、このとき彼らが得たものは、複数の成分が混在した不純物であり、活性成分の実体は依

※ 01
水に溶けやすい性質。

※ 02
特定の要素のみを取り出すこと。

※ 03
T. Smith & H. Smith

※ 04
resin

※ 05
Thomas Barlow Wood

※ 06
W.T.Newton Spivey

※ 07
Thomas Hill Easterfield

76　第3章　大麻の基礎知識 <PART2>

然として不明のままだった。

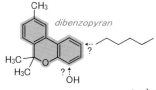

※08
Robert Cahn

　活性成分の実体解明が進んだのは、1930年代に入ってからだった。1933年、英国の化学者ロバート・カーンは、樹脂成分の化学構造を左図のように推定した。つまり、ジベンゾピランという基本構造に3つのメチル基（CH_3）と一つの水酸基（OH）と一つのペンチル基（C_5H_{11}）がついていると考えた。ただし、この時点で水酸基とペンチル基がどこに結合しているかは確定できていなかった。カーンは、報告論文中で上図の「?」が付された位置に水酸基とペンチル基がついているのではないかと提案していたが、その後の研究で誤りだったことが判明している。

　そしてその後、他の研究グループがより本格的な解明を進め、マリファナに含まれる単一成分が次々と分離された。それらは「テトラヒドロカンナビノール（THC）」、「カンナビジオール（CBD）」、「カンナビノール（CBN）」と名付けられ、次のように化学構造が明らかにされた。

テトラヒドロカンナビノール
tetrahydrocannabinol（THC）

カンナビジオール
cannabidiol（CBD）

カンナビノール
cannabinol（CBN）

　興味あることに、いずれも炭素（C）、水素（H）、酸素（O）だけから成る物質で、窒素（N）を全く含んでいなかった。多くの植物成分には窒素原子が入っていて、塩基性（アルカリ性）を示すことから「アルカロイド」と総称さ

れるが、マリファナの成分はアルカロイドではなかった。

そこで、マリファナに含まれる特有の化合物群を、「カンナビノイド」と総称するようになった。

THC、CBD、CBN と同じように、ペンチル側鎖（C_5H_{11}）を有するカンナビノイドとして、カンナビクロメン、カンナビゲロール、カンナビシクロール、カンナビリプソール、カンナビシトランなども発見された。

さらには、プロピル側鎖（C_3H_7）をもった、テトラヒドロカンナビバリン、カンナビジバリン、カンナビバリン、カンナビクロメバリンなども発見された。

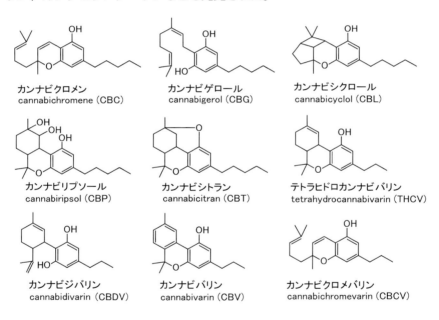

どれが幻覚を生じる成分なのか？

　現在までに報告されたカンナビノイドの中には、必ずしも大麻草が作り出したものではなく、単離・精製の過程で人工的に生成したと思われるものもあるが、それらをすべて含めると、実に100種類を超えている。たくさん発見されたカンナビノイドのうち、どれが幻覚作用を生じる成分なのかを解明するまでには紆余曲折があった。

　初期の研究では、大麻草から製した樹脂に幻覚作用があることを確認してから、その樹脂に含まれる成分を分析していたが、検出されたのは主に「カンナビノール」であった。この結果を素直に解釈すれば、カンナビノールが幻覚作用を生じる成分のはずだが、単離されたカンナビノールには、幻覚作用は確認できなかった。

　カンナビノールは、幻覚成分本体ではなかったのだ。後でわかったことだが、大麻草自身はカンナビノールを作り出さず、刈り入れたばかりの新鮮な大麻草にカンナビノールはほとんど含まれていない。

　当時の技術では、分析に手間がかかったため、その間に本来の活性成分Xが壊れてカンナビノールになってしまい、活性成分Xを見つけることができなかったのだ。

　活性成分Xが「テトラヒドロカンナビノール（THC）」であることがわかったのは、実に偶然だった。

　1940年頃、イギリス人化学者アレクサンダー・トッド[09]の研究グループが、カンナビノールの化学合成を試みているときに、中間体としてTHCを得た。

※09
Alexander Todd

1　マリファナの成分　　79

そして、THCの薬理作用を調べたところ、それまでに知られていたどのカンナビノイドよりも、強い幻覚作用を示すことがわかった。

この時点では、あくまで「人工的に作られたTHCという薬物が幻覚を生じる」という知見にすぎなかったが、分離・精製技術の進歩により、1964年イスラエルのワイズマン研究所の化学者ラファエル・メコーラム[10]と、ガオーニ[11]が、大麻草から製した樹脂中にTHCが含まれることを確認した。

また、マリファナが幻覚を生じる強さは、製品によってまちまちだが、その後の研究で、THC含量が多い製品ほど幻覚作用が強いこともわかり、ようやく「マリファナの主たる幻覚成分はTHCである」という結論に達した。

THCは、マリファナ成分の中で幻覚作用が最も強いが、加工や保存などの過程で酸化されるとカンナビノール（CBN）に変化して、作用を失う。

テトラヒドロカンナビノール（THC）
幻覚作用あり

分解（酸化）

カンナビノール（CBN）
幻覚作用なし

他のカンナビノイドのうち、カンナビジオール（CBD）にも幻覚作用が認められるが、THCに比べると弱い。

また、CBDとTHCが共存する場合には、CBDがTHCの作用を抑えるので、CBD含量の多いマリファナ製品ではTHCの幻覚作用が出にくくなる。

それ以外のカンナビノイドにはほとんど幻覚作用が認められていない。

※10
Raphael Mechoulam

※11
Yechiel Gaoni

2 》 大麻草における カンナビノイドの生合成

大麻草は幻覚成分 THC を作っていない

　マリファナの主たる幻覚成分が、THC であることは比較的よく知られているが、「**新鮮な大麻草中に THC はほとんど存在しない**」という事実を知っている人は少ないだろう。一見矛盾していると思えるこの事実は、THC がどのようにして作られるかを理解する重要なポイントなので、改めて解説したい。

　初期のカンナビノイド研究を行ったメコーラムらは、大麻草から採取した葉を乾燥させ長時間経ったものを材料にして調べた結果、幻覚成分である THC を発見したが、九州大学の正山教授らが新鮮な大麻草を用いて分析したところ、THC がほとんど存在しないことが明らかとなった。

　新鮮な大麻草に含まれていたのは、THC ではなく、THC にカルボン酸（-COOH）がついた「テトラヒドロカンナビノール酸[01]」という物質だった。THCA にも幻覚作用はあるが、THC に比べると 100 分の 1 程度の弱い活性しか示さない。ところが、大麻草から葉や花穂を採取した後、乾燥・貯蔵・加工しているうちに、光、熱、空気（酸素）によって化学変化が起こり、THCA から二酸化炭素（CO_2）がとれて[02]、幻覚作用の強い THC がで

※ 01
tetrahydrocannabinolic acid; THCA

※ 02
この過程を「脱炭酸」という。

2　大麻草におけるカンナビノイドの生合成　81

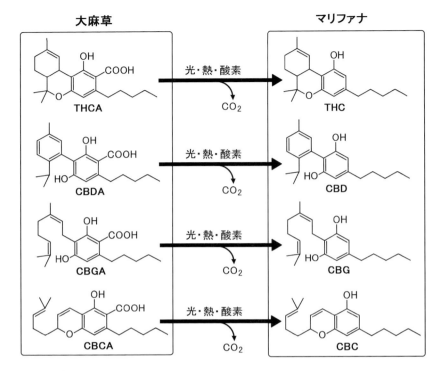

きることがわかった。

　つまり、**生きている大麻草自体には幻覚を生じるような作用はなく、人間が手を加えることによって幻覚成分を作り出していた**のだ。

　「喫煙」は、大麻草を燃やすことによって幻覚成分THCを製造しながら、体に取り込むという行為に他ならない。

　さらに調べると、THCだけでなく、マリファナに見いだされたほとんどのカンナビノイドが、生きた大麻草の中ではカルボン酸体として存在し、人間が加工する過程で脱炭酸されて生じることが明らかとなった。まとめると、上図のようになる。

　大麻草は、「危険な成分を生産する怖い植物」だと思っ

ている人が多いかと思うが、それは大きな誤解で、大麻草そのものは何も悪くない。**幻覚成分THCは、人間が自然に余計な手を加えて作り出した薬物の一種**と捉えるべきものであり、悪いのは私たち人間なのだ。

どうして大麻草だけが
カンナビノイドを作ることができるのか

例えば、ニコチンは、タバコに含まれる成分として有名だが、タバコと同じナス科植物のナス、ピーマン、トマトなどにも微量ながら含まれている。

幻覚作用を有し麻薬に指定されているサイロシンという物質は、マジックマッシュルームと総称される多数のキノコによって作り出される。

これらとは対照的に、**THCの原料となるTHCAを作り出すことができるのは、大麻草以外にない。**

また、植物に含まれる大部分の薬効成分は、前述のように「アルカロイド」と呼ばれ、化学構造中に窒素原子を含むものであるが、カンナビノイドは、アルカロイドではない。

どうやって、大麻草だけが、特有なカンナビノイドを作り出すことができるのか？

有益な医薬品の開発につながる可能性もあることから、その生合成のしくみを解明する研究が進んでいる。

THCを発見したメコーラムは、1970年の『Science誌』の総説で、次ページの図のようにして大麻草体内でTHCAが作られるだろうと提唱した。

2　大麻草におけるカンナビノイドの生合成　　83

つまり、THCA は、カンナビゲロール酸（CBGA）からカンナビジオール酸（CBDA）を経て生合成されると考えた。

　九州大学の正山教授らは、この生合成経路に関わるであろう酵素の実体を解明するため、メキシコ産の大麻草から粗酵素溶液を調整し、これに CBGA を加えて何ができるかを見るという実験を行った。メコーラムの仮説が正しければ CBDA ができるはずだが、CBDA はできずに THCA ができた。

　また、同じ酵素溶液に CBDA を加えても、THCA はできなかった。また、別の研究グループが、CBDA を産生する大麻草の酵素溶液に CBGA を加えると、CBDA が産生されることが確かめられた。

　したがって、メコーラムが考えた仮説のうち、CBGA を出発物質として CBDA や THCA が作られるという点は正しいが、CBDA から THCA が作られるという点は誤りで、THCA と CBDA は CDGA からそれぞれ独立した経路で作られると考えるのが妥当だろう（右の図）。

　大麻草は一属一種の植物とされている（前述）が、産地などによって含まれるカンナビノイドの種類や量がかなり違うことが

84　第 3 章　大麻の基礎知識 ＜PART2＞

知られる。とくにTHCAとCBDAの含有比は、個体によってかなり差があることから、THCAとCBDAは、別々の酵素によって作られることが容易に想像された。

そして、CBGA → THCA、CBGA → CBDAの化学反応を引き起こす酵素が実際に見つかり、それぞれTHCA合成酵素[※03]、CBDA合成酵素[※04]と名付けられた。また、カンナビクロメン酸（CBCA）も、CBGAを前駆体として、CBCA合成酵素によって生合成されることがわかった。

主要なカンナビノイドであるTHCA、CBDA、CBCAがいずれもCBGAを共通の前駆体として生合成されることから、CBGAは重要な中間体といえる。大麻草内でCBGAがどうやってできるかも研究され、ゲラニルピロリン酸とオリベトール酸を原料として、ゲラニル転移酵素の働きで作られることが明らかになっている。

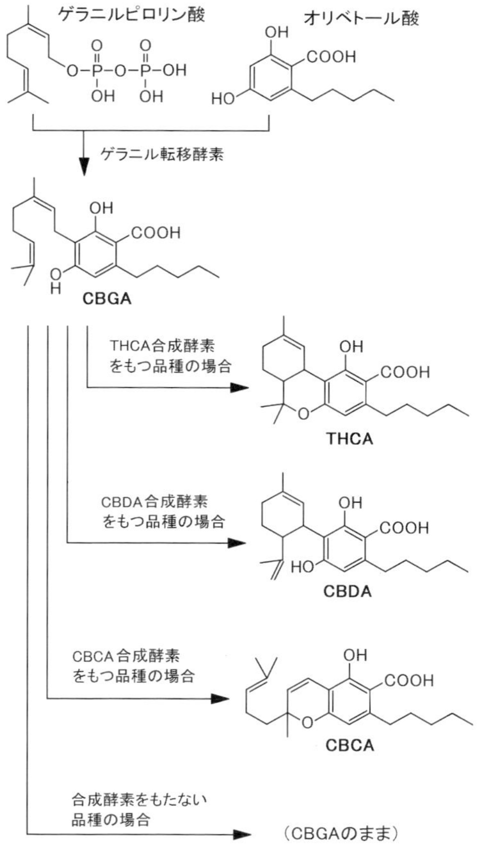

ちなみに、ゲラニルピロリン酸は、バラの花の芳香物質としても知られる「ゲラニオール」に2個のリン酸がついた化合物である。「バラの香り」が、大麻草の体内で、マリファナの原料に化けてしまうと考えると不思議だ。

以上の知見をまとめると、左の図のようになる。

大麻草の品種によってカンナビノイドの含量が異なるのは、生合成に関わる酵素をどれくらい持っている

※ 03
THCA synthase

※ 04
CBDA synthase

かの違いで説明できる。THCA 合成酵素をもつ品種では CBGA から THCA が作られ、CBDA 合成酵素をもつ品種では CBGA から CBDA が作られ、CBCA 合成酵素をもつ品種では CBGA から CBCA が作られ、いずれの酵素ももたない品種では CBGA がそのまま残る。

　そして、先述したように、大麻草内で作られた THCA、CBDA、CBCA、CBGA は、マリファナに加工される過程で光・熱・酸素によって脱炭酸化されて、それぞれ THC、CBD、CBC、CBG になるのだ。

　さらに付け加えると、大部分の大麻草に含まれるカンナビノイドは、フェノール骨格にペンチル側鎖($-C_5H_9$）がついているが、一部の品種の大麻草からはプロピル側鎖（$-C_3H_7$）のカンナビノイドも見つかっている。テトラヒドロカンナビバリン酸（THCVA）、カンナビジバリン酸（CBDVA）、カンナビクロメバリン酸（CBCVA）、カンナビゲロバリン酸（CBGVA）などである。例えば、THCVA は、THC から炭素 2 個分だけ鎖が短くなった物質なので、右の図のように THCA が分解されて THCVA ができるようにも思えるが、大麻草の体内ではこのような反応は起こらない。

　これらプロピル側鎖（C_3）のカンナビノイドの生合成についても研究が行われ、次のページの図のような経路が明らかにされている。

　ペンチル側鎖（C_5）カンナビノイドが共通してオリベトール酸を原料とするのに対して、プロピル側鎖（C_3）カンナビノイドはゲラニルピロリン酸とジバリノール酸を原料とし、まず CBGVA ができる。[05]

テトラヒドロカンナビノール酸
（THCA）

テトラヒドロカンナビバリン酸
（THCVA）

※05
2,4-dihydroxy-6-
butylbenzoate

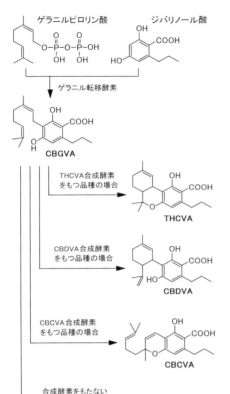

そしてCBGVAから、それぞれ特有の合成酵素によりTHCVA、CBDVA、CBCVAが作られ、合成酵素がない場合はCBGVAのまま残る。そして、先述したように、大麻草内で作られたTHCVA、CBDVA、CBCVA、CBGVAは、マリファナに加工される過程で光・熱・酸素によって脱炭酸化されて、それぞれTHCV、CBDV、CBCV、CBGVになるのだ。

THCAとTHCVA、CBDAとCBDVA、CBCAとCBCVA、CBGAとCBGVAは、互いに炭素2個分だけ側鎖の長さが違う関係にあるが、起源も違えば、作り出す個体も違い、「近くて遠い存在」というわけだ。

成分による大麻草の分類（生理学的分類）

前章で解説したように、主に法制上の都合で「大麻草は一属一種」とされているものの、近年の遺伝子解析に基づくと、生物学的には「一属多種説」のほうが優勢だ。

加えて、ここで紹介したカンナビノイドの生合成研究は、植物の個体によって産生するカンナビノイドの種類が大きく異なり、それが合成酵素の違いによるものであることを明確に示した。

たとえるなら、同じ見かけの日本人でも、ALDHという酵素をもつか、もたないかによって、お酒が飲める

タイプと飲めないタイプに明確に分けることができるのと同じである。形態に大きな差異は見られなくても、体の組織や機能の違いが異なることを「生理種を異にする」という。カンナビノイドの生合成に関して、大麻草は、次の4つの生理的亜種にわけられるだろう。

1）THCA を主カンナビノイドとして産生する THCA 種
2）CBDA を主カンナビノイドとして産生する CBDA 種
3）THCVA を主カンナビノイドとして産生する THCVA 種
4）CBDVA を主カンナビノイドとして産生する CBDVA 種

　なお、CBCA は、THCA 種および CBDA 種いずれの大麻草にも含まれるので、CBCA 種という分類はされない。また、プロピル側鎖のカンナビノイドを産生する3）、4）の種は、九州大学の西岡五夫教授（当時）が 1972 年にタイ国の薬用植物調査隊に加わったときにチェンマイ県のメオ部落で見つけたもので、その後中国南西部からヒマラヤ山系に分布することがわかっているものの、珍しいので、割愛したい。
　THCA 種は THCA 合成酵素を発現しているので THCA を含む一方、CBDA 種は同酵素を発現していないので THCA を含まない。マリファナとして効果を発揮するのは、THCA 種から製したものであり、CBDA 種に効果はない。
　また、日本古来から繊維を作るのに栽培されていた大麻草は、CBDA 種であったと推定されている。
　よって、THCA 種は「薬用型大麻草」、CBDA 種は「繊維型大麻草」に相当する。

九州大学の西岡教授は、世界各地の大麻草に含まれるカンナビノイドの組成や史実に基づいて、THCA種とCBDA種がどのように世界に広がっていったかについても研究している。

　大麻草の原産地は、種を問わず、中央アジアと考えられているが、一部が中央アジアからアルタイ地方へ、さらにアラビアに伝播、サラセン文化、そしてイスラムのインド侵攻、北アフリカ西進に伴って移動するうちに、THCA種となったのではないかと推定されている。

　これらの地域では、大麻草を薬用とみなし、喫煙の風習も生まれたに違いない。イベリア半島を経てスペインに伝わり、スペインが大西洋を渡ってメキシコを開拓したことで、スペイン・メキシコ語の「マリファナ」という言葉も誕生した。

　一方、CBDA種は、原産地中央アジアから、北半球温帯、亜寒帯に広まったと推定される。ヨーロッパ、北米大陸北部、日本や中国などの東アジアに分布する大麻草は、すべてCBDA種であり、これらの地域では、大麻

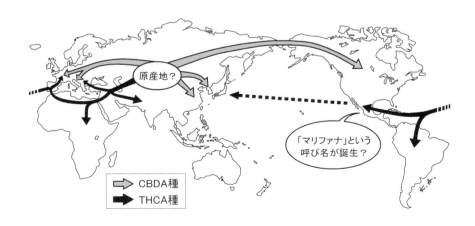

2　大麻草におけるカンナビノイドの生合成　89

草を薬用とする風習はなかったと考えられる。

　また、大麻草を栽培していると、茎が赤紫色になったものが出現する[06]が、これは繊維質が悪いので、日本の農家は間引いていたらしい。

　後に調査してわかったことだが、この"変わり者"はTHCA含有量が高いもので、それを偶然にも間引いていたために、交雑が進まず、CBDA種＝繊維型大麻草が比較的うまく保存されていたようである。

　ところが、近代になって、物流が発達すると、ある程度世界の地域別に棲み分けられていたTHCA種とCBDA種が、混ざるようになってきた。

　しかも、大麻草において、THCAを生成するという形質（＝THCA合成酵素をもつこと）は、極めて優性であり、CBDA種とTHCA種の大麻草が交配すると、その子は100％THCAを産生するようになる。

　つまり、自然な交雑が繰り返されると、どんどんTHCA種が増えて、CBDA種は減ってしまうことがわかっている。

　日本には、主にメキシコからTHCA種が入ってきた。また、最近では、人為的にTHCAを多く産生するように品種改良された大麻草の種子を販売する業者が存在し、大麻草を栽培するキットまで出回っている。

　このまま違法な大麻草の輸入や栽培が続けば、日本におけるCBDA種[07]はいつか絶滅してしまうかもしれない。

　このため、わが国では産業用に大麻草を栽培する伝統を守ろうと、CBDA種を保存する活動が行われてきた。

　前述の九州大学・西岡教授の研究室では、佐賀県の

[06]
通称「むらさきっちょ」と呼ばれる。

[07]
繊維型大麻草

農家で栽培されていた大麻草のカンナビノイド含量を詳細に解析するうち、THCA を全く含まず CBDA を主カンナビノイドとする個体（100 株中わずか 5 株）を偶然発見し、それを THCA 種との交雑が進まないように「完全隔離栽培」を進めた結果、試験栽培ができる程度の個体数を確保することに成功した。

さらに、この CBDA 種が繊維作物として役立つかを評価してもらうため、栃木県農業試験場との共同研究が開始された。さまざまな努力の末、もともと栃木県で栽培されていた「白木」という良質の大麻草品種と、佐賀県で発見された THC ゼロの CBDA 種の交配により、新しい改良品種「トチギシロ」が誕生した。

トチギシロは、1983（昭和 58）年に繊維型大麻草として品種登録され、主にしめ縄など神事用の繊維を得るために栃木県内で栽培されている。トチギシロは栃木県外へ持ち出すことが禁じられており、また栃木県内の大麻草の交雑状況を調査しながら、繊維型としての品質が保持されている。

「前書き」で触れたように、2016 年 10 月、鳥取県で大麻栽培者の許可を得て大麻草栽培による「町おこし」に取り組んでいた男たちが、マリファナの所持で逮捕されたが、彼らが産業用大麻草として栽培していたのは、トチギシロであった。

自分たちが吸引するために所持していたのは、THCA 種であった。鳥取では 60 年くらい前まで大麻草栽培が行われており、当初は「産業復活」と歓迎する向きもあったが、裏切られた形となった鳥取県では、大麻草

栽培を全面禁止する方針を打ち出し、2016年12月19日に、産業用も含めた大麻草の栽培を一切禁止する「改正薬物乱用防止条例」を成立させた。その余波もあり、2017年1月には、三重県の神社関係者らが申請していた大麻草栽培免許が不許可とされた。

　なお、形態的な特徴による大麻草の分類（サティバ種、インディカ種など）と成分による分類（THCA種、CBDA種）は、直接関係がない。

　自然環境下では、もともとインディカ種は、熱帯地方の限られた地域でしか生育せず、THCAとCBDAを同程度産生する。一方、サティバ種は、赤道から極北までひろく生育し、熱帯ではTHCAの割合が高く、緯度30度付近で同程度になり、北になるほどTHCAが少なくなってCBDAの割合が増える傾向がある。THCAとCBDAの構成比は、地域によって異なることを示している。

「大麻には麻薬成分が入っている」は正しい？

　前章で、「マリファナは麻薬か」について解説したが、それとは別に、「大麻には麻薬成分が入っている」と説明されることがある。これまた、難題である。

　要は、「大麻」と「麻薬」という2つの言葉が何を意味するかによって、正しくもあり、誤りでもあり、解釈の仕方次第ということだ。

　ここまで、解説してきた基礎知識をおさらいしながら、考えてみよう。

まず、「大麻」を「大麻草」とするならば、大麻草に含まれるのは THCA などのカルボン酸体であり、この成分は、薬理作用からみた「痲薬」でもないし、法律上も「麻薬」には指定されていない。「魔薬」というイメージがあてはまるようなものでもない。よって、「大麻草には麻薬成分が入っている」というのは、正しくない。

　次に、「大麻」を「マリファナ」とするならば、マリファナには幻覚成分の THC が入っている。後ほど詳しく述べるが、THC には脳神経の働きを抑制する作用があるものの、アヘン類とは作用機序が異なるので、薬理作用からみた「痲薬」とは言い難い。しかし、THC は「麻薬及び向精神薬取締法」における麻薬リストに加えられているので、法律上の「麻薬」に相当する。よって、「**マリファナには、法律上麻薬に指定されている（THC という）成分が入っている**」というのは、正しいのだ。

　何度も申し上げているように、大麻の是非をめぐる議論に混乱をもたらしている一つの要因が、用語の使い方である。
　そもそも「大麻には麻薬成分が入っている」という表現は、新聞やテレビニュースでよく使われるが、はっきりいって、意味がわからない。単に「大麻は悪いもの」と言いたければ、ずばりそういったほうがましだ。
　今後、報道関係者には、自分たちがどういう意味で、「大麻」、「麻薬」という言葉を使っているのかを意識し、誤解を招かないような、正確な言い方を心がけでほしいと切に願う。

　　　　　　　　　　　2　大麻草におけるカンナビノイドの生合成　　**93**

なお、THC は、法律上麻薬に指定されている物質であるが、その取り扱いには少々ややこしい部分があるので、補足しておきたい。

　「大麻取締法」では、大麻草およびその製品を規制対象としているので、大麻草から精製して得た THC は、「大麻取締法」の対象となる。法律上の麻薬には該当しないが、現法では医療目的の施用が全面的に禁止される。

　一方、THC は、純粋に化学合成することも可能で、その製品は、麻薬として「麻薬及び向精神薬取締法」の対象となる。麻薬は、厳しく規制されているが、その目的は医薬品として適正な使用を確保するためでもある。

　麻薬としての THC は、必ずしも医薬品としての使用を全面禁止されておらず、臨床試験などを通して有効性と安全性が証明され、販売が正式に認可されれば、現法でも医薬に貢献する道は残されている。

3 >> 大麻草における カンナビノイドの分布

大麻草体内にはカンナビノイドが 多いところと少ないところがある

　大麻取締法では、大麻草の成熟した茎と種子（実際には果実）を規制対象から除外している。

　その理由は、これらをマリファナとして喫煙しても、幻覚などの精神作用は生じないとされているからだ。

　薬用のマリファナを作るためには、大麻草の葉や花穂が利用される。つまり、同じ大麻草体内でも、部位によって含まれている成分が違うのだ。

　具体的には、幻覚物質 THC のもとになる THCA は、花穂や葉に多く含まれるが、茎や種子（果実）には少ない。

　また、同じ葉でも場所による違いや、雄株と雌株の違いなども研究され、大麻草内で THCA 濃度が高い順に並べると次のようにいわれている。

　　1－雌花
　　2－雄花
　　3－主茎や枝の成長点
　　4－葉
　　5－葉柄（葉と茎を接続している部分）
　　6－茎
　　7－種、根

全体的に、大麻草体内の THCA 濃度は、上部ほど高く、下部ほど低い。開花する前は、主茎や枝の成長点が最も THCA 濃度が高い。

　葉における THCA 濃度は、先端の小さい葉で高く、植物中部の枝についた葉、主茎の大きな葉、の順に、濃度は低くなる。茎における分布も、葉と同じ順序で、小枝ほど THCA 濃度が高く、直径 2 mm 以上の茎になるとほんのわずかしか含まれていない。

　大麻取締法で規制対象から除外している「茎」は、繊維が十分にとれる比較的太い部分を想定しており、ここの THCA 濃度は低いが、樹脂加工（濃縮）すれば THCA 濃度が高くなるので、茎から製した樹脂は規制対象とされている。

　開花した場合には、花が最も THCA 濃度の高い部位となる。しかも、雄花よりも雌花に多くの THCA が含まれている。

　その上、雌花中の THCA 濃度は、開花日数が経つにつれ増えていき、受粉して結実すると増えなくなるので、受粉する前の雌花を採取すれば THCA 濃度が最高値になるといわれている。不正な大麻草栽培者の間では、開花した雄株を集団から除くことによって、わざと雌花が受粉できないようにして、雌花の開花期間を大幅に延ばし、THCA 含有率の高いマリファナを得るという手法が知られている。

　花の中で、THCA 濃度が最も高い部分は「苞葉」である。苞葉は、雌花が結実した後も残り、実（種）を包み守

る役割を果たす。普通、実（種）を喫煙しても精神効果はないが、もし精神に変容をきたすことがあれば、実を包む「苞葉」を一緒に採取してしまったことが考えられる。

ちなみに、苞葉は、花または葉とみなされるため、苞葉がついた実（種）を所持していると、麻薬取締法違反に該当する。

薬用に、できるだけ高濃度のTHCAを含む原料が欲しければ、小さな苞葉だけを一つ一つ集めるのも一手だが、かなり大変だ。しかも、苞葉にはたくさんの樹脂（この中にTHCAがある）が含まれていて、手で触ると樹脂が外に出てきてベタベタになる。雌花の近くにある小葉や支えている細い茎にも高濃度のTHCAが含まれているので、苞葉に直接触れることなく、雌花の少し下あたりからごっそり、新芽をつむような感じで採るのが現実的な方法だろう。

根には、THCAがほとんどなく、喫煙しても何の精神効果も生じないので、大麻取締法では根を対象から除外してもよいのだが、実際はそう定められてない。それは、繊維や食用などでも利用価値がないので、特段の配慮がいらないと考えられたからだ。しかし、大麻取締法の通りに解釈すると、何の役にも立たない大麻草の根を所持していても、違法になるということだ。

どうしてこんなに、大麻草体内の部位によってTHCA濃度が違うのだろうか？

大麻草のどこにTHCAがあるか、さらに細かく調べると、「腺毛[08]」と呼ばれる部分に局在することが明らか

※08
glandular trichome

3　大麻草におけるカンナビノイドの分布　　**97**

となった。一般に、腺毛とは、植物の表皮に生じる毛のような突起物で、特殊な液体を分泌する。

実際に、大麻草の雌花の苞葉をルーペなどで観察すると、表皮からタワーのような突起物（最も成長すると長さ0.15〜0.5 mm）が生え、その先端に大きめのボールのような構造体（「球頭」という）がついている。この頭部は腺細胞（分泌細胞）で形成されていて、はじめは空（空胞、cavity）になっているが、腺細胞が分泌を開始すると樹液で満たされる。

また、THCAを作るのに必要なTHCA合成酵素の分布を調べたところ、やはり腺毛だけに限局して存在していることが明らかになった。[7] 腺毛の分泌細胞がTHCA合成酵素を空胞中に分泌すると、空胞中で化学反応が進行して、THCAが作られる。THCAはそのまま腺毛内に蓄えられ、体内の他の部分にまわることはない。

とくに雌花の苞葉にTHCAがたくさん存在するのは、腺毛がたくさんついているからだ。雄花や、先端部の葉や茎にも腺毛がついていて、THCAが存在する。一方、種や根には腺毛がないので、THCAもないというわけだ。

大麻草は何のためにカンナビノイドを作っているのか

私たちの体内では、ホルモンとか神経伝達物質と総称される多数の物質が作られ、体を守ったり、正常な働きを保つ役割を果たしている。

それと同じように、大麻草も何か理由があって、カンナビノイドを作っているに違いない。もちろ

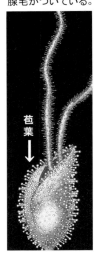

大麻草の雌花（特に苞葉）には多くの腺毛がついている。

苞葉↓

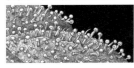

若い葉の表皮にも腺毛がある。拡大鏡で見ると、まるで"キノコ畑"のようだ。

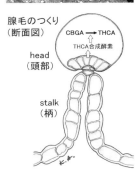

腺毛のつくり（断面図）

CBGA → THCA
THCA合成酵素

head（頭部）

stalk（柄）

ん大麻草が作ろうと思って作っていないだろうが、結果的に作ったものが何らかの役に立ち、そのおかげで大麻草がこの地球上で生き延びてこられたはずだ。大麻草がカンナビノイドを産生する利点について、考えてみたい。

　第一に、私たち人間が、大麻草を特別な植物とみなすようになった理由の一つは、カンナビノイドが薬効をもつからだ。乱用問題がアダとなって、野生の大麻草は見つかると除去される運命にあるが、逆に必要な時には人間の手で大切に育てられることもあり、種が絶えることはないだろう。
　私たち人間に注目されることによって生存競争で有利な立場になったという点では、「種なしバナナ」（巻末の詳細解説 P376 参照）と似ているかもしれない。

　第二に、カンナビノイドは、人間以外の動物に対しても、身体的あるいは精神的影響がある。大麻草を食する動物の多くが、カンナビノイドの作用を嫌っていると思われる。
　例えば、麻の実が鳥の餌に使われるように、多くの鳥類は大麻草の実を好んで食べるが、苞葉がついた未熟なものは食べたがらない。雄花では、おしべ先端の葯に腺毛がついているため、花粉が昆虫などに食べられにくくなっている。カンナビノイドは、繁殖を阻止されないための「毒」として役立っている可能性がある。

　第三に、カンナビノイドには、抗菌活性があることが古くから知られている。どの細菌やカビに有効かは化合物ごとに異なるものの、THCA だけでなく他の数多く

3　大麻草におけるカンナビノイドの分布　　99

のカンナビノイドにも効果がある[8][9]ので、精神作用など
とは無関係の作用によるものと思われる。カンナビノ
イドの抗菌作用を医療に役立てようという研究もある
が、大麻草においては、細菌やカビから体を守るしく
みとして役立っている可能性がある。

　第四に、カンナビノイドそのものの作用ではないが、
生合成のプロセスが生体防御に役立っている可能性も
ある。THCA合成酵素は、CBGAを酸化してTHCAを作
るときに、同時に「過酸化水素」を発生させる。過酸
化水素には細胞毒性があるので、外敵から身を守るの
に役立つと思われる。
　ただし、過酸化水素が発生することは、大麻草自身
にとっても害になる。腺毛の腺細胞が、細胞内でTHCA
合成反応を行わず、THCA合成酵素を空胞中に放出して、
空胞内で反応を進行させているのは、自分自身に害が
及びにくくするための工夫ではないだろうか。

　ここまでは、すべて生体防御だが、もう一つ別の観
点からの役割も考えられている。
　植物が成長するためには、必要な器官を作るだけで
なく不要な器官を取り除かなければならない。
　2007年九州大学薬学部の研究グループは、大麻草の
葉に細胞死を引き起こす因子として内在性のTHCAと
CBCAが機能していることを発見した[10]。THCAやCBCA
から成る樹脂を含む分泌腺は、葉の裏側に見られ、大
麻草の下部で細胞死を起こしている葉では、カンナビ
ノイド樹脂が葉の組織内部に分泌されていた。葉に分
布するTHCAやCBCAは、不要になった古い葉を落と

100　　第3章　大麻の基礎知識 ＜PART2＞

す役割を果たしている可能性があり、植物ホルモンの1種なのかもしれない。

　さまざまな可能性が考えられているものの、大麻草体内におけるカンナビノイドの役割は、まだまだ十分にわかっていないのが現状だ。そもそも、THCAのような構造をした成分は、他の植物には見当たらない。どうして大麻草だけが作るのか、謎のままである。薬物乱用問題の解決につながるわけではないが、純粋な科学的興味から、今後の大麻草の研究にも期待したい。

102　第 3 章　大麻の基礎知識＜PART2＞

第 **4** 章

大麻の基礎知識

PART **3**

主に薬理、
ヒトへの影響

1 >> マリファナがヒトの体へ及ぼす影響

急性効果

　薬物としての大麻、すなわちマリファナは、「乱用の危険性があり個人あるいは社会に悪影響を及ぼす可能性のある薬物」の一つとして、法律で厳しく規制されている。

　マリファナを乱用する人の多くが、「喫煙」という方法で摂取する。燃やした煙の中には多くの成分が含まれていて、吸引するとそれらが肺胞上皮細胞の膜を素通りし、肺胞をとりまいている肺血管の中の血液に速やかに入り込む。血液は全身を巡っているから、マリファナの成分は、心臓や胃腸、目や耳、筋肉など全身の臓器や器官に到達し、もちろん脳にも分布し、作用する。

　マリファナの摂取が身体や精神に及ぼす影響としては、次ページの表に示すようなものが報告されている。
　近年、マリファナの医療用途が研究されているが、それらについては後ほど触れることとして、ここではとくに病気を患っていない人が、嗜好目的などで使用した場合に限っての話を進める。

　また、一般に、薬物の効果には、一回の使用で速やかに現れるもの（急性効果）と、繰り返し使用を続ける

	急性効果 （1回の使用で速やかに現れる）	慢性効果 （繰り返し使用を続けることで現れる）
身体的影響	• 目が充血する • 血圧が下がる • 動悸（心拍数の増加） • 頻尿 • 口や喉が渇く • めまい • 食欲の亢進 　（異常な空腹感、甘味の要求）	• 喉頭炎、慢性気管支炎 • 肺ガンのリスク上昇？ • 男性ホルモン、女性ホルモンの 　分泌異常 →精子数の減少、月経異常、不妊？ • 白血球減少に伴う免疫力の低下？ • 心臓病のリスク上昇？
精神的影響	• 酩酊感、鎮静、鎮痛 • 情緒不安定 　（イライラする、不安になる） • 感覚の異常（錯覚、幻覚） • 体が重く感じる、うまく動かせない 　（協調運動の障害） • 意欲、集中力、判断・思考力の低下 • 記憶力の低下 • 時間的・空間的認知力の低下	• 無動機症候群？ • 精神運動興奮、攻撃性？？ • 人格の変容、幻覚・妄想などを 　含む精神障害 →「大麻精神病」？ • 知的障害？ • 依存性（主に精神的依存）

ことで現れるもの（慢性効果）があり、両者は、成り立ちが違う。まずは、急性効果から解説したい。

　1回だけマリファナを摂取しただけでも、比較的速やかに現れる身体の変化（急性の身体的影響）は、ほぼ誰でも共通して起こる。

　「目の充血」、「血圧低下」、「心臓の動悸」は、マリファナに含まれる成分が血管拡張作用を示すために起こると考えられる。

　目の白目部分（強膜）を覆う結膜には毛細血管が多数あり、血管が収縮しているときは血流が少なくわからないが、マリファナによって血管が拡張すると、そ

の中を流れる赤い血液の色が目立つようになり、白目の部分が全体に赤っぽくなった状態、つまり「充血」になる。

また、水道のホースの内径が狭いほど、中を流れる水圧が高くなるのと同じ原理で、マリファナによって全身の血管が拡張すると、血液が血管壁を押す力、つまり「血圧」は下がる。

さらに、私たちの体にはもともと血圧をできるだけ一定に保とうとするしくみが備わっており、急に血圧が下がると、血圧を元に戻す（血圧を上げる）ために心臓を速く動かそうとする。例えば、献血のために大量に血液をぬかれると、急に心臓がドキドキし始めることがあるが、こうした現象を「反射性頻脈」という。

マリファナによって心臓の動悸が起こるのも、血圧低下に伴う反射性頻脈と考えられる。

マリファナの血管拡張作用は、腎臓の血流量の増加ももたらし、結果として頻尿（頻繁にトイレに行きたくなる）が起きる。排尿が増えることで体内の水分が減ると、口や喉が渇きやすくなる。めまいは、低血圧に加え、平衡感覚の障害によって起こると考えられている。

マリファナを摂取すると、食欲が増す。好ましい作用に思えるかもしれないが、決してそうではない。

マリファナによってもたらされる食欲増進は、満腹の時でも起こり、とくにお菓子のような甘い物が欲しくなるので、健常人にとっては好ましくない作用と考えるべきである。

最近の研究では、マリファナの成分が、食欲をコントロールする脳の「視床下部」というところに作用して、

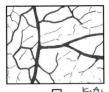

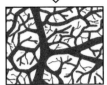

血管が拡張すると
血液の赤色が透けて見える。
＝「充血」

本来満腹になったら食べるのをやめるようにブレーキ
をかける神経の働きを逆転させ、空腹感をあおること
が明らかにされている[★11]。

マリファナがもたらす異常な食欲は、英語では「マ
ンチ[※01]」という言葉で表現される。

また、マリファナの成分は、脳に抑制的にも興奮的
にも作用し、精神や脳の高次機能にさまざまな影響を
及ぼす。マリファナの種類や使用量などによって、現
れ方は幾分変わる。

マリファナの成分には、脳の神経を抑制する作用が
あるので、お酒を飲んだときに頭がボーッとするのと
似た感覚、つまり陶酔感をもたらす。この抑制作用は、
鎮静[※02]や鎮痛[※03]にもつながる。しかし、その一方で、情緒が
不安定になり、イライラや不安が増すこともある。少
しのことでも敏感に反応して暴力的になることもある。

感覚にも変化が現れ、色や音などに敏感になる（万
華鏡で見えるような像が目の前に広がるという人もい
る）。

マリファナが生じる感覚の異常が、「幻覚」かどうか
が議論されることもあるが、それは「幻覚」をどう定
義するかによる。

一般には、外界から入力された情報を間違えて知覚
した場合は「錯覚」、外界からの入力がないのに内的に
わき起こった情報を外界に存在するものとして知覚し
た場合が「幻覚」とされる。

しかし、薬物乱用によって起こる感覚の異常には、
錯覚と幻覚が混在しており、使用者の訴えだけで区別

※ 01
munchies：とくに甘い物・
菓子をむしゃむしゃ食べた
いという「渇望」を意味す
る。

※ 02
高ぶった気分が静まり落ち
着くこと。

※ 03
痛みの感覚がやわらぐこ
と。

1 マリファナがヒトの体へ及ぼす影響　　**107**

することは困難である。

　いずれにせよ、感覚の異常は、マリファナ使用者が「ハイになる」と表現する、作用の一面と考えられる。

　また、マリファナ使用者が「リラックスできる」「体がソファに深く沈む感じがする」と表現することがあるが、これは陶酔感に加えて、意欲や運動機能の低下も関係していると考えられる。

　本来「リラックス」とは、緊張や不安がなく、次の行動への準備ができていて待ち受けている心の状態をさすが、マリファナ使用時には、やる気が失われ、無気力状態に陥り、しかも体をうまく動かすことができなくなり「寝たきり」に近い状態になっているだけである。マリファナがリラックスをもたらすというのは、誤った解釈である。

　マリファナ吸煙後に、記憶力をみるテストを実施すると、成績が低下するという多くの研究結果が報告されている。[12] 純粋な意味での記憶力だけでなく、集中力や思考・判断力の低下も認められる。認知力が低下して、時間や場所が分からなくなることもある。マリファナを使用して自動車を運転するのは非常に危険である。

慢性効果

· ·

　マリファナの急性効果は、1回摂取したとき、数分のうちに現れ、30分以内にピークを迎え、だいたい数時間後には消えていく。

　しかし、マリファナの使用が1回で終わることはほ

とんどない。乱用者は繰り返し使用する。連用によって起こる身体的ならびに精神的影響（慢性効果）は、急性効果とは別ものとして、分けて考えなければならない。

マリファナの長期使用による身体的影響として、まずあげられるのが、呼吸器系への悪影響である。

マリファナは、喫煙による摂取が一般的であり、そもそも喫煙は肺に有害である。マリファナに限らず、物を燃やしたときには有害物質が発生するので、それを吸い込むと、気道（喉、気管支など）や肺にはよくないことくらいは誰にでもわかるだろう。

しかも、知らないで煙を吸い込むとは違って、「積極的に体に取り込もう」とマリファナを吸っている場合、煙を長く深く吸い込むから、より多くの有害物質に触れるとになり、咽頭炎や気管支炎が起こりやすくなる。

※04
熱分解されて発生する黒褐色の油状液体、いわゆる「ヤニ」。

※05
正式にはベンゾ [a] ピレン。

また、マリファナのタール[※04]には、強い発がん性のあるベンゾピレン[※05]という物質が、タバコのタールよりも70％多く含まれているというデータがある。[★13]

マリファナの煙に含まれる成分が、ヒト細胞の遺伝子を損傷するという報告もある。[★14]マリファナ吸煙の有害性によって、肺がんのリスクが高まる可能性が高い。[★12★15]

※06
卵胞刺激ホルモン：FSH、黄体形成ホルモン：LH、プロラクチン。

男性と女性がそれぞれもつ、特有の生殖機能は、脳下垂体から分泌されるホルモン[※06]によって調節されている。マリファナには、FSH、LH、プロラクチンの分泌を抑制する作用があり、長期使用によって男性ホルモンならびに女性ホルモンの分泌低下が続けば、男性に

おける精子数の減少や女性における月経異常を引き起こして、不妊の原因となると考えられている。[★12★16]

　また、女性が妊娠中にマリファナを使用した場合には、２つの懸念がある。

　一つは、流産のリスクが高まることである。マリファナによってもたらされるホルモン分泌異常が、妊娠の維持を妨げるためと考えられる。

　もう一つには、マリファナの成分は、脂溶性が高く、胎盤を容易に通過して胎児に移行するので、母がマリファナを吸うと、お腹の赤ちゃんも同時にマリファナに曝されることになる。

　催奇形性[※07]や胎児毒性[※08]に関する研究データは十分ではないが、赤ちゃんの成長を妨げる可能性が指摘されている。

　マリファナを長期使用すると、免疫力が低下するという指摘もある。[★12]細菌やウイルスなどの病原体から私たちの体を守る「免疫」のしくみにおいて、中心的役割を果たすのは、白血球である。

　マリファナに含まれる成分には、白血球の１種である、Ｔリンパ球[※09]の働きを低下させる作用があると報告されている。[★17★18]免疫力が低下すると、感染症にかかりやすくなったり、がんの発生率が高くなる恐れがある。

　マリファナの長期使用によって、心臓病のリスクが上昇するという指摘もあるが、明確な関連性を示した研究データは少ないのが現状である。[★19]

　マリファナの長期使用が脳の構造や機能に変化をもたらす危険性を指摘したさまざまな研究結果が報告され

※ 07
奇形を引き起こす作用。

※ 08
胎児の発育や機能に対する悪い作用。

※ 09
骨髄の幹細胞に由来し、胸腺 Thymus で分化する免疫担当細胞。

ているものの、見解は必ずしも一致していない。

　また、その変化には、男性と女性で差があり、また性周期に伴うホルモンレベルの違いによっても影響されることが示されている。[20]

　マリファナには精神毒性[10]があると指摘されており、長期使用した場合に見られる、具体的な精神的影響については、次のように、さまざまなことがいわれている。

- 毎日ゴロゴロして何もやる気のない状態から脱することができなくなる。
- ちょっとしたことでも刺激されやすく、すぐに怒ったり、興奮しやすくなる。
- 幻覚や妄想が現れる。
- 知的機能が低下する。
- 社会に適応できなくなる。

　ただし、これらの変化は、マリファナを使用するたびに現れる急性効果の積み重ねか、それとも繰り返し使用するうちに脳や体に不可逆的な変化が起きた結果なのかは、明確ではない。

　例えば、意欲が著しく低下した状態は、「無気力症候群」[11]とも呼ばれるが、マリファナは1回の使用でも精神抑制作用を示すから、それが続いた結果とみなすこともできる。

　また、マリファナ常用者に見られる症状を記述するだけでは、それが本当にマリファナの作用によるものとは限らない。

※10
薬物が精神機能に及ぼす悪影響。

※11
英語では
「Apathy Syndrome」という。

1　マリファナがヒトの体へ及ぼす影響　　111

そもそも、マリファナを意図的に使用しようとする人の精神状態は、マリファナを嫌う人とは違うに違いない。マリファナ常用者は、もともと精神障害をきたしやすいだけかもしれない。マリファナの長期使用と精神障害の関係を実証したいなら、もともと精神的に問題がない正常な人に、マリファナを長期間繰り返し吸引してもらう実験を行い、どのような変化が起こるかを客観的に解析する必要がある。しかし、少しでも有害性の疑われる薬物を使ってそんな実験をやることは、人道的に許されないから、もちろん行うことができず、明確な結論が得られていないのが現状である。

マリファナ使用中に起こる症状と、摂取を中断したときに見られる症状が、混在している可能性もある。

なお、マリファナ常用者に見られる精神障害を総称して、「大麻精神病」という用語が用いられることがあるが、これは医学的に認められた正式な疾患名ではない。

米国精神医学会が作成し、国際的に広く用いられている精神疾患・精神障害の分類マニュアルとして、DSM[12]があるが、最新の第5版[13]では、「大麻関連障害」[14]という分類が設けられている。

マリファナの作用は一定ではない

前述したマリファナ使用時の症状のうち、1回だけ使用したときに見られる身体的影響（急性効果）は、ほとんどの人に認められるし、一部の人に協力してもらって行った実験で再現されるので、マリファナの作用と考えて間違いないだろう。

※12
Diagnostic and Statistical Manual of Mental Disorders ；「精神疾患の診断・統計マニュアル」。

※13
2013年改訂；DSM-5

※14
Cannabis-related disorder

しかし、マリファナの精神的影響、とくに長期使用が精神や知的機能にもらたす影響については、出典によって記述がまちまちである。

「公益財団法人麻薬・覚せい剤乱用防止センター」のホームページの薬物データベース[15]を参照すると、マリファナがいかに精神異常を引き起こすかが、これでもかと説明されている。

その一方で、自分でマリファナを使用したことがあるという人が「たいしたことは起きない」「幻覚は起きない」「ちょっとぼーっとするだけ」「タバコや酒よりも安全」などと語った本やホームページも散見される。

一体どちらが本当なのか、白黒つけたいところだが、実はどちらも正しいとみなすべきだろう。

なぜなら、マリファナに限らず、そもそも薬の作用や効果は、「必ずこうなる」と決まっているわけではないからだ。さまざまな要因で、いくらでも変化し得るということを、知っておいていただきたい。

薬の効果に影響する第一の要因は、用量である。薬は一般に、用いる量を増すにつれ、効果は強く現れる。

「○○という薬物は△△の効果を示す」と説明するときは、暗黙の了解で、効果が現れる標準的な薬量（＝有効量）を用いたときの話である。

もし、有効量を下回るごく微量しか使用しなければ、何も効果は現れない。過剰量を使用すると、想定外の効果が現れ、致命的になることもある。

また、薬によっては、用量が変わると、全く逆の効果を現すものもある。例えば、タバコに含まれるニコチンという成分は、少量だと血圧上昇、縮瞳、腸管収縮、

※15
http://www.dapc.or.jp/
data/taima/

胃液分泌促進、アドレナリン分泌増加などを生じるとともに、脳を興奮させて振戦や呼吸興奮を起こすが、多量だと全く逆で、血圧下降、散瞳、呼吸抑制などを起こす。

マリファナも、用量によっては、効果が出たり出なかったり、違う効果が現れることもあるのだ。

しかも、マリファナは、大麻草の葉や花穂を採って加工・製造されるものだから、大麻草の品種や育ち方、採取・加工の仕方などによって、品質はかなりばらつく。

同じ量を使ったつもりでも、そこに含まれている成分量は同じにはならないので、用量と作用の関係は、ほとんど決まっていないといってもよい。

第二に、用いる人の年齢や性別などでも違う。

例えば、お酒に含まれるアルコール（エタノール）には、中枢神経を抑制する作用があり、子どもや高齢者ではその効果が現れやすい。中枢神経が強く抑制されると、昏睡状態に陥ることもある。未成年の飲酒が禁止されている理由の一つである。また、妊婦の場合は、当人だけでなく、お腹の赤ちゃんに対する影響も考えなければならない。マリファナの場合も、中枢神経を抑制する成分が含まれているので、未成年に対しては作用が強く出る可能性がある。

また、前述したように、マリファナを妊婦が使用した場合、マリファナの成分が胎盤を通過して赤ちゃんへ移行することがわかっている。

結果的に、生まれた赤ちゃんが正常に見えたとしても、「平気だった」と考えるのは自分勝手だ。

赤ちゃん本人に断りもなく、赤ちゃんをマリファナ成分にさらしてしまうという行為は、母親失格といって

も過言ではない。

第三に、用いる人の体調（病的状態）によっても、薬の効果は異なってくる。

例えば、かぜの諸症状を緩和するといわれる総合感冒薬には、解熱成分が入っている。この解熱薬は、インフルエンザなどの感染症によって高熱になっているときは、その体温を下げる効果を発揮するが、平熱の人が飲んでも、体温は下がらない。[16]

また、肝臓が悪い人の場合、多くの薬の効果が強く現れすぎたり、逆に効果が出ないことがある。腎臓が[17]悪い人の場合、本来なら速やかに排泄される薬が、うまく排泄できずに長く体内に残ってしまい、副作用に苦しめられることがある。

第四に、遺伝的背景によって、同じ薬でも効く人と、効かない人がいる。

例えば、アヘンから発見され、現在では咳止めとして用いられているコデインという薬は、痛み止めの効果も持っている。コデインが体内に入り、肝臓で特定の酵素の働きによって、コデインがモルヒネに変換さ[18]れ、痛みを抑えると考えられている。

よって、その酵素が正常に働いている人では効果があるが、働きが悪い人では効果が出ない。

同じように、遺伝的な肝臓の働きの違いで効果が違ってくる例として、お酒がある。お酒を飲んで体内に入ったアルコールは、肝臓に存在するアルコール脱水素酵[19]素とアセトアルデヒド脱水素酵素の働きで、[20]

「アルコール（エタノール）→アセトアルデヒド→酢

※16
多くの解熱剤は、感染に応答して高熱を生じる炎症物質の産生を抑えるため。

※17
肝臓には代謝作用、つまり物質を変化させる働きがあるので、薬が肝臓によって代謝されると効果が変わる。

※18
具体的には「CYP2D6」という代謝酵素。

※19
ADH：
alcohol dehydrogenase

※20
ALDH：
aldehyde
dehydrogenase

1 マリファナがヒトの体へ及ぼす影響　　115

酸」

　と分解されて無毒化されるが、日本人の約半数の方
は、遺伝的にアセトアルデヒド脱水素酵素をもっていな
いか、働きが悪い。そのような方は、アルコールの分解
反応が途中で止まり、アセトアルデヒドが体内にたまり
やすくなる。

　アセトアルデヒドは毒性が強いので、このような体
質の方は、お酒を少し飲んだだけでも気持ち悪くなって
しまうのだ。

　ちなみに、両親がともにこのタイプである人は、遺
伝により生まれつきお酒が飲めないことが決まっており、
いくら鍛えてもお酒に強くなることはない。[21]

※21
参照：『マンガで読む脳と
酒』阿部和穂 著／りこう
図書。

　マリファナの効果が、人の病的状態や遺伝的背景に
よって変わるかどうかは不明だが、十分に可能性はある。
また、そもそもマリファナを嗜好する人は、嗜好しない
人とは、精神状態が違うはずだ。同じようにマリファナ
を吸ったとしても、精神的に不安定な人と安定した人で
は、実感される効果が違うに違いない。

　さらにいくつか補足したい。

　前述のマリファナ使用時の症状に関する記述は、実
際の使用者に認められる症状をまとめたものと思われる。
だとしたら、その症状は、マリファナの使用によっても
たらされた部分もあるだろうが、もともと使用者がもっ
ていた症状の可能性もあるのだ。

　例えば、「イライラする」「やる気がなくなる」といっ
た精神的影響が記されているが、マリファナを嗜好する
人はもともと何か精神的に問題を抱えているケースが少

なくない。薬物に手を出す人の心理については後ほど詳しく解説するが、生活の中で「うまくいかない」「つまらない」などの欲求不満や閉塞感を抱えていて、それから逃げようとして薬物に手を出すことが多い。現状に満足している人は、わざわざ薬物に手を出さないのである。

　つまり、マリファナを使用する前から、イライラしたり、やる気をなくしている傾向があるはずだ。マリファナの使用によってそれが助長されることがあるかもしれないが、使用後に見られている症状のすべてが、マリファナの作用によるものではない可能性は考えておく必要がある。

※22
placebo

　また、「プラセボ[22]」という言葉をご存じだろうか。もともとラテン語で「喜ばせる」とか「なぐさめる」という意味があり、「偽薬」ともいわれる。

　例えば、ただのデンプンしか入っていないのに、見かけが本物そっくりの錠剤（つまり偽の薬）を患者さんに飲んでもらうと、まるで本当の薬のような効果を実感できることがある。これを「プラセボ効果」という。

　プラセボ効果は、心理状態によって影響を受けやすい体の機能に対して起こりやすい。

　例えば、「痛み」のレベルは、気持ちによってかなり変わる。嫌な気分のときに味わうと、とてもつらいものだが、気分がすぐれているときなら、さほどでもないことがある。

　鎮痛薬は、本来、痛みをコントロールする神経に作用して効くのだが、痛みを訴える患者さんに対して「今日はよく効く痛み止めを出しておきますね」と言って

1 マリファナがヒトの体へ及ぼす影響　117

偽薬を飲んでもらうと、本当は効くはずがないのに、患者さんが「痛みが軽くなった」と感じることがある。

この場合は、患者さんをだましているだけだが、こうした効果を病気の治療に役立てることもできる。

例えば、不眠を訴える患者さんが睡眠薬を使っているうちに、睡眠薬を飲まないと眠れなくてやめられなくなってしまった場合[23]に、睡眠薬の代わりに偽薬を時々与えると、睡眠薬を飲んでいないのにちゃんと睡眠がとれ、知らず知らずのうちに睡眠薬に頼らず不眠症が解消されるといった応用も可能である。

マリファナの精神的影響には、こうした心理的影響が含まれている可能性が高い。欲求不満や閉塞感から逃げようとマリファナに手を出した人が、「解放された気分」「リラックスできる」と評するのは、必ずしもマリファナそのものの効果ではないかもしれない。

薬と精神障害の因果関係を証明することは難しい。

例えば、タミフル® という薬[24]は、インフルエンザウイルスの増殖を抑える効果があり、従来のインフルエンザ治療を大きく変貌させた。私が子どものころは、インフエンザにかかっても、病院で出してくれる薬は対症薬[25]だけで、とにかく「静かに寝ている」ことが最善の治療法だったが、今ではインフルエンザと診断がつけば医師がすぐにタミフル® を処方してくれる。

早ければ翌日には体調が回復するので、非常に多くの人が使用している。ところが、2005（平成17）年11月に、タミフル® を服用した2人の患者が、飲んで間もなく行動に異常をきたし、1人は車道に走り出て大型トラックにはねられ死亡。もう1人はマンションの9階から転

※23
一種の薬物依存の状態。

※24
一般名はオセルタミビル。

※25
見かけの症状を和らげることで、自然に治るのを促すことはできるが、根本的に病気の原因を断つ効果はない薬。

落死したと報道された。

その後も10代の若い患者を中心に異常行動などの報告例が増え続け、マスコミの報道もそれに合わせて加熱していった。

タミフルと行動異常の因果関係が議論されたものの、インフルエンザにかかっただけでも行動異常は起こり得るため、タミフルのせいだと証明することはできていない。

ただし、たとえ因果関係がなくても、インフエンザ発症時に行動が異常になった若者がいたのは事実なので、注意したほうがいいと考えられ、2007年3月に厚生労働省から「10代の患者へのタミフル使用を差し控える」という通告が出ることになった。[※26]

2016（平成28）年7月26日未明に、神奈川県相模原市の障害者福祉施設で、刃物による殺人事件が発生し、19人が死亡、26人が重軽傷を負うという大惨事となった。その犯行を行ったとされる容疑者は、同年2月に精神保健指定医の診断を受けて措置入院していたときに、尿から大麻の陽性反応が出ていた。

また、「ヒトラーの思想が降りてきた」などと語り、精神障害がうかがわれた。大麻乱用によって精神異常が起こったとか、逆に精神異常を緩和するために大麻を使用していたなど、さまざまな憶測を生んだが、結局のところは、大麻と事件の因果関係は証明できていない。証明できないから関係ないともいえない。ただ、「疑い」があるならやめておくというのが、リスク管理の基本だろう。

いずれにしても、純粋な医薬品でもその効果がさま

※26
その後、タミフルと10代の異常行動の関係については、長く議論されてきたが、2018年5月に厚生労働省は、「タミフルによって異常行動が起きるとは結論づけられない」と判断し、10代への使用制限を解除する方針を決めた。

1 マリファナがヒトの体へ及ぼす影響　119

ざまな要因に影響されるというのに、複数の成分の混合物であり、かつ製品によって成分の含有比率がまちまちなマリファナの薬理作用を、こうだと決めつけるのには無理がある。

マリファナが体や精神の働きに何らかの作用をもつことは確かだが、本当の薬効を説明するには、有効成分がどれくらいの量でどんな作用を示すかを明らかにすることが必要である。

体に入ったマリファナ成分の分布や代謝

前章で解説したように、マリファナの主たる有効成分は THC であるが、吸引後、体内の各所の臓器や細胞までどうやって到達するのか？　また、異物であるから、いつまでも体内に残存しては困るわけだが、どうやって消失するのか？

マリファナの薬理作用や毒性を考える上で、THC の体内動態や代謝は極めて重要な意味をもつ。

薬物の体内分布や代謝・排泄を左右する要因の一つは、その薬物が水に溶けやすい（水溶性）か、油に溶けやすい（脂溶性）かである。前述したように、モルヒネ、コカインなど他の多くの植物成分は「アルカロイド」であり、水溶性であるが、THC はアルカロイドではなく、炭化水素に少しの酸素原子がついているだけだ。

とくに、化学構造中に、長い鎖状の炭化水素が含まれていて、ほとんど**石油のような物質**だ。

当然、油は、**水に溶けない**。マリファナを燃やすと、石油のような THC は蒸散して、それを吸い込むと肺から急速に血液中に入り込む。

しかし、油であるから、血液の水分には溶け込まず、約90％はリポタンパクやアルブミンなどの血清タンパク質にくっつき、約10％は赤血球などに入り込んで、全身に運ばれる。血清タンパク質や赤血球から解離したごく一部のTHCが、速やかに各組織に移行し、薬効を示す。ちなみに、脳に移行するのは、摂取したTHCのわずか1％程度である。

時間が経過すると、THCは徐々に、全身の脂肪組織に浸み込んでいく。いったん脂肪組織に入ってしまうと、なかなか血液循環には戻らない。実際のヒトのデータで、マリファナを1回喫煙しただけでも、4週間後に脂肪組織中に相当量のTHCが残存していたという報告がある。[21] THCの見かけの効果が消失した後でも、THCは長期間にわたって体内に貯留し続けるので、慢性毒性が問題となる。

また、THCは胎盤を通過し[27]、母乳にも少量移行する。[22] 妊娠中、あるいは母乳育児中の女性がマリファナ喫煙することは、子どもにTHCを与えることに他ならない。

一般に、私たちの体の中で不要となった物質は、尿または糞便として排泄される。尿は、腎臓で血液がろ過されて作られるが、血清タンパク質とくっついたままのTHCは、ろ過されない。

THCを尿中排泄するためには、THCを水溶性の物質に変える必要がある。そのために働くのが肝臓の代謝酵素である。

肝臓の薬物代謝酵素として最もよく知られているのが、シトクロムP450と総称される酵素群で[28]、全薬物代謝の8～9割に関与している。

※27
分子サイズが小さく、脂溶性の高い薬物ほど、胎盤を通過しやすい。

※28
Cytochrome P450

シトクロム P450 には、多数の分子種があり、例えば「CYP1A2」というように表記される。「CYP」（"シップ"と読む）は、Cytochrome P450 の略で、次の数字「1」は酵素群（ファミリー）の番号、その次のアルファベット「A」は亜群（サブファミリー）を表し、最後の数字「2」はその酵素に割り当てられた固有の番号である。

ちなみに、CYP1A2 は、アセトアミノフェンという解熱薬や、コーヒーの成分であるカフェインなどを代謝する。

THC の代謝については、Δ^9-THC を静脈内、経口、および喫煙摂取したヒト尿および糞中代謝物が調べられた結果、30 種類以上の THC 代謝物が見つかったが、それらのうち、11-hydroxy-Δ^9-THC[※29] と Δ^9-THC-11-oic acid が主代謝物であることが明らかになっている。[★23★24]

※29
11-OH-Δ^9-THC

また、その代謝反応には、CYP2C8 と CYP2C9 が関与するが、CYP2C9 のほうがメインであることもわかった。これらの知見をまとめると、図のようになる。Δ^9-THC は、主に CYP2C9 によって 11-OH-Δ^9-THC に変換され、さらなる酸化的代謝経路によって Δ^9-THC-11-oic acid になる。水溶性が増した代謝物は、尿中排泄される。

この THC の酸化的代謝に関連し、THC の薬理作用と毒性を考える上で、重要なポイントが3つある。

第一に、薬物は代謝されると薬理活性がなくなることがあるが、THC の場合は

Δ^9-THC

CYP2C9

11-OH-Δ^9-THC

THCより
精神作用が
強い！

Δ^9-THC-11-oic acid

122　第 4 章　大麻の基礎知識 <PART3>

その逆だ。マウスを使って調べたところ、代謝物である 11-OH- Δ^9-THC の薬理作用は、Δ^9-THC の約 18 倍も強かった。[25]

また、Δ^9-THC-11-oic acid も、Δ^9-THC より強い精神作用を示すことがわかっている。

つまり、THC は、私たちの体の中で**代謝されることによって、さらに精神作用の強い化合物に変化してしまう**ということだ。

第二に、THC の代謝物である 11-OH- Δ^9-THC および Δ^9-THC-11-oic acid は、THC よりは水に溶けやすいのだが、それでも尿中排泄されるのは、摂取量の 10 〜 20％程度にしかすぎない。

残りの多くは、肝臓から分泌されて、胆汁とともに胆管を通って十二指腸に排出される。ただし、十二指腸に排泄された代謝物の多くは、回腸下部まで運ばれたところで、腸粘膜から吸収され、門脈という血管を経て、肝臓へと戻っていく。このしくみは「腸肝循環」と呼ばれる。腸肝循環にのらなかった代謝物だけが糞中に排泄され、残りの多くは腸と肝臓の間をぐるぐる回って、なかなか体外へ出ていかないのだ。

第三に、THC の代謝能力には個人差がある。アルコールを分解

腸肝循環

肝臓

THC

代謝物

胆嚢

胃

門脈

十二指腸

回腸

大腸

糞便へ

1 マリファナがヒトの体へ及ぼす影響　123

する酵素の働きの違いによって、お酒に強い人と弱い人がいるように、THC の代謝を担う CYP2C9 にも、遺伝的に決まった個人差があることが明らかになっている。

多型が知られており、野生型の CYP2C9（CYP2C9.1）に比べて、変異型の CYP2C9（CYP2C9.2 および CYP2C9.3）は、THC の 11 位水酸化を生じる酵素活性が約 3 分の 1 しかないので[26]、同じ量のマリファナを摂取しても、変異型の CYP2C9 をもっている人は、薬効成分 THC が代謝されにくいことになる。

体内動態の観点からも、THC は非常に厄介な薬物といえる。代謝によって解毒されるどころか、THC よりもっと強力な化合物に変化してしまう。THC または代謝物は、脂肪組織に貯留しやすい上に、胆汁排出されても腸肝循環されるので、非常に長期間体内に残り続ける。1 回の喫煙でも 1 カ月以上にわたって体内に残るのだから、何度も繰り返し使用していると、見かけ上精神効果などが現れていなくても、相当量がいつまでも体内にたまり続けると考えると恐ろしい。

また、マリファナを喫煙してもあまり効果がない人がいる一方で、精神異常をきたしてしまう人がいるなど、個人差が大きいのは、THC の作用そのものよりも、代謝や排泄の個人差が関係しているに違いない。

マリファナの効果を決める受容体の存在

一般に、薬が何らかの効果を示すのは、体のどこかに作用して変化させることができるからである。マリファナの有効成分 THC も、特定の臓器や細胞に達すると、そこに存在する特定の分子に作用して効果を発揮す

るのだろう。とくに、その独特な精神効果は、脳に存在する特定の分子に作用することで現れるに違いない。

その複雑な作用を理解するには、脳の基本的なしくみを知っておかなければならないので、簡単に説明しておこう。

脳は、何千億個もの細胞が集まってできている。脳の細胞は大きく2種類 —— 神経細胞（ニューロン）とグリア細胞 —— に分けられる。

感覚、運動、記憶、精神など脳の主な機能を担っているのは神経細胞で、その周りを取り囲む多数のグリア細胞は神経細胞の働きを支えている。

皮膚や筋肉の細胞などと神経細胞が大きく違うのは、神経突起と呼ばれる腕のような構造をもっている点だ。神経突起はさらに、樹状突起[30]と軸索[31]に分けられる。

※30
dendrite

※31
axon

樹状突起は比較的短くたくさん枝分かれしているのに対して、軸索は通常一本でとても長く伸びている。樹状突起は、他の神経細胞が発した信号を受け取る"入力端子"であり、一方の軸索は、他の神経細胞に信号を伝える"出力端子"に相当する。

脳の神経細胞は、神経突起を使って、電話回線のような複雑なネットワークを作り、情報を伝え合っているのだ。

ある神経細胞と別の神経細胞の接合部分には、ごくわずかな隙間（シナプス[32]）があり、ここでは特別なしくみで、情報の受け渡しが行われる。

※32
synapse

情報を発信する側の神経終末には、「シナプス小胞」と呼ばれる、小さな袋のようなものがあり、その中に

1 マリファナがヒトの体へ及ぼす影響　　125

神経伝達物質※33が蓄えられていて、必要なときに放出されるようになっている。ちょうど、私たちが相手に何か伝えたいときに、「声」を出して話しかけるようなものだ。

しかし、いくら声を出しても相手がちゃんと聞いてくれなければメッセージは伝わらないだろう。シナプスにおいて、声をちゃんと聞きとるための「耳」に相当するのが「受容体」※34である。受容体は、情報を受け取る側の神経の樹状突起上に用意されたタンパク質で、そこに神経伝達物質が結合すれば、「シナプス伝達」が成立する。

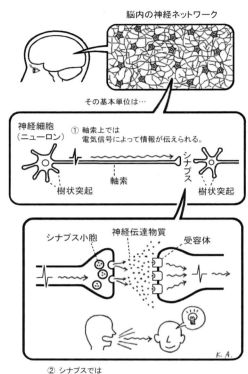

神経伝達物質の役割を果たす物質は、何十種類もあり、脳のさまざまな場所で異なる働きをしている。また、一つの伝達物質に対して受容体が何種類もあるので、受容体の種類はもっともっと多い。多種類の神経伝達物質と受容体が、さまざまな脳部位でシナプス伝達を行うことによって、私たちの複雑な脳の機能が達成されているのだ。

※33 neurotransmitter

※34 receptor

車にアクセルとブレーキがあるように、神経細胞間で行われるシナプス伝達にも「興奮性」と「抑制性」がある。
興奮性のシナプス伝達を担う代表的な神経伝達物質

は、グルタミン酸とアセチルコリンである。ある神経細胞の終末からグルタミン酸が放出され、受容体に作用すると、受け取った神経細胞は興奮して電気信号を発生させ、ちょうどアクセルを踏むと車が発進するように、先へ興奮を伝えていく。

　一方、抑制性のシナプス伝達を担う代表的な神経伝達物質は、GABA[35]である。神経終末からGABAが放出されて受容体に作用すると、ちょうどブレーキを踏むと走っていた車が止まるように、受け取った神経細胞の活動が止まる。

　車の運転中にアクセルやブレーキをかけるにしても、急に踏んだり、ゆっくり踏んで徐々にスピードを変えたり、いろいろなやり方があるように、シナプス伝達では微妙な調節も行われる。興奮性ならびに抑制性シナプス伝達を修飾する役割を担う伝達物質には、ドーパミン、ノルアドレナリン、セロトニンなどがある。

　そして、これらの伝達物質は、精神活動に重要な役割を果たす。正常な神経活動を保つには、これらの神経伝達物質がバランスよく働くことが重要で、過剰に作用しても不足しても、精神の異常につながる。

　ちなみに、神経細胞ごとに、何を伝達物質として放出するかが決まっているので、例えば、グルタミン酸を物質として放出するニューロンは、「グルタミン酸作動性ニューロン」、GABAを伝達物質とするニューロンは「GABA作動性ニューロン」のようにいう。

　また、受容体は、どんな神経伝達物質でも受け入れるわけではなく、決まった伝達物質だけの情報を受け取るので、伝達物質ごとに「グルタミン酸受容体」、「GABA

※35
γ-アミノ酪酸 gamma-aminobutyric acid の省略形で、ギャバと発音する。

受容体」のように呼んで、区別される。

　精神作用を有する多くの薬物が、神経伝達物質の受容体に作用することから、THC も何らかの受容体に結合することが考えられた。

　研究は簡単に進まなかったが、1988 年米国のセントルイス大学医学校の研究グループによって、THC が結合する受容体の存在が証明され、次いで 1990 年米国・国立精神衛生研究所の研究グループによって、実体が明らかにされた。[28]

　カンナビノイドが結合するのは、既知の神経伝達物質[36]の受容体のいずれでもなかった。そして、その受容体は、THC ならびに類似のカンナビノイドが特異的に結合するので、「カンナビノイド受容体」と名付けられた。[37]

　カンナビノイド受容体の研究が進むと、大きく 2 種類あることが判明したので、それぞれ「CB_1 受容体」、「CB_2 受容体」と名付けられた。CB_1 受容体は、脳や脊髄の中枢神経系に分布する一方、CB_2 受容体は、脳にはほとんどなく、脾臓などの末梢臓器にあることもわかった。

　THC は CB_1 受容体と CB_2 受容体の両方を同程度に刺激するが、その精神作用は、主に CB_1 受容体の刺激によってもたらされるようだ。

　では、具体的にはどのようにして神経の機能を調節しているのだろうか?

　ミクロレベルで、CB_1 受容体が存在する場所を調べてみると、グルタミン酸作動性ニューロンおよび GABA 作動性ニューロンの終末部に存在していて、グルタミン酸

※ 36
グルタミン酸、GABA、ドーパミン、ノルアドレナリン、セロトニンなど。

※ 37
カンナビノイド受容体が発見されるまでの紆余曲折については、私の拙著『危険ドラッグ大全』に詳しく書かれているので、参照していただきたい。

128　第 4 章　大麻の基礎知識 <PART3>

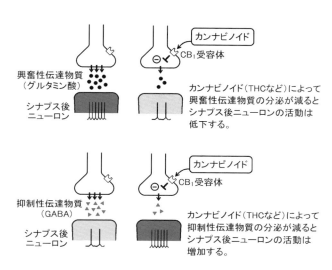

やGABAの遊離を抑制するように働くことがわかった。

興奮性伝達物質であるグルタミン酸の遊離が低下すると、ニューロンの活動は抑制される。

一方、抑制性伝達物質であるGABAの遊離が低下すると、ブレーキが解除されて、ニューロンの活動が高まり、神経興奮がもたらされる。結果として、CB₁受容体が働くと、脳の抑制と興奮の両方が起こり、そのどちらが優位かは部位や条件によって異なるため、複雑な効果が現れると考えられる。

さらに、マリファナを長期間繰り返し使用し、CB₁受容体の繰り返し刺激が続くと、受容体の数がだんだん減ってくる。同じ話を何度も何度も聞かされると、嫌になって耳をふさぎたくなるのと似ているかもしれない。

CB₁受容体が減ると、当然マリファナを使用したときの効果が弱くなってしまう。これを「耐性」という。

耐性が生じると、同じ効果を得るためには使用量を増やすか、頻繁に使用しなければならなくなり、「やめられない」という依存状態につながると考えられる。

2 >> 動物実験で確かめられた マリファナの作用

THC 投与により生じる四大症状

　前述したように、ヒトにおけるマリファナの作用については さまざまな報告があるものの、製品による成分のばらつき、個人差、心理的な効果などを考慮すると、正確な議論が難しい。こうしたバイアスをできるだけ排除するには、動物実験のデータが参考になる。

　動物実験では、年齢・性別・遺伝的背景などが同じ動物を多数用意して、マリファナ、および薬効成分であるカンナビノイドを正確に定められた量を与えて比較することができる。もちろん動物はマリファナが何か知らないので、心理的な要因は無視してよい。

　実験動物としてよく用いられるのは、マウスやラットなどのネズミ（げっ歯目の哺乳類）であるが、基本的な体のしくみは私たち人間と似ていて、脳についても、一部の高次機能を司る領域を除いては、大差ない。したがって、ネズミで観察された結果は、ほぼ人間にも当てはまると考えてよい。

　実際に、実験用のマウスやラットに、マリファナの主成分である THC を投与すると、急性効果として、さまざまな行動変化や症状が引き起こされる。

① 「自発運動量の低下」
② 「鎮痛」

130　第4章　大麻の基礎知識 <PART3>

③「低体温」

④「カタレプシー」

は、再現性良く認められ、「四大症状」と称されることもある。

いずれも、CB$_1$受容体を遮断する「SR141716」という薬物を同時投与しておくと作用が認められなくなるので、THCが脳のどこかにあるCB$_1$受容体を刺激することによって現れる作用である。[29]

動物実験において全身症状の一つとして観察される「自発運動」とは、動物が自分の意思で歩いて場所を移動したり、体の一部を動かす行動をとることをさす。さまざまな要因で変化しやすいので、薬の作用の有無を見当つけるために、最初に調べることが多い。

例えば、未知の、比較的広く開けた空間[※01]に、動物一匹だけポツンと置くと、周囲に興味を示すか、もしくは不安を感じ、自発的にうろうろと動き回る。

私たち人間が、初めての場所を訪れたときにきょろきょろ見回したり、知らない扉があると開けて覗いてみたくなるのと似ている。

つまり、オープンフィードにおける自発運動量を測定すれば、動物の心理状態の変化を知ることができる。

実際に、マウスやラットにTHCを投与すると、自発運動量が変わる。実験条件や環境によって異なるが、少量のTHCでは自発的な運動が増加し、大量では逆に減少することが多い。[30][31]また、オスとメスでは、THCの効果が違う。[32]

どのようにしてTHCが自発運動に影響するかは十分解明されていないが、少なくともTHCが中枢神経系を興奮または抑制する作用を有していることは間違いない。

※01
専門用語で「オープンフィールド」という。

2　動物実験で確かめられたマリファナの作用　131

「痛み」は、私たちの体に危害が加わっていることを知らせてくれる、重要な知覚情報である。

感覚神経によってキャッチされた情報は、脊髄を通って、脳へと伝えられ、痛みが知覚される。THCに痛みをやわらげる、つまり鎮痛作用があることは、古くから知られていたが、その効果は動物実験でも再現性よく確かめることができる。

例えば、普通のマウスやラットの体に熱や機械的刺激を与えると、痛みを感じて逃げようとするが、THCを与えられた動物はあまり逃げようとしない。[33] THCがどのようにして鎮痛作用を発揮するかの全容は明らかにされていないが、THCを髄腔内注射し、かつ脳と脊髄の連絡を絶った状態にしても鎮痛効果は認められるので、おそらくTHCは脊髄に作用して鎮痛作用を示すのではないかと考えられている。[34] なお、THCによる鎮痛作用には、CB_1受容体だけでなく、CB_2受容体も関与することが示唆されており、[35] CB_2受容体に作用する新しいタイプの鎮痛薬の開発が検討されているので、[36] この点については後ほど詳しく触れたい。

かぜをひいて高熱がでたときなどに使用される「解熱薬」が平熱を下げないのとは違って、THCは平熱を下げる。マウスやラットの平熱は、直腸温で37℃くらいだが、22℃の室温条件下でTHCを注射すると、34〜35℃くらいまで下がる。[37]

つまり、THCは、発熱を抑えるのではなく、体温調節を不能にして、結果として室温に近づくように体温を下げると考えるのが妥当である。

エアコンが故障して動かない場合、外が寒い冬場なら

室温は下がるのと同じと考えればよい。ネズミも私たち人間も、視床下部にある「体温調節中枢」の働きによって、体温がいつも一定に保たれているが、THCは、視床下部のCB₁受容体に作用して体温調節のしくみを妨げると考えられる。

※02
catalepsy。ギリシャ語の「握りしめること」を意味する「katálēpsis」が語源とされている。

カタレプシー[※02]は、「強硬症」とも呼ばれ、不自然な姿勢をとらされても、自分で元に戻せない、あるいは戻そうとしないでその姿勢を保ち続ける状態をいう。

例えば、図のように、両前肢を鉄棒にかけて無理やり立たせた場合、普通の動物なら、そんな姿勢をとりたくないから、すぐに鉄棒から手を離して、四つん這いの姿勢に戻る。

ところが、THCを与えられた動物は、鉄棒に前肢をかけたまま、固まったようにじっとして動かないのだ。

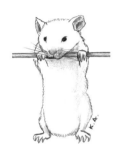

精神病の治療に用いる薬（ハロペリドールなど）を動物に与えると、筋肉がこわばって、体をうまく動かせなくなるために、カタレプシーが起こることはよく知られている。そして、このパターンのカタレプシーは、音や空気を吹きかけるなどの刺激を与えても、ほとんど影響されない。

しかし、THC投与によってカタレプシーになった動物は、音や空気の吹き付け刺激を与えると、ハッとわれに返ったかのように、鉄棒から手を離し四つん這いに戻る。

つまり、THCによるカタレプシーは、運動機能障害ではなく、気力がなくボーッとして、なすがままにされているような状態を表していると考えられる。

2　動物実験で確かめられたマリファナの作用

まさに、マリファナを吸った人に認められる「無為・無気力状態」に似ている。

　動物の情動を司る大脳辺縁系の「側坐核」にTHCを局所注入することによっても再現されるので、このカタレプシーは、THCが側坐核に作用することによって引き起こされると考えられる。[38]

　THCが無為・無気力状態を引き起こすことは、他の実験でも確認できる。例えば、「強制水泳試験[※03]」といって、水をはったバケツにマウスを入れて泳がせると、普通ならば、水から逃れようとしてバタバタと泳ぐ。

　ところが、THCを与えられたマウスは、まるで「何もしたくない」とあきらめたかのように、あまり動かなくなる。[39]

　ここまで紹介した以外にも、THCの薬理作用を調べた動物実験の報告は、非常にたくさんある。適当な量のTHCを動物に与えて、起こる変化を記述すれば、立派な研究報告として成立する。

　しかし、本来の目的は「人がマリファナを吸煙した際に起こる身体的あるいは精神的影響を明確にする」ことである以上、動物実験で見ているTHCの単独作用が、ヒトのマリファナ吸引で起こることと、どういう関係にあるかははっきりさせておかなければならない。

　米国バージニア・コモンウェルス大学の研究グループは、マウスを用いて、かなり綿密に計画された薬理実験を行い、マリファナが生じる効果の多くがTHCだけで説明できることを証明している。[40]

※03
forced swimming test

134　第4章　大麻の基礎知識 ＜PART3＞

ヒトが嗜好で摂取するレベルの THC を含んだマリ
ファナ抽出物を、静脈内注射あるいは吸入によりマウ
スに与えると、低体温・鎮痛・カタレプシーが生じたが、
プラセボの植物抽出物を吸煙させても、そのような作
用は生じなかった。有効量のマリファナ抽出物を与え
たときの血中ならびに脳内 THC 濃度を測定し、それと
同等の THC を与えると、同じ効果が再現されることも
確認した。

　また、THC 以外のマリファナ成分に THC を加えたも
のと、THC だけの効果を比べる実験も行い、それらが
同じであることを認め、THC 以外の成分は、鎮痛・低
体温・カタレプシーの発現には関係していないことを
明らかにした。

THC の血圧低下作用と食欲亢進作用

　ヒトがマリファナを吸引した際に起こる、「血圧低下・
頻脈」や「食欲亢進」なども、動物に THC を投与する
ことで再現される。

　例えば、ラットを麻酔して動脈血圧を直接測定しな
がら、THC を静脈内投与すると、血圧の低下と頻脈が
認められる。[41][42]

　THC の血圧低下作用は、CB_1 受容体遮断薬である
SR141716A で拮抗されるので、CB_1 受容体を介した作
用と考えてよい。[43]

　血管系に分布する CB_1 受容体が刺激されると、血管
を収縮させる交感神経の活性が低下するとともに、血
管平滑筋の収縮機構が抑制されて、血管拡張が生じる
と考えられている。[44]

2　動物実験で確かめられたマリファナの作用　　135

マリファナを吸った人が、低血圧によると思われるめまいなどを訴えることがあるが、CB_1受容体を遮断する薬を与えておくとそのような症状は起こらないと報告されている[45]ので、動物実験で観察されたTHCの効果と、ヒトにおけるマリファナの効果は、一致している。

ラットが自由に餌を食べられる環境で、THCを注射して与えると、餌を食べる量が増加すると報告されている[46]。

先に紹介した、「マリファナ成分は、本来食欲を抑える視床下部の神経細胞の働きを、食欲を高めるような働きに変えてしまう」という最近の発見も、ラットにTHCを与えて観察された結果に基づくものである。

また、米国ニューヨーク州精神医学研究所の研究グループは、ヒトを用いた実験を行い、マリファナ吸煙による効果と、THCの経口投与の効果を比べ、どちらの場合も同等に食べる量が増えたことを報告している[47]。

ヒトにおけるマリファナの食欲亢進作用についても、THCの効果で説明できる。

THC が引き起こす異常行動

前述したように、マリファナによって感覚の異常が起きることは間違いないようだが、それが「幻覚」に相当するかは議論の余地がある。当人が感じたことを聞き取り調査したとしても、それが正しいという保証はないからだ。

実験動物の場合、たずねても答えてくれないから、「幻覚」の有無を調べることは、もっと至難である。

それでも、ラットにTHCを投与すると、さかんに嗅ぎ

136　第4章　大麻の基礎知識 ＜PART3＞

※ 04
「常同行動」という。

※ 05
放射状に延びたアームの先端に餌を置き、食事制限によって空腹となったネズミに迷路内の餌を探索させる行動試験で、空間記憶や、作業記憶を評価できる。

※ 06
自発運動の低下、鎮痛、低体温、カタレプシー。

まわるなどの同じ行動を繰り返し、少しの刺激に対しても激しく鳴き声をあげるなどの異常行動が見られる。

また、長期間マリファナの煙に暴露されたラットにおいて、突然垂直にジャンプする行動が見られると報告されている。これが「幻覚」によるものなのかは不明だが、動物がこのような異常行動をするときには、ヒトと同じような精神作用が発現しているのではないだろうか。

記憶力に対する影響

ヒトで記憶力を評価する試験を行う場合、心理的な要因が無視できないので、記憶に対する薬物の直接作用を調べることは難しく、マリファナが記憶・学習能力を低下させる可能性については、はっきりした結論が得られていない。

しかし、動物実験では、記憶形成に関わる脳内メカニズムに対するマリファナおよび THC の効果を、詳しく、かつ客観的に調べることができる。

例えば、米国バージニア・コモンウェルス大学の研究グループが行った実験では、ラットに THC を与える（腹腔内注射）と、主に作業記憶を測る放射状迷路試験などにおいて、成績の低下が認められた。

THC を投与する前に、脳の中の「海馬」領域だけに CB_1 受容体遮断薬のリモナバントを局所注入しておくと、THC の記憶低下作用が消失したので、THC は海馬の CB_1 受容体に作用して記憶形成を阻害すると考えられる。

なお、同じ実験において、THC 投与によって引き起こされる四大症状は、リモナバントを海馬内注入しても

2 動物実験で確かめられたマリファナの作用 **137**

変わらなかった。つまり、THC が生じる記憶力の低下は、他の症状とは独立した作用であることが証明された。

　海馬は、記憶の形成、とくに自分が体験した出来事などを覚えておくために、必要不可欠な役割を果たしている。

　そして、海馬における記憶形成の分子メカニズムとして、「LTP」[※07]という現象が起こることが知られている。

　私たちが見たり聞いたりした情報の多くは、海馬に集められるが、そのとき海馬の神経回路内で LTP が起こると、情報の流れがよくなり、海馬とは別の場所にある「記憶の倉庫」へと情報が蓄えられるようになると考えられている。

　入力された情報を、消えないように脳内に蓄積する、つまり記憶するには、海馬で LTP が起こることが必要なのだ。

　LTP は、生きた動物の海馬内に細い電極を挿入するか、動物から海馬を取り出して薄い切片を作り、海馬内神経路で発生する電気活動を試験管内で記録することによって測定することができるので、LTP に対する THC の効果が多くの研究グループによって検討された。

　その結果、

● 試験管内で、ラット海馬の切片標本を THC に曝しておくと、LTP の持続時間が短縮した。[★50]
● マウス海馬の切片標本における LTP が THC によって阻害され、その作用は CB_1 受容体遮断薬が共存するときには見られなかった。[★51]

※ 07
long-term potentialion の略。詳しくは「詳細解説」（P389）を参照のこと。

138　第 4 章　大麻の基礎知識 ＜PART3＞

などが報告されている。

　ラットに THC を 7 日間連投し、1 日置いて脳から海馬を取り出し、切片標本で調べたところ、LTP が起こらなかったという報告もある。[52] この実験では、LTP を調べた時点で、海馬に THC は検出されなかったので、THC の存在下で LTP が阻害されたのではなく、THC の慢性効果によって海馬の性質が変わってしまったと考えられる。

　THC 投与を中止して 3 日後でも海馬の LTP は起こらず、14 日後でも完全にはもどらなかった。THC の連用で起こる記憶障害は、簡単には回復しないことを示している。

　動物実験では、薬物の効果だけでなく、詳しい作用機序を調べることもできる。THC がどうやって海馬 LTP を阻害するのかについても、さまざまな検討がされている。

　海馬で LTP が起こるためには、神経伝達物質としてグルタミン酸の働きが必要不可欠であるが、THC は海馬内に分布する CB_1 受容体を刺激し、グルタミン酸の遊離を抑制することによって、LTP が起こらないように作用していると考えられている。

THC の免疫低下作用

　マリファナを吸引すると、免疫力が低下して感染症やがんにかかりやすくなるとの指摘があるが、急性効果か慢性効果か、またどのような機序によるのかなど、不明な点が多い。

2　動物実験で確かめられたマリファナの作用　**139**

しかし、動物実験では、THC に免疫抑制作用がある
ことが明確にされている。動物に THC を投与するだけ
でなく、試験管内で免疫担当細胞（T リンパ球など）に
THC を直接与える実験などを通して、THC が免疫担当
細胞の働きを抑えることが、数多くの研究グループに
よって確認されている。[53][54]

　免疫系には、CB_1 と CB_2 受容体の両方が分布しており、
CB_2 受容体のほうが重要な役割を果たしていることがわ
かってきた。THC の免疫抑制作用は、マリファナ吸引
の弊害を示唆する一方で、免疫異常によって起こる病気
の治療に応用できる可能性が考えられている。この点に
ついては、後ほど詳しく触れたい。

ホルモン分泌と性行動に対する影響

　マリファナによるホルモン分泌異常に関連して、動物
実験で THC の作用を調べた研究も数多く報告されている。
例えば、未熟な雌ラットを用いた実験で、女性ホルモン
の刺激によって引き起こされるプロラクチン分泌の増加
が、THC で阻害されることが確認されている。[55][56]

　また、雄マウスに THC を与えると、急性効果として、
男性ホルモンの産生・分泌量が変化したと報告されている。[57]

　性行動に関する検討も行われている。ホルモン分泌を
司る視床下部という脳の領域は、性衝動や性行動も司っ
ている。

　正常な雄なら、交尾を受け入れる状態にある雌を前
にすると、視床下部でノルアドレナリンやドーパミンの
分泌が起こり、すぐに交尾をする。ところが、視床下部
に THC を注入された雄ラットは、ノルアドレナリンや

140　第 4 章　大麻の基礎知識 ＜PART3＞

ドーパミンの反応が起こらず、交尾しようとしなくなってしまったと報告されている[58]。

大麻が社会に蔓延すると、種が絶えてしまうかもしれないことを暗示しているようだ。

なお、注意していただきたいのは、これらの論文で報告されているのは、THC を 1 回与えただけで認められた変化である。つまり、THC にはホルモン分泌や性行動に対して急性効果があるのは間違いない。

しかし、先にあげたマリファナ吸引によって認められる症状では、「慢性効果」として内分泌異常をあげたので、矛盾していると思われるかもしれない。この点は、次のように説明できるだろう。

そもそも、ホルモンはゆっくりと時間をかけて作用するので、その変化は体にすぐ現れない。マリファナを 1 回吸引しただけでホルモン分泌量に変化が起きたとしても、実際に本人がその異常に気づくことは難しいため、急性効果としては認めにくいのだ。

マリファナを繰り返し使用するうちに、ホルモン分泌の異常が続けば、明らかな症状として認めることのできる身体的影響として報告されることになる。

つまり、マリファナは内分泌機能に急性効果があるものの、その変化は長い時間をかけて現れてくるものだろう。

事実、数少ないが、ヒトに THC を投与した実験が行われ、単回投与でもホルモン分泌に影響することが報告されている。例えば、女性に一定量のマリファナを吸煙してもらうという実験を行ったところ、1 回吸っただけでも、黄体形成ホルモン（LH）の血中濃度が30%

2　動物実験で確かめられたマリファナの作用　　141

減少したと報告され、その作用は THC に由来すると考察されている。[59]

　ただし、内分泌系に対して THC が慢性効果をもたないというわけではない。

　例えば、幼若な雌ラットに、毎日 THC を与え続けたところ、認知・記憶力が低下し、この変化にはホルモン分泌異常が関連するという研究結果が報告されている。[60] 成長期のマリファナ使用によって生じた内分泌系の異常は、性機能の障害だけでなく、知的機能の低下にもつながり、その人の一生を左右するほどの長期的影響を残す可能性があると考えるべきだろう。

THC の繰り返し投与による慢性効果

　マリファナの長期使用による身体的影響として、呼吸器系への悪影響をあげたが、動物実験で THC が呼吸器系に及ぼす影響を検討した研究は数少ない。また、THC には、発がん性はないようである。したがって、慢性気管支炎や肺がんのリスクが高くなるのは、THC の作用というより、前述の通り、有害物質を含んだ煙を吸い込むことに問題があると考えたほうがよい。[61]

　マリファナの長期使用による精神的影響については、不明な点が多いので、動物にマリファナや THC を繰り返し与える実験で検討されている。

　例えば、ラットやマウスに THC を単回投与すると、攻撃行動は減少する傾向にあるが、大量の THC を連続投与した場合には、だんだん攻撃性が高まり、闘争行動などが見られるようになると報告されている。[62]

142　第 4 章　大麻の基礎知識 <PART3>

THC 投与による攻撃行動は、動物を一匹だけで隔離飼育したときに現れやすいとも報告されており[63]、環境に左右される可能性がある。社会に適応できなかったマリファナ乱用者が孤立した状況で、精神や行動に異常をきたすことを示唆しているようである。

　THC は、脳内の CB_1 受容体を刺激する。一般に、CB_1 受容体は神経終末に存在し神経伝達物質の放出を抑制するので、THC の単回投与では、精神活動に関わる神経伝達物質のドーパミンやセロトニンなどの遊離が抑制されると考えられる。しかし、THC の繰り返し投与により CB_1 受容体が刺激され続けると、前述したように、CB_1 受容体の数が減ることでブレーキがかからなくなり、ドーパミンやセロトニンの遊離は、逆に増大するようになると考えられる。

　ただし、THC の単回投与では、ドーパミンの遊離と神経活動が増大し、繰り返し長期投与によってドーパミン系の働きが鈍くなるという報告もあり[64]、話はそれほど単純ではない。

　また、マウスやラットにマリファナあるいは THC を長期間暴露すると、その後数カ月間学習能力の低下が観察されたと報告されている[65]。

　さらに、妊娠中にマリファナの抽出物あるいは THC を与えられた母ラットから生まれた子は、学習能力が劣っていた[66][67]。マリファナの使用は、当人だけの問題にはとどまらず、次世代まで影響を及ぼすことを示唆している。

　今後さらに、長期使用で起こる脳内変化が分子レベ

2　動物実験で確かめられたマリファナの作用　**143**

ルで解明され、マリファナの慢性効果の実態が明らかに
なることを期待したい。

THC以外のマリファナ成分の薬理作用

　マリファナ吸引が人の身体や精神に及ぼす影響のほ
とんどは、THCの作用だけで説明できる。THC含量の
異なるマリファナを人に吸引してもらい、発現するさま
ざまな症状を観察した実験データ[68]からも、このことは支
持されている。しかし、一部には、THCでは説明のつ
かないものもある。

　例えば、マリファナ抽出物には、けいれん発作を抑
える作用（抗痙攣作用）がある。ラットやマウスを用い
た動物実験でも確認できる。しかし、THCをテストし
てみると、抗けいれん作用は非常に弱い上、単独でけい
れんを誘発することもあり、マリファナの抗けいれん作
用はTHCでは説明がつかない[69]。その代わりに、別のマ
リファナ成分であるカンナビジオールには、抗けいれん
作用が認められた[70]。

　したがって、抗けいれん作用は、主にカンナビジオー
ルによるものと考えられる。このカンナビジオールの薬
理作用は、新しいタイプの抗けいれん薬として応用可能
と考える研究者もいる[71]。

　カンナビジオールには、THCのような精神作用がな
い。カンナビノイド受容体に対する親和性は低く（くっ
つきにくい）、CB_1およびCB_2受容体に対して弱い刺激
作用を示したり遮断作用を示すなど、報告は一定してい
ない[72][73][74]。

　カンナビジオールの抗けいれん作用は、カンナビノ

144　第4章　大麻の基礎知識 <PART3>

イド受容体を介さず、他の酵素や受容体に影響を与えて発現すると考えられている。[71]

THCとカンナビジオールが混在するとき、カンナビジオールは、THCがCB_1受容体に結合するのを妨げる[72][74]ので、マリファナ吸煙が及ぼす身体的および精神的影響は、THC単独よりも弱いと説明されることがある。それを支持する証拠としては、カンナビジオール含量が少ないマリファナよりも、カンナビジオール含量の多いマリファナを吸ったときのほうが、認知・記憶力の低下が少ないという、ヒトでの実験報告がある。[75][76]

また、サルを用いた実験で、THCによって引き起こされる記憶障害がカンナビノールの投与によって軽減されたと報告されている。しかし、ラットを用いた実験では、逆に、THCの繰り返し投与により引き起こされる不安行動や自発運動の低下がカンナビジオールによって増強されるという報告[77]や、カンナビジオールはTHCの薬理作用に影響しないという報告[78]もあり、明確ではない。

その他、カンナビジオールには、抗不安作用、抗炎症作用、制吐作用、神経保護作用などがあることが、数多くの動物実験で示されている。[79][80]

これらの作用は、さまざまな病気の治療に使えるかもしれない、有益なものと考えられるが、マリファナ使用によって同様な効果がもたらされると考えるべきではない。

そもそも、カンナビジオールの含量は、マリファナ製品によってかなりばらつきがあるし、その効果を得るためにはTHCなど他の成分も相当量摂取することになるので、有害性のほうが上回る。あくまで、カンナ

ビジオールという化合物がもつ、特有の作用とみなすべきだろう。カンナビジオールの薬理作用に関する研究は、新しい医薬品の開発につながる可能性を秘めている。この点については、後ほど詳しく触れたい。

THC、カンナビジオール以外のマリファナ成分については、報告が少なく、不明な点が多いものの、未知の薬理作用を有する成分が存在する可能性はある。

例えば、マリファナの抽出物は、各種性ホルモンの合成に関わる酵素の働きを阻害したが、マリファナに含まれる主なカンナビノイドであるTHC、カンナビジオール、カンナビノールを与えてもその作用は再現されなかったという報告もある。[81]

詳しいことはわかっていないが、マリファナ中には、未知の内分泌かく乱物質[19]が含まれている可能性がある。

※19
生物の体内に取り込まれると、生体内で働いている正常なホルモンの作用に有害な影響を与える外因性の物質。「環境ホルモン」とも呼ばれる。

3 マリファナと精神疾患・依存性

マリファナと精神疾患の関連性

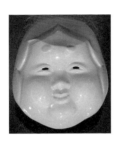

突然だが、あなたは、左の写真がどう見えるだろうか？ ポイントは、鼻や頬っぺた、耳たぶなどが、手前に膨らんで見えるか、逆に凹んで見えるかである。おそらく多くの方が、膨らんで見えるに違いない。

種明かしをすると、これはプラスチック製のお面をひっくり返して、裏側から撮った写真である。つまり、本当は鼻や頬っぺたが凹んでいるのだが、どう頑張ってみても、凸状に見えてしまうだろう。

信じられないという人のために、次のページにさらに写真を用意したので、見ていただきたい。お面を表から裏へ、裏から表へとひっくり返しながら撮った連続写真である。

言うまでもなく、眉、目、頬紅などがちゃんと色付けされた方が表で、真っ白な方が裏である。

そう納得したうえで確認しても、裏から見れば凹んでいるはずの顔が、しっかりと膨らんで見えてしまうだろう。特に、表と裏の両方が見える方向から取ったコマでは、「そうじゃない！」と強く思いながら見ても、表裏とも膨らんで見えて、気持ちが悪く感じるに違いない。

しかし、ご心配なく。これは、一般には「ホロウマスク錯視[※01]」、学術的には「奥行き反転錯視[※02]」と呼ばれる

※01
hollow-mask illusion：表面がくぼんだマスクに関する錯視という意味。

※02
binocular depth inversion illusion：凸凹の奥行きを逆に知覚することで起こる錯視という意味。

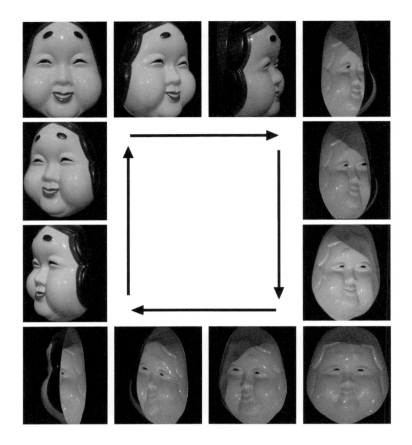

現象で、優れた認知能力をもった人だからこそ体験できる、錯覚の1種だ。

　そもそも、写真は平面なので、凸凹などあるわけがない。それなのに、私たちはこれを立体的なものだと捉える。これは、現実世界にあると仮定するとどんなものかを「脳」が想像して解釈しようとするからだ。
　ちなみに、これらの写真にあるのは「お面」、もしくは「顔」だと脳は解釈するだろう。
　私たちは毎日人の顔を見て過ごすことを繰り返すう

ちに、顔がどんな作りをしているかを学習している。そもそも頬っぺたや鼻が凹んでいる人はいないので、写真を見て「顔」と認知した時点で、自分が知っているパターンに当てはめて、立体的に、しかも「凸状に手前に出っ張っているいるはず」と解釈する。

　つまり、お面の裏側がとび出して見えてしまうのは、こうした学習・認知能力の賜物なのだ。

　しかも、いちいち考えていると間に合わないので、学習が進むと、一瞬で無意識に認知できるように脳の中に仕組まれてしまう。だから、種明かしをされて、「お面の裏側が凹んでいる写真だ」と一生懸命理解しようとしても、そうは見えないのだ。

　2003年、英国のある研究グループは、住んでいる地域、年齢、性別、IQ（発症前）が合致している10名ずつの健常者とマリファナ常用者に対して、奥行き反転錯視の起こり方を比較・研究した。[★82]

　その結果、マリファナ常用者では、この錯視が起こりにくく、裏側の凹面の顔がそのまま凹面と知覚されることがわかった。そして、その傾向は、試験の前にどれくらいマリファナを吸っていたかには関係なかったので、慢性的な影響だと考えられた。

　また、2006年ドイツの研究グループは、健常なボランティアにTHCを飲んでもらったところ、奥行き反転錯視が起こらなくなったと報告している。[★83]よって、マリファナの効果は、THCの作用によると考えてよい。

　錯視が起こらず、凹面の顔をそのまま凹面と知覚するマリファナ常用者のほうが正しいようにも思えるが、そうではない。健常者において「通常の顔なら凸面のはず

だ」という予測が、実際には見えているが実在しないはずの視覚情報（凹面の顔）に勝ってしまうのは、脳の最上位中枢である前頭前野から発信される「トップダウン信号」が強く視覚処理機構に関与するからだ。

しかし、マリファナやTHCは、前頭前野の働きを弱め「トップダウン信号」を低下させてしまうので、高度な視覚処理ができない結果として、実際に見えているが現実にはあり得ないことをその通りに受け入れることしかしかできないというわけだ。

つまり、この事実は、マリファナやTHCが、**視覚認知能力を低下させる**ことを示している。

また、「奥行き反転錯視の消失」は、他の薬物、例えば麻酔薬の1種ケタミンでは起こらないので、マリファナやTHCに特徴的な視覚認知能力を低下させる作用を表しているといえる。

さらに重要なことに、同じことが統合失調症患者でも認められることだ。上述のドイツの研究グループの実験では、THCを投与した健常人と統合失調症患者を比較し、どちらも同じように奥行き反転錯視が起こらなかった（凹面の顔が凹面にしか知覚されない）と報告している。

近年、マリファナやTHCと、統合失調症の関連性を示唆するデータが、多数報告されている。[84][85]

2011年には、オランダの研究グループが14～24歳の1923人について追跡調査を行い、調査以前から大麻を吸引していたグループ、調査期間中に大麻吸引を始めたグループの双方で、一度も吸引しなかったグループよりも、統合失調症を含む精神疾患の症状が多く見

られたと報告している。[86]

　ただ、こうした追跡調査では、自発的に大麻を吸引した人が、大麻を吸引しようとしない人と、もともとの精神状態が同じとは限らない。大麻吸引によって精神疾患が誘発されたというより、逆に精神的に問題があった人が大麻に手を出してしまったと解釈することもできる。さまざまな条件がコントロールできる、動物実験のデータなども参考にしながら、慎重な検討を重ねていく必要があるだろう。

マリファナの依存性

　健康を害するものは世にたくさんある。実は、普段私たちが口にしている食べ物や飲み物だって、健康を害することがあるかもしれないので、有害なものを規制するなら何も食べたり飲んだりしてはいけないことになる。ドラッグを特別に規制しなければならないのは、単に毒性があるばかりでなく、自ら苦しい思いをしてその有害性に気づいてやめようと思っても、どうしてもやめられないという悪循環に陥るからだ。どんなに意志の強い人でも、一度はまってしまうと自力では決してやめられないといっても過言ではない。

　乱用されやすい薬物に共通しているのは、脳に働きかけ、異常な精神状態をまねく作用をもつことだ。

　薬物の摂取を繰り返した結果、その薬物を求める抑えがたい欲求が生じ、摂取していないと不快な症状が起こるようになった状態を「薬物依存症」という。薬物依存は、大きく「精神的依存」[※03]と「身体的依存」[※04]に分けられる。

※03
Psychological
dependence

※04
Physical dependence

精神的依存が形成されると、薬物を使用したいという精神的な欲求をコントロールできなくなり、薬物がきれると激しい不安に襲われ、いても立ってもいられなくなる。

　身体的依存では、薬物がきれると、手足のふるえ、吐き気、意識障害などの身体的な「禁断症状[05]」が現れる。禁断症状を抑えるためには再び薬物を使用するしかなく、常に薬物がないとまともにいられないという薬漬けの状態から逃れられなくなってしまうのだ。

　マリファナも、連用すると依存が形成される。さまざまな動物実験でも、確認されている。[87][88] 動物実験でどのようにして依存性を確かめるかについて、興味のある方は、「詳細解説」（P391）を参照されたい。

　使用する量や頻度によって変わるので、一概にはいえないが、精神的依存が中心で、身体的依存は起こりにくいとされている。[89][90] また、他の乱用薬物に比べると、依存性は少ないともいわれている。

　ただし、マリファナの依存性に関して、留意しなければならない点が２つある。

　第一に、マリファナには、相反する薬理作用が混在しており、症状にも個人差があることである。

　一般に、ある薬物に対して依存が形成されたとき、断薬後に離脱症状として現れるのは、その薬物の単回投与で観察される薬理作用とは、真逆の変化である。

　例えば、モルヒネという薬は、麻薬の１種で、がんに伴う激しい痛みをやわらげるのに用いられるが、副作用として「便秘」を起こす。麻薬であるから、長期間繰り返し使用すると依存が形成される。依存が形成

※05
正式な学術用語としては「離脱症状」あるいは「離脱症候群」という。

されてから断薬すると、逆に「下痢」が生じる。

　これは、繰り返し投与しているうちに、薬の作用として起こる便秘を解消しようとして、逆に下痢を起こしやすいような体質に変わっていくからだ。

　マリファナは、中枢神経系に対して、興奮的にも抑制的にも作用し、現れてくる症状も複雑だ。依存形成後の離脱症状として、興奮作用が抑制作用に、抑制作用が興奮作用に転じたとしても、それらが相殺されて、見かけ上ははっきりとしない症状しか見られないのかもしれない。

　第二に、「精神的依存」は、「身体的依存」ほど深刻でないと捉える向きもあるが、それは必ずしも正しくない。肉体的な作りや働きはだいたいみんな同じだし、同じ人なら病気にでもならない限り、基本的には変わらない。よって、身体的依存があるとされる薬物を連用すると、ほぼ確実に身体的依存が形成されるし、ないとされる薬物なら、ほぼ起きることはない。

　ところが、精神的依存は、その人の嗜好や使用時の心理状態によって、大きく左右される。例えば、コーヒーが好きな人は、飲めば飲むほど、また飲みたいという欲求が沸いてくるだろうが、もともと嫌いな人は、無理やり飲まされても、どんどん嫌いになる一方だろう。

　つまり、精神的依存が起こる程度は、薬物によって決まっているというより、その人がどのくらい薬物を欲しているかによって決まるといってよい。

　したがって、動物実験などの結果から「マリファナは、あまり強い精神的依存を生じない」といわれていても、鵜呑みにしてはいけない。もともとマリファナに特別な感情や強い欲求をもった人が使用した場合には、強い精

3 マリファナと精神疾患・依存症　153

神的依存が形成されやすいことを知っておくべきだ。

　第三は、マリファナの主たる薬効成分であるTHCの体内残存期間が非常に長いことである。前述したように、血液中では大部分のTHCが血漿タンパク質に結合した形で存在する上、組織へ移行したTHCは、徐々に全身の脂肪組織に浸み込み、なかなか体外に出ていかない。

　1回喫煙しただけでも、1カ月以上残る。

　一般に、身体的依存の程度を推定するには、薬物の使用を中止したときに現れる「離脱症状」を目安とするが、マリファナの場合は、**使用を中止しても、いつまでもTHCが体内に残っているので、実質的には「薬物がきれた」ことにはなっていない**のである。きれてもいないのだから、症状が現れにくいのは当然だろう。

　正確に依存が形成されているかどうかを知るためには、体内からTHCが消失したら何が起こるかを見る必要がある。体内のTHCを洗い流すことはできないので、代わりにTHCが作用するCB$_1$受容体を遮断する薬を与えて、受容体からTHCを解離させる実験が、動物を用いて行われている。

　例えば、マウスにTHCを繰り返し与えた後にCB$_1$受容体遮断薬を投与すると、自発運動の顕著な増加や、四肢の震えなどの離脱症状が誘発されたと報告されている[91]。サルを用いた実験でも、CB$_1$受容体遮断薬の投与による離脱症状が報告されている[92]。

　つまり、マリファナ使用を止めても離脱症状が観察されなかったからといって、「身体的依存が形成されて

いない」とみなすのは、間違いである。身体的依存は形成されるが、THC がなかなか消失しないので、見えてこないだけなのである。

　古いタイプの睡眠薬は強い依存を形成しやすかったのに対して、「ベンゾジアゼピン系」と呼ばれる、比較的新しいタイプの睡眠薬は、依存を形成しにくいといわれていた。

　ところが、ベンゾジアゼピン系睡眠薬が作用する受容体を遮断する「フルマゼニル」という新薬が見つかり、長期的にベンゾジアゼピン系薬物を使用している人にフルマゼニルを与えると、離脱症状が現れることが判明した。つまり、ベンゾジアゼピン系睡眠薬は身体的依存を形成するのだが、特に作用時間の長い薬の場合、断薬しても体内に長期間残存しているで、離脱症状が見えなかっただけだったのだ。最近では、「ベンゾジアゼピン系薬物は依存を形成する」と訂正されている。

　マリファナの依存性に関しても、「弱い」との認識は、間違いであり、正すべきだろう。また、他の薬物と比べることは、無意味である。

薬物依存のしくみ

　私たちが行動を起こすために肝心なものがある。それは「意欲」「やる気」だ。やる気がなければ何も始められないし、続けられないはずだ。行動力の源となる「やる気」はどうやって生じるだろうか。そのカギを握っているのが、「報酬系[06]」という脳のしくみである。

※ 06
reward system

3 マリファナと精神疾患・依存症　155

具体的には、中脳の腹側被蓋野という場所にあるドーパミン作動性ニューロンの軸索が、辺縁系の側坐核という場所まで伸びていて、これが活性化されると側坐核でドーパミンが放出されるようになっている。とくに何かに成功して「やったー！」「よかった!!」と感じたときには、ドーパミンがドッと放出され、私たちは「ご褒美（報酬）がもらえた」と感じるのだ。

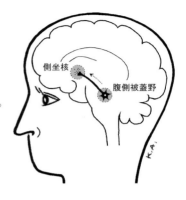

　何か身につけようと練習して上手にできるようになり、喜びを感じて報酬系が働くと、さらにやる気がわいてどんどん練習を繰り返し、もっともっと上手になる。仕事を頑張って良い評価がもらえ、喜びを感じて報酬系が働くと、さらに頑張ろうという意欲がわいて、どんどん活躍の場を広げていく。
　「報酬系」という脳のしくみのおかげで、やる気のサイクルがうまく回ると、実にすばらしい効果をもたらしてくれる。本来あるべき形である。
　ところが、このやる気のサイクルが間違った使われ方をすることがある。
　薬物依存である。

　乱用薬物には、共通して報酬系を刺激する作用がある。より具体的には、何もいいことをしていなくても、薬物を摂取しただけで腹側被蓋野→側坐核系においてドーパミンが大量に放出されてしまうのだ。報酬系は、やる気のサイクルを担っているので、薬物によって無

理やり報酬系が刺激された結果、再び薬物が欲しいという気持ちが生まれてしまう。同じサイクルが動くのだが、「練習を繰り返してどんどん上手になる」場合は有益なのに対し、「薬物にはまる」のはなぜ無益なのだろうか?

　最大の決定的な違いは、目的と結果が一致しているかどうかである。有益なやる気を生み出す場合は、もともと「こうしたい」「ああなりたい」という前向きな欲求を満たそうとして目的の行動にうつり、それが成功すれば欲求が満たされる。

　ところが、薬物依存の場合、初めて手を出すきっかけは、嫌な現実から逃避したいという気持ちから始まることが多い。

　そして薬物を使用すると、報酬系が刺激されて、見かけのご褒美が得られたと感じるかもしれないが、当然ながら薬物に手を出す前に求めていたような解決は得られていない。

　しかも、薬物効果には耐性が生じる。2回、3回と薬物を繰り返すと報酬効果が実感できなくなるので、乱用が増す一方で、欲求不満がつのるばかりとなる。やめようと思ってもやめられず、一生その悪循環から逃れられなくなるのだ。

THCはどうやってドーパミン遊離を引き起こすのか

　乱用薬物が、報酬系のドーパミン放出を引き起こすメカニズムは、薬物によって幾分異なる。

　覚醒剤は、ドーパミン作動性ニューロン終末に作用し

3 マリファナと精神疾患・依存症　**157**

て、ドーパミンを放出させる。モルヒネは、ドーパミン作動性ニューロンに抑制をかけている GABA の働きを抑えて、ドーパミン作動性ニューロンの興奮を高める。

　マリファナの主たる薬効成分である THC も、ドーパミン作動性ニューロンからのドーパミン放出量を増やすことが、さまざまな実験によって証明されている。[93][94][95]

　「マリファナは依存性が少ない」と評されることがあるが、勝手に報酬系を働かせてしまうことは間違いない。

　THC が引き起こす報酬系のドーパミン放出には、CB_1 受容体が関係しているが、そのメカニズムはまだ完全に解明されていない。まず、ドーパミン作動性ニューロンの終末部には CB_1 受容体が存在しないので、THC が直接ドーパミンを放出させるとは考えにくい。[96][97]

　その代わり、モルヒネと似て、ドーパミン作動性ニューロンにブレーキをかける GABA の放出量を減らす作用はあるようだ。[98]

　ただし、腹側被害野に投射する GABA 作動性ニューロンに CB_1 受容体は見つかっていないので、モルヒネのように GABA 作動性ニューロンに作用しているわけでもない。GABA 作動性ニューロンには、前頭前野からグルタミン酸作動性ニューロンが投射していて、その終末部には CB_1 受容体が存在していることから、次のような複雑なメカニズムで、最終的にドーパミン放出を増やすのではないかと考えられている。[99]

グルタミン酸作動性ニューロンの終末にある CB_1 受容体を刺激して、グルタミン酸作動性ニューロンの活動にブレーキをかける。

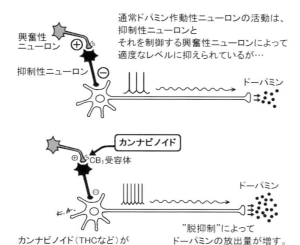

通常ドパミン作動性ニューロンの活動は、抑制性ニューロンとそれを制御する興奮性ニューロンによって適度なレベルに抑えられているが…

カンナビノイド（THCなど）が興奮性ニューロンの働きを止めて、抑制性ニューロンによるブレーキが弱まると…

"脱抑制"によってドーパミンの放出量が増す。

↓

グルタミン酸作動性ニューロンが投射しているGABA作動性ニューロンの働きが低下する。

↓

GABAによるブレーキが減ることで、ドーパミン作動性ニューロンの活動が高まる。

マリファナとドーパミンの関連について、もう一つ興味深いこととして、マリファナ常用者の脳内ではドーパミン合成能が低下しているという報告がある。[★100]

THCがドーパミン放出を促進するのならば、マリファナ使用によって脳内ドーパミン量が増えるはずであるから、一見矛盾しているようにも思えるが、この場合は、「マリファナを欲しがる人は脳内ドーパミン量が少ない」と解釈するとよい。もともとドーパミン合成能が低い人がマリファナ常用者となってしまったのか、マリファナを繰り返し使用するうちにドーパミン合成能が低下してしまったのかは不明だが、ドーパミン合成能が低下すれば、報酬系で働くドーパミン量も少なくなるから、THCの効果を実感できなくなり、使用する量や頻度がどんどん増えてしまうことを物語っている。薬物乱用の根底に、ドーパミンの異常があることを示した重要な知見である。

3 マリファナと精神疾患・依存症　159

4 ≫ 合成カンナビノイドと内在性カンナビノイド

「合成カンナビノイド」とは

　2012 ～ 2014 年にかけて、危険ドラッグ吸引が原因とされる交通事故が多発した。とくに 2014（平成 26）年 6 月 24 日、東京・池袋駅近くで、ハーブを吸った男が乗用車を暴走させ 7 人を死傷させた事件は、事故直後に恍惚とした表情でよだれを垂らす男の顔がテレビニュースに映像として流され、大変衝撃的であった。

　また、2012 年 10 月には、東京・練馬区の小学校に、危険ドラッグ（当時は「脱法ハーブ」と呼ばれていた）を吸った男が侵入して児童約 40 人を追いかけまわし、女子児童 1 人にけがをさせた。

　2014 年 11 月には、東京・世田谷区のマンションで危険ドラッグを吸った 31 歳の男が隣人女性を切りつけるという事件も起きている。

　「危険ドラッグ」とは、法律に明記されていない新種の人工薬物を含んだ製品のことである。従来の麻薬や覚醒剤が、いかにも薬物らしい錠剤や粉末の形で売られていたのに対して、危険ドラッグ製品は、ハーブ、入浴剤、お香、アロマなど人体への使用を目的としていないかのように偽装販売されていた。

　2009 年頃から出回る数が増え始め、繁華街に堂々と店を構えて売られるようになった。自動販売機まで設

置されていた地域もあった。製品のパッケージには、成分・用法・用量など一切記されていないが、「快楽が得られる」といった評判を聞きつけた客が購入し、目安で吸った。

　冷静に考えれば、得体の知れない危険ドラッグをとりあえず試してみるというのは自殺行為に他ならないのだが、手を出してしまった人たちは、踏みとどまることができず、数々の事故や事件を引き起こしてしまったのだ。[01]

　市場に出回っている危険ドラッグ製品が押収、もしくは買い取り調査されて、それまで検出されていなかった成分が見つかった場合は、薬事法に基づく指定薬物[02]となり規制されてきた。指定薬物制度ができた 2007（平成 19）年から 2015（平成 27）年 5 月までに指定薬物として個別指定されたことのある薬物は 261 種類にのぼり、そのうちの約 37％（97 種類）が「合成カンナビノイド」と分類される薬物であった。[03]

　危険ドラッグ製品から検出された「合成カンナビノイド」の例をいくつか紹介しよう。

　2012（平成 24）年 10 月、愛知県春日井市でハーブを吸引して乗用車を運転した男が、自転車で横断歩道を渡っていた女子高生をはねて死亡させるという痛ましい事件が起きた。男が吸ったハーブから検出されたのは、MAM-2201 であった。

　2013（平成 25）年 5 月に愛知県でハーブを吸引した男が乗用車を運転してガードレールと対向車に衝突し女性と 2 歳の男児を負傷させた事件や、同年 9 月

※ 01
詳しく知りたい方は、拙著「危険ドラッグ大全」をお読みいただきたい。

※ 02
現在の「医薬品医療機器等法」。

※ 03
これらは実際に市場に出回っていたものとみなせる。

4　合成カンナビノイドと内在性カンナビノイド　　161

に静岡県藤枝市でハーブ吸引後に車を運転した男が対
向車と衝突事故を起こした事件に関係していたのは、
5F-QUPIC であった。

そして、2014（平成 26）年 6 月、東京・池袋駅近
くで乗用車を暴走させた男が吸っていたハーブから検
出されたのは、5F-AMB と AB-CHMINACA であった。

これら薬物は、マリファナに含まれる主カンナビノ
イドの THC の化学構造をヒントにして、人工的に合成
された薬物なので、「合成カンナビノイド」と総称され
ている。しかし、改めて化学構造を比べると、THC と
はかなり違う。
　THC と合成カンナビノイドの違いを正しく理解する
ため、どうやってこれら化合物が作られたかの経緯を
解説しておこう。

前述したように、マリファナが私たちの体にどう作
用するかを解明するため、THC の受容体を探す研究が
行われたが、THC そのものは受容体結合実験に不適だっ
たため、受容体に THC よりも強く結合する他の化合物
（リガンド）を見つけるため、THC と化学構造の似た誘
導体がたくさん合成された。
　その一つが CP-55,940 であった。その後、カンナビ
ノイド受容体の実体が明らかになると、CB_1 および CB_2
受容体により強く作用する化合物がデザイン・合成さ
れるようになった。
　病気の治療に役立つ新しい医薬品の開発をめざした
ものもあれば、THC の精神作用を解明するための研究

162　　第 4 章　大麻の基礎知識 <PART3>

用試薬として役立ったものもある。これまでに作り出された合成カンナビノイドは、正確には不明であるが、数百種類はあるといわれている。その一方で、化学の知識と技術をもつ、一部の心ない人間が、これらの合成カンナビノイドに目をつけ、危険ドラッグに利用したというわけだ。

　薬のデザイン・合成を進める過程では、いきなり見たこともないような化合物を作るのではなく、前に作ったものの化学構造を少しずつ変えて、作用がどう変わるかを見ていくのが一般的なやり方だ。合成カンナビノイドの場合も同じで、THCをスタートとして、少しずつ化学構造の一部が違うものが次々と作られていった。

　次のページの図は、先にあげたMAM-2201が、THCを出発として、どう作られたかをまとめたものである。

　合成カンナビノイドのうち、JWH- という記号に番号が付けられた化合物（JWHシリーズ）は、米国クレムゾン大学の化学者ジョン・ウィリアム・ハフマンが、カンナビノイドの研究ツールとなる新化合物を発見することを目的として、1990年代にアメリカ国立薬物乱用研究所（NIDA）の援助を受けながらデザイン・合成したものである。

　その中にあるJWH-161という化合物は、THCの化学構造に「インドール骨格」と呼ばれる構造を挿入したものである。

　しかし、THCやJWH-161の左半分にある化学構造は、原料の調達や合成が難しかったため、この部分を、化学合成しやすい「ナフトイルインドール」という骨格に置き換えた化合物が多数デザインされた。

※04
John William Huffman

※05
National Institute on
Drug Abuse

4　合成カンナビノイドと内在性カンナビノイド　　**163**

Δ⁹-THC

↓ インドール骨格を導入

JWH-161

↓ 化学合成しやすい骨格に置き換え

JWH-018

↓   ↓

JWH-122   AM2201
メチル基を導入   フッ素を導入

↓   ↓

MAM-2201

　JWH-018 は、その代表例だ。2004 年頃からヨーロッパを中心に「スパイス」という名前の乾燥植物片が芳香剤やお香として販売され、それを喫煙するとマリファナのような効果があると評判になった。

　しかし「スパイス」から THC は検出されず実体が不明だったが、2008 ～ 2009 年になって「スパイス」に添加されていることが判明した化合物の一つが、JWH-018 であった。

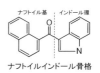

ナフトイル基　インドール環
ナフトイルインドール骨格

ナフトイルインドール骨格をもった合成カンナビノイドは、比較的簡単に、かつ多くの誘導体を作りやすかったため、法律による規制をかいくぐってドラッグを製造・販売しようとする業者に目をつけられてしまったのだ。

他のJWHシリーズには、JWH-018にメチル基が加わった、JWH-122なども知られる。

さらに、頭にAMがついた化合物は、米国マサチューセッツのNortheastern大学のマクリヤンス・アレクサンドロス[06]が合成したものである。JWHシリーズを参考に作ったためか、ナフトイルインドール骨格を合成カンナビノイドが含まれており、その代表例がAM2201で、その合成は2001年に最初に報告された。

化学構造を見ると、AM2201は、JWH-018にフッ素が加わった化合物とみなせる。そして、問題のMAM-2201は、JWH-122とAM2201を合体させたような化合物（ハイブリッド化合物[07]）として、嗜好（危険ドラッグとして売ること）目的に作り出されたのである。[★101][★102]

危険ドラッグ製品に含まれる「合成カンナビノイド」は、THCからスタートして、少しずつ化学構造を変えた化合物がデザイン・合成されていくうちに、できたものだ。

それはまるで、人から人へと話が伝えられるうちに、少しずつ内容が変わっていき、気がついたらスタートと全く違う話になっていたという「伝言ゲーム」のようだ。

正直なところ、「合成カンナビノイド」という分類は、あまり適当ではないと私は考えている。

「危険ドラッグには大麻成分が入っている」という記

※06
Makriyannis
Alexandros

※07
このように2つ以上の化合物の特徴を合体してデザインされたものを、「ハイブリッド化合物」と呼ぶ。ガソリンと電気の両方を利用した自動車を「ハイブリッド車」と呼ぶのと同じ。

事が WEB 上に出ているのを読んだことがあるが、このような誤解が生じるのも、「合成カンナビノイド」という呼び方のせいかもしれない。

「『合成カンナビノイド』は、マリファナの成分ではない」ということを強調しておきたい。

「内在性カンナビノイド」とは

そもそも受容体は、私たちの体の中で機能している神経伝達物質などのシグナルをキャッチするために用意されているものだ。

大麻草やマリファナに含まれているカンナビノイドは、もともと私たちの体内にある物質ではないのに、どうして「カンナビノイド受容体」が私たちの体内に用意されているのだろうか？　まさか、「いつか人間はマリファナを手に入れて吸うようになるだろうから、予め受容体を用意しておいてやろう。」などと神様が考えて、私たち人間の体を作ったわけではあるまい。

受容体が体内にあるということは、もしかしたら大麻成分と同じような物質が、もともと私たちの体の中にあるのではないか。そう考えた研究者たちが、CB_1 および CB_2 受容体に結合する体内物質を探した。そして、実際に候補物質が見つかり、それらは、私たちの体内にあるカンナビノイドのような物質という意味で、「内在性カンナビノイド[08]」と総称された。これまでに報告された内在性カンナビノイドはいくつかあるが、その中で、私たちの体内で実際に機能していると考えられるのは、アナンダミド（N-アラキドノイルエタノールアミン）と 2-

※08
エンドカンナビノイド
endocannabinoid,
endo- は "内" の意味。

166　第 4 章　大麻の基礎知識 <PART3>

※ 09
内在性カンナビノイドが発見されるまでの紆余曲折については、拙著『危険ドラッグ大全』を参照していただきたい。

※ 10
不飽和脂肪酸の一種。

アラキドノイルグリセロール（略して 2-AG）である。[09]

　内在性カンナビノイドの生合成と機能についても、詳しいことがわかってきた。

　私たちの体を構成する細胞膜はリン脂質からできており、その中には内在性カンナビノイドの原料となるアラキドン酸が含まれている。神経細胞膜で特定の受容体の刺激に伴ってリン脂質が分解されると、アラキドン酸[10]を含む「ジアシルグリセロール」という物質ができる。

　このジアシルグリセロールに、ジアシルグリセロールリパーゼという酵素が働くと、内在性カンナビノイドの 2-AG が切り出されて、細胞外へ遊離される。遊離された 2-AG は、神経軸索の終末に存在する CB_1 受容体に結合し、神経伝達物質の放出を抑制するように働く。

　つまり、内在性カンナビノイドは、神経活動に伴って作られ、神経伝達物質の放出にブレーキをかける "フィードバック抑制" として機能しているのだ。

内在性カンナビノイドは私たちの体が正常に働くために欠かせないもの

　内在性カンナビノイドの役割に関する研究が進むにつれ、私たちの体のさまざまな機能に関わっていることが明らかになってきた。

　人間に限らず、すべての動物が生きていくために必要不可欠な欲求として、「食欲」「睡眠欲」「性欲」がある。これら本能的欲求をコントロールする脳の中枢は、「視床下部」であり、視床下部には CB_1 受容体が豊富に分布していることから、内在性カンナビノイドの関与がう

かがえる。

　マリファナ吸引やTHC投与によって、視床下部のCB_1受容体が刺激されると異常な食欲が起こることから、内在性カンナビノイドも食欲を亢進する役割を果たしているに違いない。事実、さまざまな動物実験によって、内在性カンナビノイドが食欲調節に関係していることが証明されている。[103][104]

　私たちが生きて活動を続けていくには、エネルギーが必要である。食欲は、エネルギー不足にならないよう、エネルギーのもとになる栄養分を摂り入れるためのものである。視床下部は、食欲をコンロトールする以外にも、広く体のエネルギー恒常性を維持するための役割を果たしており、それに内在性カンナビノイドが関わっている。また、脂肪細胞、肝臓、胃腸管、骨格筋などの末梢組織におけるエネルギー代謝の調節にも、内在性カンナビノイドが関与していると考えられている。[105]
　内在性カンナビノイドは、睡眠にも関わっているようだ。[106][107][108]動物実験で、脳内にアナンダミドなどを注入すると睡眠が誘導され、逆にCB_1受容体遮断薬を投与すると、睡眠が減る。脳内で睡眠を調節する物質として、アデノシンやメラトニンが知られるが、内在性カンナビノイドはアデノシンやメラトニンの働きに影響を与えるようだ。アナンダミドなどの脳内量は、一日の明暗サイクルに合わせて変動しており、その量が増えてくると、眠気を催すように機能していると考えられる。

　内在性カンナビノイドが性欲や性行動に関与するこ

とを示す、数々のヒトおよび動物実験のデータも報告されている。[★109][★110]

脳の視床下部には、各種ホルモンの分泌を調節する中枢があり、性周期や妊娠の成立に中心的役割を果たす。内在性カンナビノイドは、視床下部のCB_1受容体を介して、ホルモン分泌を調節し、妊娠にも関与すると考えられている。[★111]

妊娠に関連して、もう一つ重要な知見がある。受精卵から発生した着床前胚にはカンナビノイド受容体が存在する一方で、母体の子宮からは内在カンナビノイドの[★112]アナンダミドが分泌され、着床のタイミングを制御している[★113]ということである。子宮からの誘い（内在性カンナビノイド）を、赤ちゃんが聞き分けて（カンナビノイド受容体）、お母さんの体内に宿るというわけだ。**内在性カンナビノイドは、新しい生命の誕生まで左右している**といえる。

内在性カンナビノイドの量が多すぎても少なすぎても、流産の原因になる可能性がある。

私たちがストレスを感じたとき、体の防御反応として、副腎皮質[※11]から、糖質コルチコイドと総称されるホルモンが大量に分泌される。このホルモンは、体に危険が及んでいることを知らせ、ストレスを生じている対象物から逃れる生理反応や行動を導く役割を果たす。この副腎皮質からの糖質コルチコイド分泌は、脳下垂体から分泌されるホルモン[※12]によって調節され、その脳下垂体ホルモンの分泌は、さらに上位の視床下部から分泌されるホルモン[※13]によって調節されている。このシステムは、「視床下部 - 下垂体 - 副腎系」、または「HPA 軸」[※14]と呼ばれ、

※ 11
腎臓の上方にある「副腎」という臓器の外表部分。

※ 12
副腎皮質刺激ホルモン：ACTH

※ 13
副腎皮質刺激ホルモン放出ホルモン：CRH

※ 14
hypothalamic-pituitary-adrenal axis

4 合成カンナビノイドと内在性カンナビノイド　**169**

ストレス応答の中心的役割を果たす。

CB_1 受容体遮断薬の投与、あるいは遺伝子操作によって作成された CB_1 受容体欠損マウスを用いた実験から、内在性カンナビノイドが HPA 軸の制御に関わっていることが明らかにされた。[114][115]

内在性カンナビノイドが正常に働いていないと、環境にうまく適応できなくなり、不安やうつなどの精神障害が引き起こされるかもしれない。

視床下部には、体温を一定に保つ調節機能を司る中枢もあり、マリファナ吸引や THC 投与によって低体温が生じることから、体温調節にも内在性カンナビノイドが関与すると考えられる。

実際、内在性カンナビノイドの一つアナンダミドは、体内で温度センサーとして機能する TRPV1 受容体チャネルに作用することが明らかになった。[116]

※15
Transient receptor potential cation channel subfamily V member1

私たちが暑いと感じたとき、皮膚の血管を拡張させて熱を放散させることにより体温を下げようとするしくみが働く。アナンダミドが TRPV1 受容体チャネルを刺激すると、血管拡張反応が起こり、体熱を放散させる役割を果たすこともわかってきた。内在性カンナビノイドは体温調節に欠かせない。

前述したように、マリファナや THC は鎮痛作用を示し、その作用メカニズムに関する研究が進んでいるが、近年の研究から、内在性カンナビノイドが痛みの調節に関わっていることが明らかになってきた。[117]

CB_1 受容体は、海馬や扁桃体を含む大脳辺縁系や、大脳新皮質にも多く分布しており、これらの脳領域が関

与する機能の調節にも内在性カンナビノイドが関わっているに違いない。

　マリファナやTHCに精神作用が見られるように、内在性カンナビノイドは精神機能の調節に重要な役割を果たしているに違いない。これを検証するため、遺伝子操作によってCB$_1$受容体をもたないマウスを作成し、その行動変化を観察した論文が報告されている[118]。
　前述したように、CB$_1$受容体は、グルタミン酸作動性ニューロンやGABA作動性ニューロンの終末部に存在していて、グルタミン酸やGABAの遊離を抑制するように働くが、マウスのグルタミン酸作動性ニューロン上のCB$_1$受容体をなくすと、探索行動や社会性行動が減少し、逆に攻撃行動が増えた。
　GABA作動性ニューロン上のCB$_1$受容体をなくすと、いろいろな実験系での行動量が増えた。この結果の解釈は難しいが、内在性カンナビノイドは「不安」を調節していると考えられる。

　「社会性」とは、集団を作って生活しようとする性質のことである。他の動物にもある程度認められるが、私たち人間は、とりわけ他人との関係を重視し、時には本能的な欲求を抑えてまで、他人に合わせようとする。
　「社会性」は、動物とは違う、人間の特徴の一つといえる。社会性は、生後の発達に伴って身についていくものだが、発達障害があると、他人の気持ちを察することができないなど、対人関係がうまくいかなくなり、日常生活に支障をきたす。
　こうした社会性の発達にも、内在性カンナビノイド

4　合成カンナビノイドと内在性カンナビノイド　171

が関与することが最近の研究から明らかになってきた。[119]

　社会性の発達には、「不安」と「報酬」が関係する。人前で何かを発表するときに緊張するのは、社会性と関連した「不安」を反映している。幼い子どもが、公衆の面前でも全く臆することなく、わがままがいえるのは、社会性が身についていないからだ。
　一方、多くの人に認められたときに大きな喜びを感じるのは、社会性と関連した「報酬」を反映している。
　内在性カンナビノイドは、上述したように「不安」の調節に関わるだけでなく、脳内報酬系の制御にも関わることで、社会性の発達に寄与していると考えられる。
　社会性と関連の深い脳領域は、前頭葉[※16]であるが、動物実験で、成長期の雌ラットにTHCを与えると内在性カンナビノイドの働きが邪魔され、前頭葉が正常に機能しなくなると報告されている。[120]

※16
大脳新皮質の前方部分

　末梢において、内在性カンナビノイドは、免疫細胞上に発現しているCB_2受容体を介して、免疫機能や炎症反応の調節にも関与している。[121][122]
　胃腸管では、アナンダミドが産生され、CB_2受容体を介して、腸管免疫に関わる他、食欲やエネルギー恒常性の調節にも寄与している。[123]
　さまざまな疾患と内因性カンナビノイドの関係についても、議論されている。
　内在性カンナビノイドは、心臓や血管の働きも調節しており、その過剰な作用が心不全をもたらす可能性が考えられている。[124]
　エネルギー代謝や、炎症に関わることから、糖尿病

などの代謝性疾患との関連も考えられている。[★125]

　内在性カンナビノイドは脳内の血流や炎症のコントロールに関わっているので、関連する薬は脳血管障害の治療にも応用できるかもしれない。[★126]

　内在性カンナビノイドは、神経毒性物質や酸化ストレスから神経細胞を保護する作用があり、この働きが低下することによって、アルツハイマー病、パーキンソン病、ハンチントン舞踏病、多発性硬化症[※17]などの神経変性疾患が引き起こされるという仮説も提唱されている。[★127][★128]

　また、この仮説に基づいて、カンナビノイド関連薬を神経変性疾患治療薬として応用する研究も行われている。

　さらに興味深いことに、最近の研究により、内在性カンナビノイドが、薬物依存の形成に関係しているとともに、「ギャンブル依存症」などにも関係していることが明らかになってきた。[★129]

　依存症のメカニズムを解明する上でも、内在性カンナビノイド系の研究が進むことを期待したい。

マリファナは内在性カンナビノイドの働きをかき乱してしまう

　内在性カンナビノイドの存在が知られていなかったころは、マリファナの作用は、単にTHCなどの成分がCB$_1$およびCB$_2$受容体を刺激することによって現れるとしか、考えられていなかった。

　しかし、近年は、内在性カンナビノイド系の重要性が認知されるようになり、マリファナの身体的および精神的影響は、「もともと生体内で機能している内在性カ

※17
multiple sclerosis

4　合成カンナビノイドと内在性カンナビノイド　　173

ンナビノイド系のバランスが乱されることによって生
じる」と考えられるようになっている。

　「マリファナを使用しても、たいした効果はない」「依
存性は弱い」などという人がいるが、それは明らかな
間違いである。
　もともと私たちの体内では、「食欲」「睡眠」「性欲」
「体温」「エネルギー代謝」「ストレス応答」「ホルモン
分泌」など動物として生きていくために欠かせない機
能から、「記憶」「精神活動」「社会性」など脳の高次機
能まで、ありとあらゆる生体機能の調節に、内在性カ
ンナビノイドは関わっているのだ。
　内在性カンナビノイドが働きかける受容体に、同じ
ように結合して、その働きをかき乱してしまうマリファ
ナが、いろいろな薬理作用を示し、体の変調をきたす
のは、当然であろう。

第 **5** 章

大麻をめぐる
報道・噂

対立する社会の反応

1 >> 大麻と社会

二分する意見

「○○が大麻取締法違反で逮捕……！」

そんなニュースが報道されるたびに、世の中の反応は大きく分かれる。ほとんどの人は、「またクスリか……」「どうしようもない奴だな」などと、容疑者を責める感想を述べるだろう。

しかし、一方で、「大麻は本来危険なものではない」「大麻はすばらしい」と有益性を主張したり、「大麻を規制している法律が間違い」と訴える人もいる。

お互いに言っていることが１８０度違う。

まるで、悪口を言い合う嫁と姑のようだ。

あるいは、与党と野党が中傷しあう国会のようでもある。

考え方がいろいろあるので、二分化するのは適当でないかもしれないが、話を進めやすくするため、ここでは「大麻は麻薬と同類のドラッグとみなすべき」「大麻犯罪をなくすために厳罰化すべき」と考える人たちを、「大麻規制派」、産業や文化の保護、医療への応用などの観点から大麻を認めるべきと考える人たちを、「大麻解放派」と呼ぶこととしたい。

わが国の生涯薬物経験率[01]は 1.5％ というデータがある。

※01
1回でも麻薬・覚醒剤・大麻などの薬物を経験したことがある者の率。

これは、欧米諸国の数値が30〜50%であるのに対して、奇跡的に低いといえる。薬物乱用防止対策の効果の表れだとしたら、好ましいことだ。しかし、大麻に関しては、必ずしも対策がうまくいっているとは思えない。

第2章でも触れたように、覚醒剤については、第二次世界大戦後の第一次乱用期、昭和50年代の第二次乱用期に、法改正による厳罰化などの対策を講じることで、一時的ではあるが検挙者数が減少に転じた。

麻薬関連事犯の検挙者数は、昭和38年の法改正後、大きく減少した（下の図参照）。しかし、大麻については、昭和38年に法改正で厳罰化された後に、むしろ検挙者が増え始め、年度ごとに多少の上下変動はあるものの、状況は現在までほとんど変わっていない。

私は、教員という立場上、問題行動を起こした学生がいた場合に、注意を喚起することがある。同じ問題が起こらないように考え、関係する学生だけでなく、全

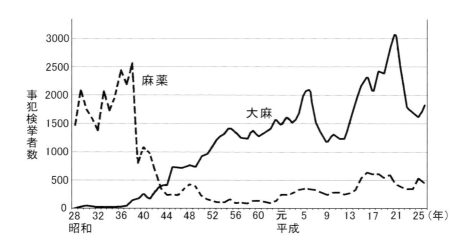

員の前で話をするように心がけているが、ここでいつも悩むことがある。

　全員に対して注意をしたときに、話をしっかり聞いて真剣に受け止めてくれるのは、実は何も問題がない学生のほうなのである。本当に気をつけてほしい学生は、私の話に耳を傾けてくれないので、言いたいことが伝わらないのだ。

　「改善する気がないから聞かない」「聞かないから改善されない」……。

　この悪循環をいつも痛感している。聞く耳をもたない人に何かを伝えることは、本当に難しい。これと似たようなことが、大麻問題でも起きているのではないだろうか？

　覚醒剤や麻薬の場合は、ほとんどの人が否定的に捉えており、乱用者を罰することに異論を唱える人はめったにいない。

　しかし、大麻については、「覚醒剤や麻薬とは違う」「タバコと変わらない」「たいしたことはない」といった風潮がどこかにあり、あまり知識のない若者がそうした言葉に誘われてしまう傾向がある。[*02]

　また、インターネット上では、大麻規制派と大麻解放派の発言が散りばめられていて、何が本当なのかがわかりにくくなっている。

　聞く耳をもたない人に、いくら注意喚起をしても、効果がないのは当然だろう。覚醒剤や麻薬とは違う対応が、大麻問題には必要であることを、図のデータは物語っている。

　中立的な立場で冷静に考えてみると、現状の大麻規

※02
例えば、2017年に関西の四大学が学生を対象に実施した「薬物に関する意識調査」では、「あなたの周囲に薬物を所持したり、利用している（いた）人がいるか？」という質問に対し、3.4％が「いる（いた）」と答え、「どの薬物でしたか？」に対する回答として、「大麻」が最も多く、39.8％だった。

制派と大麻解放派は、偏った考えで、**自己主張と他者批判を繰り返している**だけのように感じる。これでは、何も変わらない。それぞれの願いが少しでも実現するためには、**相手の話をちゃんと聞く**とともに、**自分側に都合の悪いことでも正直に認める**姿勢が必要だろう。

　そこで、本章では、大麻規制派と大麻解放派の主張が食い違う、いくつかの事例をあげて、どこに問題があるか、どうしたら歩み寄れるかについて、私なりの個人的な意見を述べさせてもらいたい。

　本書の執筆にあたっては、できるだけ中立的立場を貫きたかったが、本章だけは言いたいこと（主に批判）を書かせていただくので、ご容赦願えればと思う。

2 >> 医療用大麻

医療用大麻は存在しない?

　平成28年参議院選の立候補者が、「医療用大麻の解禁」を公約にかかげたことで、今まで聞いたこともなかった人たちが「医療用大麻ってなんだ?」と興味を示すようになった。

　この方の顛末は、ほとんどの方が周知と思うので、あえて書かないが、今まで全く理解していなかった人が知ろうとする機会を与えてくれた点は、評価したい。

　さて、この件で、私が一番驚いたのは、一部マスコミの報道であった。取材を受けた厚生労働省の担当者が「前提として、医療用大麻なんて存在しません」と話したという。

　コメントは「大麻の使用を主張する一部の人が、独自に使っている用語」と続いていた。このコメントの信ぴょう性は定かではない。マスコミはよく、もらったコメントの中から取材目的に合うものだけを都合よくつなぎ合わせて、話を作ることがあるからだ。

　私自身も、以前、テレビ番組に出演したときに話した内容が、適当につなぎ合わされて、全く違うコメントに作り替えられて放送された経験がある。いずれにしても、マスコミ報道の影響力は大きい。

　実は、「まえがき」の冒頭で紹介した女性のコメント

にはもう一つ追加があって、たしか「医療用大麻なんて、そもそも存在しないんでしょ？　嘘ばっかりついて……」というような内容だったと思う。

つまり、医療用大麻のことはよくわからないけれど、「存在しない」というコメントの報道を、その方は信じたに違いない。

さて、問題の「医療用大麻」──その言葉が何を意味するかによっても変わってくるが、実のところ、海外では大麻を医療目的で使用しているところがある。

「医療用大麻は存在しない」というコメントを報道したマスコミは、誤った情報を広めてしまったことになる。

「医療用大麻」と「医療大麻」は同じで、英語の「medical marijuana」、または「medical cannabis」の和訳である。

狭義には、大麻草を加工したマリファナを医療目的で使用すること、あるいは医療目的で流通・販売されているマリファナ製品のことをさす。

広義には、マリファナに含まれる成分と同じ化合物あるいは類似した構造をもつ合成カンナビノイドを利用した治療法、またはそれらの化合物を含んだ製品のこともさす。

第2章で、大麻草の品種に関して『THCA種は「薬用型大麻草」…に相当する』と解説したが、「医療用大麻」は大麻の品種を表しているわけではないので、混同しないように注意していただきたい。

諸外国で認められている
マリファナ関連の医薬品

※ 03
Food and Drug
Administration; FDA

米国で医薬品の認可を担当する「食品医薬品局」[※03]では、

大麻草を加工したマリファナを医薬品としてはまだ認めていないので、"medical marijuana（cannabis）"という用語は使っていないが、"marijuana for medical use"とか"the medical use of marijuana"という表現を使って、マリファナの薬効が病気の治療に役立つ可能性について一部理解を示している。[04]

　FDAが植物由来のマリファナを認めていないのは、十分な臨床試験データに基づいた安全性が保証されていないことと、植物を加工して作る製品では含有成分にばらつきがでてしまうことを懸念しているからだ。マリファナに効果がないと考えているからではない。むしろ、マリファナに含まれる成分の有効性は認めている。

　その証しとして、マリファナに関連した、次の2つの医薬品を認可している。

※04
https://www.fda.
gov/newsevents/
publichealthfocus/
ucm421163.htm

----

① ドロナビノール（マリノール®）

　THCには、光学ならびに幾何学異性体が存在する。[05]化学合成する場合、合成法によっては、これらの異性体が混在することがある。しかし、マリファナ中に主に含まれ薬理活性を担うのは、（－）-*trans*-Δ^9-THCであることから、この異性体だけが得られるように化学合成したものが、ドロナビノールである。

　つまり、化学的には、ドロナビノールは、天然のマリファナのTHCと同一物質であるから、「ドロナビノールはマリファナの成分である」といっても間違いではない。

　ただし、法律上両者を区別する必要があったため、化学合成された（－）-*trans*-Δ^9-THCに対して、わざわざ新しい名前「ドロナビノール」をつけたというのが本当

※05
分子を構成する原子の種類と数が同じ（分子式が同じ）だが、立体的な位置関係が異なる物質のことを「立体異性体」という。
そのうち、二重結合でつながった2つの炭素原子に他の原子団が異なった形でくっついてできるものを、「幾何異性体」（cis型とtrans型）という。また、一つの炭素原子に4種類の異なる原子団が結合している場合には、ちょうど左手と右手のような関係にある一対の異性体が存在することになり、これを「光学異性体」という。

のところである。

　マリノール®は、ドロナビノールをゴマ油に溶解して、丸いゼラチン製カプセルに充填した製品の名前である。臨床試験を経て、吐き気を止める効果や食欲促進効果が認められたため、FDA は 1985 年に医薬品として承認した。1993 年発売。

　適応は、１）抗がん薬の使用に伴う吐き気と嘔吐と、２）エイズ患者における体重減少を伴った食欲不振、である。

　しかし、比較的値段が高いことや精神作用が問題となることから、必ずしも評価は高くない。

② ナビロン（セサメット®）

　ナビロンは、左図に示したような化学構造をした、THC に類似した合成カンナビノイドである。

　図中＊の部分の立体構造により異性体が存在するが、(S,S) - （+） - と（R,R） - （−） - の異性体から成るラセミ混合物である。

　もともと製薬大手のイーライリリー社によって開発され、1985 年に FDA より認可されたが、商業的な理由から 1989 年に認可取り消しとなった。

　その後、Valeant Pharmaceuticals 社が 2004 年に権利を買い取り、2006 年に再び FDA より販売承認を得た。

　現在、米国とカナダ、欧州各国で認められている。ドロナビノールと同じく、抗がん薬による吐き気と嘔吐、エイズ患者の食欲不振や体重減少に用いられる。

2 医療用大麻　183

米国では、乱用の恐れがある薬物の製造、輸入、所有、流通などを規制する法律として、「規制物質法」[06]がある。日本の薬物四法が合体したようなもので、麻薬、向精神薬、覚醒剤、大麻などをすべてカバーしており、薬物はスケジュールⅠ～Ⅴ（第Ⅰ～Ⅳ類）に分類される。

スケジュールⅠの薬物は、

（A）乱用の危険性がある
（B）一般に認められた治療のための医学的用途がない
（C）安全性が不足している

の3点に該当するものとされ、医療目的を含め禁止されている。天然のマリファナは、ヘロインなどとともに、このスケジュールⅠに入っている。

スケジュールⅡの薬物は、

（A）乱用の危険性がある
（B）医学的用途がある
（C）乱用により深刻な精神依存、もしくは身体依存が形成される可能性がある

の3点に該当するものとされ、定められた手続きを経ることで医療目的に使用される。コカインや覚醒剤などが、このスケジュールⅡに入っている。

スケジュールⅢの薬物は、

※06
Controlled Substances
Act

184　第5章　大麻をめぐる報道・噂

（A）スケジュールⅠ、およびⅡの薬物に満たない乱用の危険性がある

（B）医学的用途がある

（C）乱用により深刻な精神依存、もしくは中程度から軽度の身体依存が形成される可能性がある

の3点に該当するものとされ、コデインなどが入っている。

上述の①ドロナビノール（マリノール®）と②ナビロン（セサメット®）は、FDAより承認された後に、規制物質法のスケジュールⅡに加えられた。

乱用の恐れがあるものの、医薬品として認めた以上、使用禁止のスケジュールⅠからは外さないといけないと考えられたに違いない。

しかし、ドロナビノールについては、2000年にさらにスケジュールⅢに"格下げ"された。使用実績から、安全性が再評価されたわけではない。ドロナビノールは天然マリファナに含まれるTHCと同じ物質なのに、天然マリファナがスケジュールⅠのままで、ドロナビノールだけがスケジュールⅢに変更されたのは、何かおかしい。

後ほど詳しく述べるが、1996年にカリフォルニア州で、全米で初めて、天然のマリファナを医療目的で使用することを容認する「医療大麻法」が、住民投票で可決された。その後、各州で同様の動きがあり、米国は「大麻合法化」へと進み始めた。米国連邦政府としては、マリファナをスケジュールⅠに位置づけている以上、解禁しない方針に変わりはない。

しかし、「マリファナを医療に役立てたい」という一

2 医療用大麻　185

部国民の訴えを無視するわけにもいかない。

そこで、天然のマリファナを使う代わりに、化学合成したカンナビノイドを含有した医薬品を推奨しようとしたのである。

実は、ドロナビノールは、**もともと米国政府の多大な支援によって開発が進められた**といわれている。「**ドロナビノールを利用しやすくすることで天然マリファナが使われるのを防ぐ**」という目論見が、2000年のスケジュール変更にあったのではないだろうか。

また、米国以外で認められている医薬品には、次のようなものもある。

③ナビキシモルス Nabiximols（サティベックス® Sativex、アルミラール® Almirall）

天然のマリファナの場合は、THCやCBDなどの成分含有量が製品ごとにばらつき、有効性と安全性を保証するのが難しい。

これを解決するため、イギリスのGWファーマシューティカルズ社は、特定品種の大麻草を隔離栽培し、含有成分が一定のマリファナ抽出物を製造する技術を確立した。

ナビキシモルスは、そのようにして得られたマリファナ抽出物で、THCとCBDをおよそ1：1（等量）含んでいる。

これを、さらに加工して、小型スプレーに封入し、口腔内に噴射すれば一定量のカンナビノイドを摂取できるようにした製剤が、サティベックス®である。

2005年に、多発性硬化症患者の神経因性疼痛と痙縮[※07]

※07
神経細胞において、電気信号を伝える軸索をとりまいているミエリンという構造が、何らかの原因で壊れ、軸索がむき出しになる（脱髄）状態が、脳や脊髄、視神経のあちこちで起きて運動失調、感覚異常、視力障害などが生じる病気。病変部を触ると硬く感じられるので「硬化症」という名がつけられた。

を緩和するために用いる医薬品としてカナダで販売承認された。

　また、2010年には、イギリスで、多発性硬化症による痙縮の治療薬として承認され、その後欧州各国で認可・発売された。イギリスを除く欧州での販売名は、アルミラール®である。

....

　ナビキシモルスに関して、とくに注目してほしいのは、天然のマリファナ抽出物を原料としていて、狭義の医療用大麻に相当することだ。

　これをカナダと欧州が承認したということは、この地域では「安全性を確保する対策が講じられ、品質管理がしっかりしていれば、天然のカンナビノイドを医療目的で使用しても差し支えない」と認められたことになる。

　しかし、米国規制物質法でマリファナがスケジュールI薬物に指定されていることから、FDAは、天然のマリファナや、そこから抽出された成分を含む製品については認めない方針を変えておらず、ナビキシモルスが米国で認められる可能性は、今のところ低いと思われる。

　それでも、2007年にGW社と大塚製薬は契約を結び、がん患者に対する大規模臨床試験を行い、米国でのナビキシモルスの販売をめざして開発を進めていると伝えられている。

　大麻関連薬として一時認められていた医薬品がもう一つある。

2 医療用大麻　　187

④ リモナバン（rimonabant、別名：SR141716）

選択的なカンナビノイドCB_1受容体遮断薬で、病的な肥満を治療するための食欲抑制剤として開発された。体内では、内因性カンナビノイドがCB_1受容体を刺激して食欲を促進する働きをしており、その働きをとめることで、リモナバンは食欲抑制作用を示すと考えられる。

2006年に、欧州各国で承認されたが、2008年に自殺企図などの報告があり、販売中止に至った。日本でも、治験が進行していたが、中止された。

第4章で紹介したように、私たちの体内では、内在性カンナビノイドが多くの生体機能や病気の発症に関係しているので、カンナビノイドに作用する薬（刺激薬、および遮断薬）は、さまざまな医療目的に応用できる可能性を秘めている。リモナバンはうまくいかなかったが、改良された関連化合物が、多くの病気の治療に役立つことが期待される。

マリファナに含まれる成分で、近年とくに注目されているのは、カンナビジオール（CBD）である。THCと違って、CBDには精神作用がなく、むしろTHCの精神作用を弱めるという報告もある。

国際条約による規制はなく、もちろん日本でも麻薬等には指定されていない。

精神作用がないので実際は問題ないのだが、マリファナから抽出・精製した場合は、大麻取締法にひっかかってしまうので使えないが、化学合成したCBDは、何の

制約もなく研究で用いることができ、医薬品として応用する道は大きく開かれている。

　2015年7月には、米国で、CBDを有効成分とする医薬品[08]が、希少疾病用医薬品の指定を受けた。希少疾患とは、患者数が非常に少ない疾患のことで、通常の手続きでは医薬品開発が困難なので、患者を救う見込みがある場合は特別ルールが適用されることがある。
　エピディオレックス®が対象とした希少疾患は、ドラベ症候群[09]で、2万〜4万人に1人しかいない。
　2016年3月には、開発を推進するGWファーマシューティカルズ社が、120人を対象とした臨床試験結果で有効性が認められたと発表している。

　2017年3月には、GWファーマシューティカルズ社傘下のAXIMバイオテック社が、CBDを含むガム製剤を過敏性腸症候群（IBS）治療に応用するための第II相[10]臨床試験を開始したと発表している。
　ただし、これらのCBD製剤は、CBDAを多く産生し、THCAをごく少量しか含まない品種の大麻草を隔離栽培し、そこから抽出した油を原料として製造されるので、米国規制薬物法で禁止されているスケジュールI薬物に該当する恐れがある。もし、近い将来、これが認められれば、CBDに限っては、「天然のマリファナ由来であっても認める」という方針転換になるかもしれない。

　基礎研究では、CBDをさまざまな疾患の治療に役立てようという研究が進んでいる。[★130][★131]
　他に使える医薬品がある疾患の場合は、必要性が低

※08
エピディオレックス®、
Epidiolex

※09
1978年にフランスのドラベ博士が分類を提唱した、乳幼児期に発症する難治性てんかんの一種。

※10
検査を行っても、炎症や潰瘍などの異常が見つからないにも関わらず、下痢や便秘、腹痛などの下腹部の不快な症状が続く病気。

2 医療用大麻　**189**

いかもしれないが、アルツハイマー病のように、患者数が多いにもかかわらず、根本的な治療薬がない疾患に対して使えるとすれば、意義は大きい。日本でも、こうした研究は可能であるから、期待したいところだ。

世界に目を広げると、マリファナの活性成分あるいは関連した化合物を医療目的で利用することを認めた国は、欧州諸国、オーストラリア、イスラエル、コロンビアなど徐々に増えつつある。

また、マリファナの薬効と成分に関する研究から、新しい医薬品が生み出される可能性は、今後もあるだろう。

諸外国におけるマリファナ合法化の動き

一方、医療用途に限らず、嗜好目的でもマリファナの使用を認めている国もある。代表は、オランダである。

オランダの主たる薬物規制に関する法律は、「アヘン法」[11]であり、1912年にハーグで開催された国際アヘン会議に起源がある。

このオランダ・アヘン法は、1976年に大幅に改正され、人体および社会への有害性を考慮して規制薬物を大きく「ハード・ドラッグ」（カテゴリ I）と「ソフト・ドラッグ」（カテゴリ II）に2分した。

ハードドラッグに含まれるのはヘロイン、コカイン、覚醒剤、MDMA、LSDなどであり、マリファナはそれらと区別され、ソフト・ドラッグに分類されている。

「コーヒーショップ」と呼ばれる、公然とマリファナなどのソフトドラッグを販売する店が存在し、法に定められた量以下であれば、個人が売買しても罰せられるこ

※11
英語では Opium Act、オランダ語では Opiumwet。

とはない。

　ただし、オランダは「大麻が安全だ」と認めているわけではない。マリファナを厳しく取り締まると、犯罪が増えたり、代わりに麻薬や覚醒剤が乱用される恐れがあるため、決められた小売店が一定量を取り扱うことや個人が少量を使用することを容認しているにすぎない。

　この考え方は、「寛容政策[12]」という。

　「オランダでは大麻が合法化されている」という説明は、厳密には間違いで、オランダでもマリファナは今なお規制物質であり、製造および所持は犯罪として罰金を科せられることもあることを知っておいていただきたい。

　今、米国では大麻合法化の是非を問う住民投票が進行しており、地域によって賛否が分かれている。

　前述の通り、米国連邦政府レベルでは、マリファナは医療用、嗜好用ともに禁止されている。

　しかし、州内での合法化は、州政府レベルで決定できることとなっており、その皮切りとなったのは、1996 年のカリフォルニア州における「医療大麻法[13]」の可決であった。

　住民投票の結果、56％の賛成により、医療目的でマリファナを使用しても州レベルでは罪に問わないことが決まった。

　これ以来、全米各州で提案・投票が行われ、現在までに次の 30 州と、首都ワシントン DC で、医療大麻法が成立している。

※ 12
オランダ語では
Gedoogbeleid。

※ 13
State Medical
Marijuana Law

2 医療用大麻　　191

《2018 年 6 月末現在、医療大麻法が成立している州》

（　）内は成立した西暦年

1. Alaska（1998）★

2. Arizona（2010）

3. Arkansas（2016）

4. California（1996）★

5. Colorado（2000）★

6. Connecticut（2012）

7. Delaware（2011）

8. Florida（2016）

9. Hawaii（2000）

10. Illinois（2013）

11. Maine（1999）★

12. Maryland（2014）

13. Massachusetts（2012）★

14. Michigan（2008）

15. Minnesota（2014）

16. Montana（2004）

17. Neveda（2000）★

18. New Hampshire（2013）

19. New Jersey（2010）

20. New Mexico（2007）

21. New York（2014）

22. North Dakota（2016）

23. Okulahoma(2018)

24. Ohio（2016）

25. Oregon（1998）★

26. Pennsylvania（2016）

27. Rhode Island（2006）

※ 14
2018 年 6 月 26 日の中間選挙の予備選挙に伴う住民投票で、オクラホマ州は、医療マリファナ法を可決した（賛成 56.8%）。

28. Vermont（2004）★
29. Washington（1998）★
30. West Virginia（2017）
＋Washington, DC（2010）★
（★ 嗜好目的の使用も解禁された州）

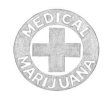

※15
Physician's Statement regarding Medical Cannabis

　これら医療大麻法が成立した州内では、左のようなマークが掲げられた医療大麻薬局や医療大麻クラブなどでマリファナが入手できる。
　ただし、病気にかかった人が誰でも自由にマリファナを使えるわけではない。患者が処方してもらうには、医師からマリファナを使うことが適切と判断された「推薦書」[※15]をもらうとともに、登録料（州や条件によって異なり＄0〜＄200）を支払わなければならない。
　なお、上で★のつけられた州は、嗜好目的の使用も解禁された州である。
　2014年のコロラド州が最初で、「大麻完全合法化」などとも報道されたが、実際には制限がある。
　例えば、カリフォルニア州では、21歳以上の成人は嗜好用として最大6鉢の大麻草を栽培できるが、個人宅など閉じられた空間のみに限定されている。販売するにはライセンスが必要である。
　また、嗜好目的には相当の税金が課せられ、大麻合法化には、税収増のねらいがあるとの指摘もある。
　さらに忘れてはいけないこととして、州レベルでは罪に問われないといっても、連邦レベルでは今なお「規制薬物法」によって禁止されているので、処罰されることもある。
　これらの矛盾点については、第6章で解説したい。

2　医療用大麻　　193

大麻規制派に言いたいこと

　世の中には、麻薬・覚醒剤・大麻の区別もつかない人が多い。そうした人たちを混乱させないよう、とくに専門家の方は注意してほしい。

　また、逆に、大麻は麻薬や覚醒剤とは違うと考えている人もいる。大麻問題は、麻薬や覚醒剤と同じ対応をとっても、解決しない。「ダメ。ゼッタイ。」だけではダメであることを認識してほしい。

　子どもが悪さをしたとき、「そんな悪いことばかりしていると鬼が来るよ」とか、「警察に捕まるよ」と言って、やめさせようとする親がいる。

　一時的には効果があるかもしれないが、長い目で見たときには最悪の対応である。

　「そもそも鬼なんていない」と子どもが気づいた時点で、「来ないから平気」となってしまう。ウソをついた親に不信感をつのらせ、いうことを聞かなくなる。

　「警察に捕まらなければいい」と、逃げることを考えるようになってしまう。悪循環である。

　理屈が理解できない幼い子どもを説得するのは容易ではないかもしれないが、やはり正攻法で、「なぜやったらいけないのか」をきちんと説明するのが最善ではないだろうか？

　時間がかかっても、根気よく話をして、信頼関係を築くことが必要ではないだろうか？

　厚生労働省の担当者が「医療用大麻なんか存在しない」と語ったかどうかは定かでないが、もし本当だとし

たら、その発言は間違いだ。訂正してほしい。

また、専門家なら言葉遣いに気をつけてほしい。「大麻」にはいろいろな意味があるので、使い分けを心がけてほしい。

例えば、「医療に用いるために特別に栽培されている大麻草は、日本国内にはありません」とか、「マリファナを医療目的で使用することは、日本国内では認められていません」と、正確に説明するべきだ。

結果的に「反大麻」の世論を高めることができたとしても、その場しのぎにすぎない。

長い目で見ると、「間違ったことを言っている」「都合の悪いことを隠して説明しようとしない」といった不信感をあおり、耳を傾けてもらえなくなるだけだ。

大麻推進派の意見を一蹴するだけでは、よけいに反発をまねくだけである。

本当に問題を解決する気があるなら、イメージ戦略に走るのではなく、正攻法でいってほしい。

医療用大麻に関しては、例えば、厚生労働省や麻薬・覚せい剤乱用防止センターのホームページ上で、世界の現状も紹介すればいい。大麻推進派のホームページよりも、もっと詳しく解説してもいい。

その一方で、「大麻を規制することが必要」と確信する理由を、きちんと説明すればいい。何も世界に迎合することはない。「世界がどうあろうと日本ではNO」といえるようになってほしい。

そうすれば、大麻問題に疑念を抱いている人たちのモヤモヤを解消することにつながると思う。

2 医療用大麻　**195**

大麻解放派に言いたいこと

「医療用大麻の実現には、大麻取締法の改正が必要」という主張は正しくない。

現行の大麻取締法の第3条には「大麻取扱者でなければ大麻を所持し、栽培し、譲り受け、譲り渡し、又は研究のため使用してはならない」と書かれているので、正式に大麻取扱者として認められれば、研究はできることになっている。

前章までに紹介したように、日本国内でも、精力的に大麻草やその薬効を研究している大学の研究室などがあり、多くの重要な発見をしている。

禁止されているのは、無許可の不正行為であって、研究そのものが閉ざされているわけではない。

また、同法第4条により、大麻から製造された医薬品の施用が全面的に禁止されているので、オランダや米国の一部の州のように、マリファナそのものを医療目的で使用することはできないし、マリファナ抽出物を含むナビキシモルスのような製品は認められない。

しかし、ドロナビノールやナビロンなら、不可能ではない。化学合成されたカンナビノイドは、大麻取締法の範疇外だからだ。

化学合成されたTHCについては、「麻薬」に指定されているので、医薬品として使うには制約があり難しいが、不可能ではない。

合成カンナビノイドで麻薬や指定薬物とされていないものについては、何の制約もなく、他の化合物と同じプロセスを経て、有効性および安全性が確認され、どこ

196　第5章　大麻をめぐる報道・噂

かの製薬メーカーが本気で申請すれば、日本国内でも認められる可能性はある。

　マリファナに含まれる成分のうち、CBDについては、化学合成したものならば、法的制約が一切なく、医薬品として応用する道は大きく開かれているので、日本国内でも研究が進むことを期待してほしい。

　さらに、カンナビノイドそのものを使わなくても、大麻研究から得られた知見を活かした医療は、無限に開けていることを知ってほしい。

　例えば、カプトプリルという高血圧症治療薬をご存じだろうか？

　有効性が高く、多くの患者に使用されてきたので、ご自分で飲んだことがある方がいらっしゃるかもしれない。この薬は、私たちの体内で働く「レニン‐アンギオテンシン‐アルドステロン系」という血圧を上げるしくみを阻害することで、血圧を下げる効果を示すが、その発見は、毒蛇の研究に端を発している。

　ブラジルに生息するジャララカという蛇の毒に、血圧を下げる物質が見つかり、その物質の作用機序を研究していくうちに、カプトプリルが誕生したのである。

　カプトプリルは毒の成分と似た作用を示すが、毒とは全く違う化合物である。これと同じように、カンナビノイドの作用機序を研究していくうちに、カンナビノイドとは化学構造が全く違うものの、同じ効果をもたらす新薬が発見されるかもしれない。

　しかし、大麻解放派の主張には、「大麻草の栽培を認めてほしい」という意見が多い。合成医薬品と比べて、天然のマリファナが優れた点として、

① 化学薬品ではなく、副作用が少ない。

② 栽培、製造が容易、かつ安価。

③ 多くの品種が存在しており、THC、CBD などの成分バランスが多様なので、個々の患者にあった品種を見つけることができる。[16]

※16
一種の「テーラーメイド医療」といえる。

などが挙げられているが、冷静に考えてみると、これらは欠点ともいえる。まず、「天然素材＝体にやさしい」「化学薬品＝有害」というのは大きな誤解だ。

例えば、食品に関していえば、私たちが一番警戒しなければならないのは、人工添加物ではなく、食中毒だ。

地球上で最強といわれている毒は、ボツリヌス菌が産生するボツリヌス毒素で、その半数致死量はマウスで 0.0000003 mg/kg と報告されており、人工合成された毒ガス・サリンの半数致死量 0.3 mg/kg と比べると、実に 100 万倍強力である。

※17
半数の動物が死んでしまう量。

人工的に作り出された毒は、自然界が生み出した毒には到底およばないのだ。

また、化学合成された添加物の場合は、十分な試験によって安全性が確認されたものしか使用が認められていないのだが、天然素材については、ほとんど規制がなく、安全性の確認が甘い。「天然」のほうが、得体が知れず、あやしいということだ。

オランダのコーヒーショップで売られているマリファナには、粗悪なものもあり、相当な細菌やカビがついている場合があるそうだ。「化学薬品でない」ことをアピールするのは、逆効果だと気づいてほしい。

医薬品の場合、製造が容易かどうかは患者にとって、

それほど重要ではない。特別な感染症が流行した場合を除けば、医薬品の供給が追いつかなくなった例はほとんど聞いたことがない。

もし将来カンナビノイド製剤が日本の医療現場で使われるようになったとしても、それを絶対必要とする患者はそれほど多くはないと思われる。

それに、天然のマリファナから成分を抽出し、加工製造するのは、それなりに手間がかかるので、薬価は必ずしも安くはならないだろう。

「容易で安価」と主張するのは、おそらく自分で大麻草を育てて好きなときにマリファナを摂取することを想定しているに違いないが、たとえ病気を患った人が利用したとしても、それは「医療」というより「嗜好」に近い。

「テーラーメイド医療[※18]」というと聞こえはいいが、言い換えれば「一定していない」ということではないだろうか?

オランダや米国の医療大麻薬局で提供される場合には、専門家が異なるマリファナをブレンドすることがあるというが、何を基準に行っているかは明らかにされていない。本当に最適ならばいいが、逆に最不適なものを提供してしまった場合には、誰が責任を負うのだろうか?

もう一つ付け加えると、医療用大麻を推進しようとする方がよく主張することに、「マリファナに含まれるカンナビノイドは、250種類以上の疾病に有効と証明された」というのがある。確かにそのような記述がある論文は存在するが、内容をあまり理解しないで、受

※18
患者の個人差に配慮して各個人に最適な医療を提供すること。

け売りでいわないほうがよい。

なぜなら、**たくさんの作用をもつ薬は、必ずしもいい薬とはいえない**からだ。

例えば、ある薬が、（A）血圧を下げる作用、（B）眠気をもよおす作用、（C）便秘を起こす作用をあわせもっていて、高血圧、不眠症、下痢の患者に使えるとする。たくさんの効果があって、優れた薬だなと思うことだろう。しかし、高血圧に対して使ったときは、（A）の作用が役に立つが、（B）と（C）は副作用になってしまう。不眠に対しては、（B）が役立ち、（A）と（C）が副作用になる。下痢に対しては、（C）が役立ち、（A）と（B）は副作用になる。

つまり、多くの作用をもった薬は、目的外の作用が副作用になりやすいのだ。「250もの疾患に有効」が本当だとすれば、その裏で相当数の副作用が問題となるはずだ。250もの疾患に有効なのに、副作用が少ないというのは、明らかに矛盾している。どこかに間違いがあると判断せざるを得ない。

「病気の治療に貢献する」ことが、大麻研究推進の本当の目的なら、天然のマリファナにこだわることはないはずだ。大麻草そのものを利用しなくても、カンナビノイドの研究から、多くの患者を救うことのできる新薬ができたならば、「大麻草またはマリファナが役に立った」と喜ぶべきではないか。合成医薬品を否定してまで、天然のマリファナにこだわるならば、「何か別に目的があるのでは？」と疑われても仕方がないのではないか。

医療用大麻を推進したいなら、現在の日本でも十分

可能な、合成医薬品の研究・開発を是非とも支援して
いただきたい。それで、カンナビノイドや関連薬が有
用であることが実証されれば、一定のルールに従いマ
リファナを利用することができる時代が来る可能性は
あるだろう。

3 ≫ 酒やタバコとの比較

どうしてマリファナだけ禁止されているのか？

　マリファナを法律で禁止することの是非を問うときに、よくとりあげられるのが、酒やタバコとの比較である。

　酒もタバコも、精神作用があるし、連用により依存を形成する。「ニコチン依存症」「アルコール依存症」という言葉を聞いたことがない人はいないくらい、周知の事実である。

　「タバコや酒は許されて、どうしてマリファナは許されないのか？」

　確かに何かおかしい。

　2014 年、米国大統領（当時）のバラク・オバマ氏が雑誌『New Yorker』の取材を受け、自分でマリファナを吸ったことがあると打ち明け、その感想として、
「Marijuana was less dangerous than alcohol.」
（マリファナは酒ほど危険じゃなかった＝たいしたことなかった）
と語ったと伝えられた。
また、2016 年 11 月には、別の雑誌のインタビューに応じて、
「Marijuana should be treated like cigarettes or alcohol.」

（マリファナはタバコや酒と同じように扱われるべきだ＝タバコや酒と大差ない）。

と語ったとも伝えられた。

オバマ大統領の発言は、「酒・タバコとマリファナの何が違うのか？」という議論に再び火をつけた。

アルコールの作用と問題点

酒は、薬物とみるなら、麻酔薬の類いである。

酒に含まれるアルコール（エタノール）には、脳の神経を麻痺させる作用があり、脳を全般的に抑制する。

少量の摂取で、脳の中で行動や感情にブレーキをかける働きをする「前頭前野」が最初に麻痺する。

「お酒を飲むと楽しい」と感じるのは、ブレーキがかからなくなり、本能の赴くままに行動できるという「解放感」に基づくものだ。

さらに、摂取量を増やすと、酩酊状態（いわゆる「酔っ払い」）となり、ろれつが回らない、物が二重に見える、千鳥足になるなどの異常が体に現れる。

判断力や記憶力も低下する。暴力をふるったり、裸になるなど、周囲に迷惑をかける行為に及ぶ人もいる。

多量の飲酒で、血中アルコール濃度が危険レベルに達すると、昏睡状態となり、呼吸麻痺で死亡してしまう人もいる。

近年、毎年のように、大学生がサークル活動などで、いわゆる「イッキ飲み」を含む過量の飲酒を続けた結果、急性アルコール中毒で亡くなるという事故が多発している。

将来有望な若者の命を一瞬でうばってしまう、酒の

3 酒やタバコとの比較　203

怖さを改めて感じさせられる。

　習慣的な飲酒は、さまざまな障害をもたらす。

　脂肪肝・肝炎・肝硬変などの肝疾患、胃炎・膵炎などの消化器系疾患、心筋症、高血圧、糖尿病、がんなどの原因になるとともに、ウェルニッケ‐コルサコフ症候群[※01]、小脳変性症[※02]、認知症などの精神疾患を引き起こすこともある。

　大量の連用は、依存症を生じる。

　アルコール依存症は、精神的依存だけでなく身体的依存を伴う。

　アルコールがきれると、手足がふるえたり、めまいや吐き気などの離脱症状が現れる。重度になると、痙攣発作[※03]、妄想などが生じる。

　しばしば幻覚も起こり、小さな虫のようなものが見えたり、いるはずのない人が見えたり、声が聞こえたりする。ぶつぶつと独り言を言っている人がいたら、その人は幻覚にかかっている（いるはずのない人が見えて、その人に話しかけている）のだ。

　苦痛な離脱症状から逃れるためには、飲酒を繰り返すしかなく、どんどん飲酒量や頻度が増していくという、悪循環に陥る。ここから脱するのは、きわめて難しい。

　アルコール依存症は、精神疾患の一種とみなされ、飲酒をしている人なら誰でもかかる可能性がある。

　日本のアルコール依存症患者数は、およそ200万人と推定されている。治癒率は20％程度といわれ、裏返せば、治療しないで放置されているか、治らない人が80％もいるのである。

※01
飲酒習慣がまねく栄養失調が原因で起こる脳症の一種。

※02
アルコールの影響で小脳が変性し歩行障害などが現れる疾患。

※03
アルコール性てんかん

さらに、お酒（アルコール）は、当人が健康を害するだけでは済まない。

　飲酒が関係した犯罪は多発している。身近なところでは、お酒に酔った人が夜の電車内でトラブルを起こすことはよくある。

　酩酊状態で、傷害や殺人に及んでしまう人もいる。

　アルコール依存症の妻が、お酒をくれなかったという理由で、夫を殺害してしまった事件があった。

　アルコール依存症の父を、息子が殺害してしまったという事件もあった。人にお酒を無理やり飲ませて、盗みや強姦をはたらいたという事件もあった。

　飲酒がらみの犯罪は、後を絶たない。

　2016（平成28）年に、日本全国で飲酒運転による交通事故で亡くなった方は、221人にのぼり、うち56人は、運転者や同乗者以外で、何の関係もないのに巻き添えで犠牲になってしまった方だ。

　1990年代から2000年代初めは、年間1000人以上が亡くなっていたのと比べれば、大幅に減少しているものの、尊い命が奪われていることに変わりはない。

　2014年頃に危険ドラッグを吸引した車の暴走事故が多発し、話題となったが、飲酒による危険運転は、それと比べものにならないくらい多発しているのである。

　おまけに、アルコールは医療目的での利用価値がほとんどない。医療用大麻が議論されているのとは対照的だ。

　「酒は百薬の長」という諺があるものの、病気になった人が、お酒を飲んで治療するということは現実にはない。むしろ、病気になったら、飲酒を控えるように

3 酒やタバコとの比較　　205

注意されるのが常だ。

　麻薬および向精神薬取締法の冒頭に書かれているように、薬物規制を行う目的が「乱用による保健衛生上の危害を防止し、もって公共の福祉の増進を図る」ことならば、「酒」「アルコール」は規制しなければならない対象であることは疑いない。

　飲酒の社会的悪影響を減らすには、犯罪者を罰するだけではだめである。アルコールが脳に作用すると、思考・判断力が低下し、「罰せられるからやめておこう」などと思わないからだ。いくら厳罰化しても無駄だ。結局は、「飲ませない」＝「禁酒」しかないのである。

　米国では、かつて「禁酒法」[※04]が施行された時代（1920〜1933年）があり、消費のためのアルコールの製造、販売、輸送が全面的に禁止された。

　その背景には、飲酒がもたらす社会的悪影響だけでなく、一部の宗教の戒律で飲酒が禁じられていたこと、第一次世界大戦の敵国がドイツだったので、飲用ビールを製造するドイツ系市民に経済的ダメージを与えようとしたことなども関係していたといわれている。

　しかし、「禁酒法」はうまく機能しなかった。

　飲むこと自体が禁止されていたわけではないので、人々は隠れて酒を飲んでいたらしい。酒の製造業者は医療目的と偽って病院に酒を売った。医師に病名や処方箋を書いてもらい、薬という名目で病院や薬局から不正に酒を手に入れる者もいた。

　また、工業用アルコールの製造は認められていたため、粗悪な密造酒を飲んで死亡する人が多数出た。

※04
英語では単に
「Prohibition」という。

さらに、闇での酒の取引は、犯罪組織の収入源となり、社会環境を悪化させた。無益となった法律は、1933年に廃止された。

　日本で、「禁酒法」の実現は可能だろうか？
　飲酒がらみの犯罪や事故にまきこまれた人、あるいは家族の方は賛同されるかもしれないが、飲酒の有害性に実感がない人は、反対するのではないだろうか？
　お酒は必ずしも悪いものではなく、上手に飲めれば、私たちの暮らしを豊かにしてくれることもある。
　ちょっと仕事帰りに一杯やることで親睦を深めたり、結婚披露宴などのパーティーでお酒を酌み交わしてお祝いするなどの文化も定着している。
　また、酒は神からの贈り物であり、神聖なものだという考えもある。この点で、大麻と酒は似ていて、日本の神社では祭礼のときに日本酒を神前に供える。家を建てる前の地鎮祭で、お清めのために使うこともある。
　したがって、国民投票による多数決では、禁酒法は成立しない可能性が高い。
　全面的禁止とまでいかなくても、何らかの形で、禁酒、あるいは飲酒習慣を見直すための介入は絶対必要だろう。
　アルコールは薬物の一種であり、飲酒は薬物問題であるという考えが、もっと広がることを期待したい。

タバコの有毒性

　一方、タバコには、ニコチンという成分が含まれ、脳の神経を興奮させる作用がある。

3 酒やタバコとの比較　　207

よって、覚醒剤ほど強くはないが、タバコを吸うと、覚醒効果や高揚感が生じる。ただし、ニコチンが過剰に神経を興奮させると、神経伝達が正常に機能しなくなり、逆に鎮静効果が現れることもある。

自律神経を刺激する作用もあるので、心臓や胃腸など末梢臓器の働きにも変化が起こる。しかし、そうした変化はあまり長くは続かないので、不快な症状が現れたときに吸うのをやめれば、重大な急性中毒に陥ることは少ない。

ところが、タバコが原因の死亡事故は、数多く報告されている。その大部分は、誤飲によるものである。

とくに乳幼児が誤ってタバコの吸い殻などを口に入れ、急性中毒で亡くなってしまうケースが後を絶たない。

ニコチンは、アルカロイドで、水に溶けやすい。間違って飲み込んでしまったタバコからニコチンが溶け出すと、体に吸収されていく。

乳幼児は大人に比べて体が小さいこともあり、タバコ0.5〜1本を誤飲しただけで、体内ニコチン濃度が致死レベルに達してしまう。タバコ1本で愛しいわが子を失い、自分が喫煙していたことを悔やんだ方もいらっしゃるだろう。

ニコチンの有害性は、古くからよく知られている。人間だけでなく、ほぼすべての動物に対して毒性を発揮するため、殺虫剤などにも使われているくらいだ。

急性毒性だけでなく、慢性毒性もある。習慣的な喫煙の害として、最も有名なのは、呼吸器系への悪影響であろう。ニコチンの薬理作用ではなく、煙やタールに含まれる有害物質の影響と考えられている。

※05
chronic obstructive pulmonary disease：COPD。以前は肺気腫、慢性気管支炎と呼ばれていたものを統合した疾患名。

　喫煙との関連性が最も高いのは、慢性閉塞性肺疾患だ。[05]
　慢性的な炎症が起きて気道が狭くなるため、少し動いただけでも息切れしやすくなり、咳や痰が続く。呼吸困難で命をおとすこともあり、WHO〈世界保健機構〉によれば、COPDによる死亡者数は、全世界で毎年約300万人という。その90％以上は喫煙が原因といわれている。
　また、肺ガンとの関連性が長く議論されてきた。喫煙が肺がん発症リスクを高めるという報告が多い。

　マリファナとタバコに共通した問題に、「受動喫煙」がある。
　他の人がいる場所で喫煙すると、本人だけでなく、周囲にいる人が不本意にも吸煙させられて、被害を受けてしまう。違法なマリファナを公の場で吸う人はいないだろうが、タバコは大人が吸うこと自体禁止されていないので、周囲を気にせず平気で吸う人が多い。
　中には、喫煙が禁止されている場所で吸っていることを注意されても、「何が悪い！」と逆切れする人もいるくらいだ。この点で、現状では、大麻よりタバコのほうが社会問題になっているといえる。

　妊娠中の女性が喫煙した場合は、お腹の中の赤ちゃんに悪影響が及ぶことを忘れてはならない。
　また、妊娠中の妻のそばで夫がタバコを吸うことは、自分の子どもを危険に曝していることに他ならない。
　赤ちゃんの奇形や発育不全、あるいは流産の原因にもなりうる。
　2017年の国会で、受動喫煙対策を強化する健康増進

3 酒やタバコとの比較　**209**

法の改正が検討されたものの、与党幹部が愛煙家であったことなどから、不調に終わってしまったのは残念である。

そして、タバコで最も厄介なのが、依存症だ。喫煙者の約七割がニコチン依存症であると推定されている。

「ほんのちょっとだけ試しに…」と始めた喫煙でも、あっという間に依存症になってしまうのには、2つの理由がある。

一つは、もともとニコチンが、**非常に依存性が強い薬物**であるから。麻薬のヘロインやモルヒネと同等か、それ以上といわれる。これは**マリファナの比ではない**。

一般に、麻薬やアルコールなどの中枢抑制薬のほうが身体的依存を生じやすく、コカインや覚醒剤などの中枢興奮薬は身体的依存を生じにくいといわれていたが、ニコチンは中枢興奮作用を示すにもかかわらず、精神的依存と身体的依存の両方を生じる。

もう一つの理由は、ニコチンは効果があまり持続しないことがあげられる。

喫煙してもすぐに効果が実感できなくなると、もう一本吸いたくなり、タバコに何度も火をつけることが日課になってしまうのだ。気がつくと、あっという間に依存症になっていて、ニコチンがきれると離脱症状として、イライラする、集中できない、頭痛、睡眠障害（眠いまたは眠れない）、便秘などが現れ、それを解消しようとして強迫的にタバコを吸い続けることになるのだ。

「タバコを吸うと落ち着く」という喫煙者の言葉は、タバコのリラックス効果を表しているのではなく、吸っていないとイライラし吸うと解消されるという、正真正

210　第5章　大麻をめぐる報道・噂

銘のニコチン依存の証しだ。

　ニコチン依存症に陥った人の多くが、「禁煙をしたい」と思い、実際に断とうと試みるものの失敗して喫煙を継続しているケースが非常に多い。

　最近は、病院に「禁煙外来」が設けられ、依存症の治療を手助けしてくれる機会が増えた。ニコチン依存症治療用の新薬もでき、利用されるようになった。

　また、わざわざ病院に行かなくても、禁煙補助剤としてニコチンを含むガム製剤[06]が薬局で売っているので、自分で買って利用できるようになっている。

　「ニコチン依存症の人がニコチンを口にしていいのか？」と疑問に思うだろう。

　これは「ニコチン置換療法」といって、タバコを吸いたくなったら、代わりにニコチンガムを噛むことを繰り返すうちに、タバコに手を出さない習慣を身につけようというアイデアである。

　しかし、残念ながら、これで禁煙に成功する人は非常に少ない。

　またタバコからうまく離れることができても、代わりに「ニコチンガム依存症」になってしまう人もいる。ニコチン依存症の治療は非常に難しい。

　「百害あって一利なし」。タバコの弊害は公にも認められ、現在日本では、たばこ事業法第39条と、これに基づく財務省令[07]によって、タバコの広告や包装には、次の（別表第一）と（別表第二）から、それぞれ1種類ずつ、計2種類を表示することが義務づけられている。

※06
ニコレット ®、ニコチネル ® など。

※07
同法施行規則第36条の別表第一・第二

3　酒やタバコとの比較　　211

（別表第一）

- 喫煙は、あなたにとって肺がんの原因の一つとなります。疫学的な推計によると、喫煙者は肺がんにより死亡する危険性が非喫煙者に比べて約 2 倍から 4 倍高くなります。

- 喫煙は、あなたにとって心筋梗塞の危険性を高めます。疫学的な推計によると、喫煙者は心筋梗塞により死亡する危険性が非喫煙者に比べて約 1.7 倍高くなります。

- 喫煙は、あなたにとって脳卒中の危険性を高めます。疫学的な推計によると、喫煙者は脳卒中により死亡する危険性が非喫煙者に比べて約 1.7 倍高くなります。

- 喫煙は、あなたにとって肺気腫を悪化させる危険性を高めます。

（別表第二）

- 妊娠中の喫煙は、胎児の発育障害や早産の原因の一つとなります。疫学的な推計によると、たばこを吸う妊婦は、吸わない妊婦に比べ、低出生体重の危険性が約 2 倍、早産の危険性が約 3 倍高くなります。

- たばこの煙は、あなたの周りの人、特に乳幼児、子ども、お年寄りなどの健康に悪影響を及ぼします。喫煙の際には、周りの人の迷惑にならないように注意しましょう。

- 人により程度は異なりますが、ニコチンにより喫煙への依存が生じます。
- 未成年者の喫煙は、健康に対する悪影響やたばこへの依存をより強めます。周りの人から勧められても決して吸ってはいけません。

　また、ニコチンそのものは、「毒物及び劇物取締法」により「毒物」に指定されている。

　同法第3条の三の条文「興奮、幻覚又は麻酔の作用を有する毒物又は劇物（これらを含有する物を含む）であって政令で定めるものは、みだりに摂取し、若しくは吸入し、又はこれらの目的で所持してはならない」にあてはめると、中枢作用を有する毒物に相当するニコチンを含有するタバコは、使っても持ってもいけないはずだ。

　しかし、なぜか、タバコは容認されているのである。その理由が、タバコ関連産業を保護するためだけだとしたら、ひどい話だ。

五十歩百歩

　何をもって「危険」とするかによっても異なるが、急性毒性、慢性毒性、依存性、社会的影響などを考慮すると、マリファナよりも酒やタバコのほうが、有害なのかもしれない。

　医療目的の応用についても、酒やタバコよりもマリファナのほうが、見込みがあるように思える。

　ただ、現在禁止されているマリファナが、酒やタバ

コと同じように解禁されたら、何が起こるかはわからない。

　結局のところ、マリファナ、酒、タバコはいずれも、脳に作用するので精神的影響があり、依存性がある。

　私たち人間が正しく利用できないならば、規制しなければならない薬物に変わりない。

　そもそも、「どちらが悪くないか」と比べること自体、間違いなのかもしれない。

大麻規制派に言いたいこと

　マリファナあるいは THC、酒あるいはアルコール、タバコあるいはニコチンの薬理作用、毒性、社会的影響……などを客観的に比較してみると、いくつかの違いはあるものの、規制対象とすべき薬物あるいは毒物である点では同じである。

　大麻解放派の人たちが、「どうしてマリファナだけ禁止されるのか？」と疑問を呈するのも当然だろう。

　ただし、私は、マリファナを認めることを進言したいわけではない。大麻取締法で大麻草ならびにマリファナを厳しく取り締まるなら、酒やタバコも、できる限り規制すべきだと考えている。

　薬物依存の成り立ちからみると、そもそも酒、タバコ、マリファナを区別するのは、ほとんど意味がない。

　なぜなら、とくに精神的依存は、薬物の性質よりも、使用者の心理状態の関与が大きいからだ。

　「毎日がつまらない」

　「何をやってもうまくいかない……」

　そんな欲求不満、閉塞感から逃れようとして、人は非日常的なものに救いを求める。

「嫌なことを忘れるために酒を飲む」

「イライラ解消のためにタバコを吸う……」

そうした心理状態が、「依存」をもたらすのだ。

つまり、問題は、モノではなく、人間側にあるのだ。

これから先も、いったい何人の人が、暴力事件や飲酒運転に巻き込まれたり、有害な煙を吸わされ、犠牲になるのだろうか?

現在の日本では、酒やタバコは大きな税収源だし、生業にしている人たちや文化を楽しんでいる人た違いるから、そう簡単に禁止することはできないかもしれないが、現状のまま放置していることは、罪ではないだろうか?

かなり無謀な意見かもしれないが、私は、飲酒や喫煙を「免許制」にしたらどうかと考えている。

希望する成人は、一定の健康チェック(精神状態も含めて)と教育訓練を経たのち免許をとり、ルールを守りながら飲酒や喫煙を楽しめばいい。

もちろんルールを守れない場合は、「免停」や「刑罰」が科せられる。賛否両論あろうと思うので、詳しくは、最終章で触れたい。

近年、小学生から高校生の青少年が、大麻所持や譲渡の疑いで逮捕される事件が多く報道されている。

大阪府警によると、2008年7月〜2009年12月に、大麻取締法違反容疑で摘発された少年19人を取り調べたところ、全員に喫煙習慣があったとのことである。

しかも、うち12人は、中学1年からタバコを吸い始

3 酒やタバコとの比較　215

めていたという。同じように煙を吸うタバコと大麻は、少年たちにとっては、似たものなのかもしれない。

　また、米国の高校3年生を対象にした、ある研究調査によると、一度でも飲酒経験のある生徒は、飲酒経験のない生徒に比べて、その後にタバコやマリファナ、その他麻薬にも手を出してしまう確率が、13〜16倍も高かったというデータがある。

　研究チームは、「アルコール飲料を飲み始める年齢を遅らせることができれば、他の違法薬物を使用する確率が下がることが期待できる」と提案している。

　将来を担う子どもたちが薬物問題で困らないようにするためには、教育が重要である。

　最近では、講話を開催するなどして、薬物乱用防止のための啓蒙活動を行っている小中学校も増え、ある程度の成果は上げつつあるようである。

　一部には「子どもにわざわざ薬物のことを教える必要はない」という意見もあるが、一番怖いのは、知らないでワナにはまってしまうことだ。

　そうならないためには、できるだけ早く正しい知識を身につけておくことは大切だ。

　しかし、警察を中心に展開されている薬物乱用防止キャンペーンに関して、少々気がかりな点がある。

　例えば、上述した関西圏の未成年に広がる大麻汚染に対して、京都府警では「STOP！大麻！」キャンペーンを展開し、その一環として、京都府内の中高生を対象に「違法薬物に関するアンケート調査」を実施している。

　平成28〜29年度の結果がインターネット上で公開さ

216　第5章　大麻をめぐる報道・噂

※ 08
http://www.pref.kyoto.
jp/fukei/anzen/hiko/
index.html

※ 09
http://www.pref.
kyoto.jp/fukei/anzen/
hiko/documents/
stoptaima-h28.pdf

れているので、興味のある方は是非ご覧いただきたい。[08]

　このアンケート調査中に「たばこと大麻、害が大きいのは？」という質問項目があり、中高生いずれも80％近くが「大麻」と答え、20％近くが「たばこ」もしくは「わからない」と答えている。

　また、この結果を受けて、警察は「5人に1人が大麻の害を誤って認識している」と分析・結論づけている。

　参考までに、「STOP！大麻！」キャンペーンの別資料には、「大麻はたばこより依存性が強く有害です」と[09]明言した記述が見つかる。

　警察としては、「大麻はたばこより有害」と答えるのが正解で、そう覚えておきなさいと言いたいらしい。

　私は、このアンケート調査に強い違和感を抱いている。すでに解説したように、薬学的にみると、マリファナもタバコも有害であることに変わりはなく、どちらがどうということはない。

　むしろタバコ（ニコチン）のほうが依存性が強いという研究結果のほうが多い。

　そもそも、京都府警のアンケートでは、「害」という言葉をどういうつもりで使っているのだろうか？

　もしかしたら、警察の仕事は、犯罪を防ぐことであるから、「犯罪に関わること＝害」という発想がどこかにあるのではないだろうか？

　「少なくとも大人の喫煙が認められているタバコよりも、完全に違法なマリファナのほうが、関わったら危ないよ」と言いたいのかもしれない。

　もし、本当に子どもたちの健康を考えているならば、違法か合法は関係なく、「どちらも有害」と教えるべき

3　酒やタバコとの比較　　217

である。

それを、「タバコは大麻ほど害がない」と受け取れてしまうような指導は間違っている。タバコと比べるのではなく、大麻そのものの有害性をきちんと教えればいいだけのことである。

多少大袈裟でもいいから犯罪を食い止めればいいと考えているとしたら、とんでもないことである。**ウソや間違いを教えてはいけない。**

また、学校で行われる薬物乱用防止に関する講演や学習プログラムで取り上げられるのは、覚醒剤が中心で、マリファナの説明は少ないようだ。

さらに酒やタバコの話はほぼゼロである。

「違法じゃないから説明しなくてもよい」と考えているのなら、認識不足を反省すべきである。

子どもたちの教育において重要なのは、**どんな薬物が危険かを伝えることではない。どんなものでも依存してしまう、人間の心理を、理解させることである。**

見たこともない薬物の話よりも、身近なところにある酒やタバコの話をしたほうが、よっぽどリアリティーがある。

単に「違法だから」「逮捕されるから」という無意味な脅しはやめて、

「なぜ未成年は飲酒が禁止されているか？」

「飲酒して悪いことをする人がいるのに、どうして大人の飲酒は禁止されていないのか？」

「親がタバコを吸っているのに、自分たちはどうして吸ったらいけないの？」

といった子どもたちの率直な疑問に、きちんと向き

合って議論していくことは、大きな学習効果をもたら
し、本当の意味での薬物乱用防止につながると思う。

大麻解放派に言いたいこと

　薬理作用、毒性、社会的影響などを客観的に比較し
てみると、確かにマリファナより酒やタバコのほうが
危ないのかもしれない。しかし、だからといって、「マ
リファナを解禁すべき」とは、私は思わない。

　多少の違いはあるものの、規制対象とすべき薬物あ
るいは毒物である点では、同じである。

　「マリファナは酒やタバコほど危険じゃないから…」
という発想は、「1万円を盗むことは、10万円を盗む
より罪が軽い」と主張しているのと変わりないと思う。

　金額の大小にかかわらず、人のお金を盗む行為自体
は悪いことだ。

　また、「酒やタバコは禁止されていないのに、どうし
てマリファナだけ禁止されているのか？」という主張
は、「○○ちゃんや△△君も悪さをしたのに怒られない
で、どうして僕だけ怒られるの？」と不平をいってい
る子どものようだ。

　他の子がどうであれ、自分が悪いことをしたことは
認めるべきだ。他者を引き合いに出して、自己の正当
性を主張しようとするのは潔くないので、やめたほう
がいい。

　他と比べることはやめて、マリファナを解放しても
本当に問題ないかを、改めて考えてみよう。

　「マリファナは、依存性が少ない」という知見がある
が、誤解しないほうがよい。マリファナ常用者が摂取
を中断してもすぐに禁断症状がでないのは、依存性が

3 酒やタバコとの比較　**219**

少ないからではなく、THC が体に蓄積しやすい物質で、摂取をやめた後もかなりの期間、体内に残存するからである。THC そのものは、依存性を形成しやすい物質だ。

　また、薬物依存は、使用者の心理状態にかかっている。ギャンブル、買い物、インターネットなどをやっても、依存症になってしまう人と、ならない人がいるのは、そのモノや行為自体が悪いわけではないからだ。
　同じように、薬物に精神作用があるとしても、依存する度合いは、各個人によってかなり違う。
　自分が平気だったとしても、他の人が使用したときには違う結果になることを、認識しておく必要がある。

　さらに問題なのは、近年、営利目的の大麻草栽培事犯が増加傾向にあり、反社会的組織の収入源として利用されている点だ。
　2008 年 7 月には、福岡市内のマンションなどで大麻草を栽培していた、指定暴力団組員の 2 人が逮捕された。
　報道によると、栽培中の大麻草 106 株（末端価格約 1 億円相当）、乾燥大麻 1 kg 以上（同 400 万円以上）が家宅捜索で押収され、さらに収穫済みの大麻草 140 株も見つかっており、密売で少なくとも 2 億円以上を売り上げていたという。
　2016 年 10 月には、和歌山県内の建物で乾燥大麻を所持した疑いで指定暴力団幹部の男たちが現行犯逮捕され、大麻草 1 万 1167 本が押収されたと報じられている。成長した約 4000 本の推計末端価格は約 20 億円に上り、摘発された事犯では過去最大規模という。
　また、2017 年 2 月には、指定暴力団幹部を含む男 4

人が、乾燥大麻を販売目的で所持していたとして現行犯逮捕されたが、彼らが使用していた岐阜県の倉庫では、約1万本の大麻草が栽培されているのが見つかったという。

　個人で大麻草栽培を行った疑いで逮捕された一般人が、「生活に困ったのでお金が欲しかった」「売るあてがあった」などと供述していたという報道もあり、一般人と暴力団のつながりも懸念されている。

　この現状で、解禁したらどうなるだろうか。答えは明白だと思う。

　みんながちゃんと自らを律して行動できるなら、法律はいらない。ルールを守れない人がいるから、規則がどんどん厳しくなるのだ。

　大麻解放派として、大麻が社会に役立つように活用されていくことを真に願うならば、国や法律を責めるばかりでなく、正しく利用できない人たちをどうしたらなくせるかの対策を考えようでないか。

3　酒やタバコとの比較　221

4 ≫ 「大麻が○○細胞を殺す」という話

基礎研究が社会に都合よく利用されている

　私が専門とする「薬理学」は、医薬品の有効性・安全性と作用メカニズムを研究する学問だ。

　近年の医薬品は日進月歩で、病気の原因が究明されるとともに、次々と新薬が登場している。常に新しい情報を得ていないと、「時代遅れ」といわれてしまうので、大変だ。

　薬理学研究の最新動向を知るために、私がよく利用するデータベースは MEDLINE である。

　米国およびその他 80 カ国以上の国で出版される学術誌に掲載された、医学を中心とする生命科学の文献情報を網羅しているので、世界中の研究動向をもらさずチェックできる。

　すべてを読むことは時間的に不可能なので、いくつかのキーワード検索で数を絞り込み、次いで興味ある論文の要約だけに目を通し、詳細を確認したいものだけ全文の電子版を入手して読んでいる。

　ちなみに、本書でとりあげた研究論文も、このような検索・確認を経た上で、皆さんに紹介している。

　さて、大麻に関しては、多くの人が「薬物」と認識し

ているため、人体に対する影響や病気に対する効果が話題に上りやすい。最近とりあげられた話題の一つに「大麻が○○細胞を殺す」という報告があった。私にとっては、その内容よりも、大麻規制派と大麻解禁派の反応が真逆だったことがとても印象的だったので、とりあげてみたい。

○○がガンの場合

2015年8月、「大麻がガン細胞を殺すことを米国政府がついに認める[01]」というタイトルの記事が、世界中のいくつかのホームページに流れた。

出典元とされるアメリカ国立がん研究所[02]のホームページ[03]を辿ると、確かに、さまざまな動物実験で大麻成分の抗がん作用が確認されていると紹介しているので、記事としては間違いではないだろう。

ただ、その記事を引用した、日本語の個人の記事も多数だされ、「ビッグニュース」などと過剰とも思える反応を示していたのが、私にはすごく奇異に感じられた。

そもそも、マリファナ成分の抗がん作用は、2015年に初めて発見されたわけではなく、かなり前から報告されており、上記のMEDLINEで検索すると、実にたくさんの論文がヒットする。

また、「1970年代にTHCの抗がん作用が見つかったものの、数十年にわたりこの情報がもみ消されていた」などと書いたウェブ記事もあるが、MEDLINE検索で見つかる論文数を年次推移でみても、「もみ消された時代がある」とは思えない。

※01
「US government finally admits that cannabis kills cancer cells.」

※02
The National Cancer Institute

※03
https://www.cancer.gov/about-cancer/treatment/cam/patient/cannabis-pdq/#link/_13

4 「大麻が○○細胞を殺す」という話 **223**

「ついに認められた」などと騒ぎ立てるのは、「自作自演の大袈裟なキャンペーン」のようにも思える。

具体的に、THC などのカンナビノイドにどのような作用があるか知りたい方は、多数の 総説が発表されているので、ご自分で読むことをお勧めする。[★132★133★134]

「大麻がガン細胞を殺す」

ということを強く印象づける動画も、ウェブ上に公開されている。

例えば、ある動画には、培養皿の上で育てられたガン細胞が、みるみる死滅していく様子が映されている。

「百聞は一見に如かず」で、そのインパクトはすごい。ただ、冷静に考えてみると、いくつかの疑問が生じる。

第一に、そこに見えている細胞は、本当にガン細胞なのか？　もしかすると、全く違うものかもしれない。

もしガン細胞ならば、具体的にどんな種類の細胞なのか？　ガンにはいろいろな種類があり、どんな抗がん剤が有効かは異なる。

基礎実験では、人為的に作成され、抗がん剤の効果がでやすい細胞が利用されることが多いので、注意が必要だ。

第二に、そこに見えているのは、一例にすぎない。

何回も撮影して、たまたま撮れた"奇跡の一枚"かもしれない。たまたま死滅しかかっている細胞があっただけで、THC の効果とは関係ないかもしれない。

第三に、どんな物質だろうと、大量に与えれば、細

胞は死ぬ。例えば、培養液に大量のアルコールを添加すれば、細胞膜が溶けて、どんな細胞も死ぬ。ただの水を加えても、イオンや栄養分などの濃度が大きく変動すれば、細胞は死んでしまう。

だからといって「お酒や水に抗がん作用がある」とは誰もいわないだろう。一体どのような実験を行ったのかわからないのでは、解釈のしようがない。

第四に、試験管内の実験で起きたことが、生体内で再現されるとは限らない。

培養細胞に与えたときに、抗がん効果が確認された物質は、ごまんとある。しかし、それらの物質を医薬品として私たちが利用したとしても、実際にガンが治ることは少ない。

話はそんなに単純ではない。

○○が神経の場合

一方、2016 年 6 月には、「大麻が神経細胞を殺す」という話がかけめぐり、次のようなタイトルで、各種新聞やニュースに大きく取り上げられた。

- 「大麻の成分、脳の神経回路を破壊…阪大チームがメカニズム解明」
- 「大麻成分が脳神経に悪影響」
- 「大麻の有効成分カンナビノイドは脳の神経回路に障害を与える」

大麻取締法でマリファナを禁止しているわが国の方針

4 「大麻が○○細胞を殺す」という話 225

に照らし合わせると、「大麻の有害性」を訴えることができる格好の話題として、注目を集めた。

「大麻の成分が脳に悪影響を与えるしくみを明らかにしたのは世界で初めて」

とその功績を称える記事もあった。

この話の出元は、大阪大学の研究グループが米国神経科学会誌『Journal of Neuroscience』に発表した研究論文である。とても興味があったので、さっそく私は全文を入手して読んでみた。そして、驚いた。

原著論文に記されていた研究内容は、まるで報道とは違ったものだった。

そもそもこの研究グループは、幼若期の脳がどのように形成されていくかを主たるテーマとして、研究をスタートさせている。論文中に「marijuana」という言葉は一度しかでてこない。それは実験ツールとして THC を使用するときに、これが「marijuana」の成分と同じであることを説明したにすぎない。また、「cannabis」という言葉は一度も登場しない。

つまり、彼らはマリファナの有害性を明らかにするために実験をしたつもりはないのだ。

多くの生物は、その発生や成長過程で、初めに余分に細胞や器官を作っておき、必要なものだけ残して、不要なものは削っていくという方法をとる。

そうすることによって、生まれた後の環境にうまく適応できるようになるのだ。

脳の発達過程でも、同じことが起きる。発生初期に過剰な神経細胞を用意して、いったん広い範囲にネットワークを作っておき、その後頻繁に使われる神経回路は

残すが、使わない回路は削除することで、成熟した神経回路が完成するのだ。

このプロセスは「刈り込み」とも呼ばれる。幼いころに音楽に親しんだ人は音感が身につくが、親しまなかった人は身につかない —— というように、経験によって能力に差が出るのにも、「刈り込み」のしくみが関係すると考えられる。

大阪大学の研究グループは、生まれて1週間くらいまでの赤ちゃんマウスを使ってさまざまな実験を行い、大脳皮質の神経回路形成を調べている。その中で、CB_1受容体が働かないように操作すると、神経回路が正しく形成されなくなったので、「内在性カンナビノイドがCB_1受容体を刺激することで大脳皮質の神経回路形成を担っている」と結論づけている。

つまり、彼らが主張したいのは、私たちの体内で働いている内在性カンナビノイドが、脳を正しく形成させるのに必要だということである。

そして、研究中の一つの実験として、CB_1受容体を人為的に刺激してみるために、彼らはTHCを使った。

THCを幼いマウスに連日投与すると、神経細胞の突起が退縮した。つまり、カンナビノイドは、不必要な神経細胞を取り除く（刈り込む）ことによって、神経回路の完成を助けているのであり、刈り込みがうまくいかないと脳の神経回路は完成しないことを支持する証拠となった。

ところが、なぜかこれが、「大麻が神経細胞を殺す」となってしまったのである。

4　「大麻が○○細胞を殺す」という話　227

おそらく伝言ゲームと同じで、話が次々と伝えられるうちに、すり替わってしまったに違いない。

　しかも、実験は赤ちゃんマウスを使っているので、未熟な幼若期の大麻摂取の弊害を示唆する可能性はあるが、成熟した脳への影響は調べていない。

　まるで「大人がマリファナを吸うと脳が壊れる」かのように話が広がっているのは、伝言ゲームとしては「失敗」である。

　情報元をたどってみると、大阪大学から発せられたプレスリリースに問題があったようである。今もインターネット上に出ているので、自分で確かめたい方は、閲覧[※04]してみるとよい。そこでは、研究成果のポイントや意義を次のように紹介している。

※04
http://resou.osaka-u.ac.jp/ja/research/2016/20160630_1

１）長年不明であった大脳皮質内の神経回路形成の重要なメカニズムを解明

２）大麻（マリファナ）の有効成分でもあるカンナビノイドが、大脳皮質神経回路の破綻をきたすことを発見

３）大麻や危険ドラッグが脳に悪影響を与えることの科学的根拠を明らかにしたとともに、脳損傷、認知症での機能回復に応用できる可能性も期待できる成果

　１）はその通りだと思うが、２）３）はまずい。原著論文の最後のほうに、

the abuse of substances that change cannabinoid signaling may cause serious disruptions in neural projections.

（カンナビノイドシグナルを変化させる物質の乱用は、神経回路形成に重大な障害をもたらすかもしれない）

　という一文が書かれているが、残りの 99.9% 以上は違う話である。

　論文のほとんどの内容をすっとばして、著者がわずかに述べた考え（科学的考察とは違う）だけを誇張してとりあげるのは、いかがなものか。

　「内在性カンナビノイド系の新しい生理的役割を解明した」

　というのが本研究の最大の功績なのだが、大学の広報担当者は、おそらく世の中の人はこんなこと理解できないだろうと思い（言い方が悪いかもしれないがバカにして）、「大麻が悪いことを証明した」と伝えたほうが「受けがいい」と考えたのだろう。

　自分が属する大学をできるだけ PR したいとの思いがあったのかもしれないが、「誇張」や「歪曲」はよくない。

　そして、結果的に、大学のプレスリリースを鵜呑みにしたマスコミが、そのまま伝えた。

　本来なら、自分が聞いた話が本当なのか、きちんと検証してから伝えるべきだ。私が行ったように、元の論文に目を通せば、おかしいことに気づいたはずだ。それを怠った罪は大きい。

　また、「研究グループ自身にも多少の責任がある」と、同じ研究者として感じる。

　世の中に注目されてうれしかったのかもしれないが、自分たちが本当に伝えたいことがあまり取り上げられず、違う方向性で評価されているのは、残念なのではないか？

「私たちは大麻の有害性を証明したかったわけではない！」

と声をあげ、大学のプレスリリースを阻止してほしかった。同じ大学人として、研究成果の報道のあり方を考え直す出来事でもあった。

「大麻が○○細胞を殺す」

○○に入る言葉が違うだけで、こうも社会の反応が違うのかと驚かされるばかりである。

大麻規制派に言いたいこと

「大麻が神経細胞を殺す」という話題は、大麻を規制する科学的根拠として利用された。

大麻規制派にとっては「待ってました！」という感じだったに違いない。しかし、都合のいい話だけを過大評価するのは、よくないと思う。

自分の研究成果が、本意とは違う形で世の中に報道されるという経験は、実は私もしている。

ある認知症治療薬候補となる化合物の作用を見つけ、大学のプレスリリースを経て、新聞・雑誌・テレビ番組などから多くの取材を受けた。

たまたまその化合物が、食べ物に含まれる成分に関係していたので、「○○を食べると認知症に効く」などと報じられてしまった。

大学のプレスリリースの内容も慎重に吟味した上で発表し、取材を受けたときも「食べ物の話にもっていかないでください」とお願いしたにもかかわらず、結局伝えられたのは本意と違う形になってしまった。

念のために、自分の研究室のホームページ上で、修

正のコメントをのせたものの、どれほどの人が読んでくれたかはわからない。マスメディアの影響は本当に恐ろしい。

大学や企業などの広報担当は、安易な売り込みに走らないでほしい。長い目で見ると、研究者のためにもならない。むしろ、科学者が真摯に取り組んだ研究成果を汚してしまうことになりかねないと認識してほしい。

とりわけ今回の大阪大学の件は、内容が内容だけに、世の中を混乱させたことを痛感し、同じ失敗を繰り返さないでほしい。

各種報道機関は、自分たちで十分な確認を行ってから、伝えてほしい。ただ、右から左に情報を流すだけで、チェック機能を果たせないのなら、存在している意味がない。

広告収入などを得るため、ただ「注目される」ことだけを主眼において活動するなら、いないほうがましだ。

今回の件では、薬物規制の行政に関わる人に、研究成果に対するコメントを求めていた報道機関が多かったのも、気がかりだ。

立場上「大麻は有害」というに決まっているし、「有害性を立証した」と評価することは、取材する前から読めていたはずだ。

「結論ありき」の取材は無意味だし、自分たちに都合のいいコメントだけを紹介するなら、ヤラセといわれても仕方ない。

私は、「大麻は有害でない」と言いたいわけではない。研究論文から都合のいいところだけ拾い出し、大麻を悪者に仕立て上げないと規制できないようでは、情けない。もっと正々堂々とあってほしいと願う。

大麻解放派に言いたいこと

　「大麻がガン細胞を殺す」という話題に過剰に反応した人たちは、きっと大麻解禁派だろう。

　規制派と同じように「待ってました！」という感じだろうか。しかし、自分に都合のいい話だけを過大評価するのは、やはりやめたほうがいいと思う。

　過剰なキャンペーンは、反発をまねき、真摯に薬効研究に取り組んでいる研究者たちの努力をかき消してしまう恐れがある。周囲はあまり騒がないほうがいいかもしれない。中立的な立場で、創薬研究に取り組んでいる科学者たちを、信じて見守ってほしい。

　私は、抗がん作用を否定しているわけではない。

　むしろ、多くの論文に目を通し、薬理学者として客観的に判断した結果、THC や CBD に抗がん作用があるといってよいと考えている。

　他のところでも述べたが、THC は規制対象なので日本で医薬品に応用するのは事実上不可能だろう。

　しかし、CBD は精神作用もなく、なんら規制を受けていないので、合成品を使って医療応用できる可能性は十分ある。わざわざ大麻取締法を改正する必要はない。

　大麻解放派の方が「マリファナ成分に抗がん作用があることがわかった」と喜ぶ理由が、「大麻が医療に役立ってうれしい」ということであれば、合成 CBD 製剤の開

発を支援してもいいのではないか？

　成分の有用性が実績として証明されていけば、大麻に対する世の中の考えも、少しずつ変わるかもしれない。

　中には、

「マリファナにはたくさんの成分がうまく配合されているが、合成医薬品だとそのよさが失われている。大麻草の栽培が自由化され、がん患者が自分で必要な薬を用意できるようにするのがいい」

　などと主張している人もいるようだが、そのような人は、本当にがん患者を救いたいのではなく、他に違う目的があるのではないかと疑いたくなる。

　人々が恐れている「ガン」を話題にして、一見よさそうな事を主張しながら、実は嗜好のマリファナ利用を進めようとしているなら、失礼極まりない。

　そうでないことを願う。

5 ≫ GHQ陰謀説

大麻取締法が制定されるまでの舞台裏

「GHQ陰謀説」は、主に大麻解放派の人が話題にする、大麻取締法の成り立ちに関する仮説の一つだ。

GHQとは、もちろん、第二次世界大戦後に日本に進駐してきた「連合国軍最高司令官総司令部[※01]」のことである。

1945（昭和20）年8月15日、日本はポツダム宣言を受諾し無条件降伏した。敗戦国の日本は、GHQからの指令を受けることとなった。麻薬政策もその一つだった。麻薬を不正取引する問題国家とみなされていた日本に対してGHQはさっそく指令を出し、

- 「塩酸ヂアセチルモルヒネ及其ノ製剤ノ所有等ノ禁止及没収ニ関スル件[※02]」
- 「麻薬原料植物ノ栽培、麻薬ノ製造、輸入及輸出等禁止ニ関スル件[※03]」
- 「特殊物件中ノ麻薬ノ保管及受払ニ関スル件[※04]」
- 「麻薬取締規則[※05]」

という、4つのいわゆるポツダム省令を次々と施行した。

この中で、大麻は麻薬に含められていたが、日本に

※01
General Headquarters

※02
昭和20年厚生省令第44号

※03
昭和20年厚生省令第46号

※04
昭和21年厚生省令第8号

※05
昭和21年厚生省令第25号

は古くから麻繊維の産業があったことから、他の麻薬と同じ法律で扱うのは難しいと判断されて、麻薬と切り離した形で大麻を規制するために、1947（昭和22）年に五つめの薬物規制に関するポツダム省令である「大麻取締規則[※06]」が制定され、これが「大麻取締法[※07]」へとつながっていった。

しかし、当時の日本で問題になっていた薬物といえば覚醒剤であり、嗜好目的でマリファナを使用していた者はほとんどいなかったという。

それなのに、GHQは、なぜ大麻を全面禁止にしようとしたのか？

そこには、「薬物汚染を防ぐ」というタテマエとは違う、何か別の思惑があって大麻取締法を成立させたのではないか……？　というのが「GHQ陰謀説」である。

果たして本当なのだろうか？

立法の経緯は一般には知られていないので、真偽を解明することはほとんど不可能ではあるが、史実に基づいて、考えてみたい。

日本で大麻取締法が制定されるより以前、1937年に米国では、「マリファナ課税法[※08]」という法律ができた。連邦法のもと、マリファナの所持や譲渡が禁じられ、医療と産業目的での利用には税金がかけられるようになった。

薬物乱用防止が目的ではなく、大麻製品に課税することで、産業構造の変化と経済の活性化をねらったといわれている。

実際に、税金をかけられた大麻関連製品の価格が上昇し、大麻草の栽培が禁止されたことで、麻産業は衰

※06
昭和22年厚生・農林省令
第1号

※07
昭和23年法律第124号

※08
Marihuana Tax Act：
マリファナ課税法が成立
した当時、マリファナは
「marihuana」と綴られて
いた。誤植ではない。

5　GHQ陰謀説　　235

退した。一方で、製紙原料が、大麻から木材に移り、繊維原料が、大麻から合成繊維に移ることで、製材業者や合成繊維会社が業績を伸ばすようになっていったという。

　これは結果ではなく、こうなるべく企図されたのではないか……？

　つまり、一部の合成繊維会社等が、自分たちが儲かるよう、目障りな麻産業を絶やすべく策略し、「弾圧」ともいえる法律の制定を政府に働きかけたのではないかともいわれている。

　しかし、当時の米国で、薬物としてのマリファナが全く問題になっていなかったわけではない。大麻製剤はすでに存在して、実際に医療目的で使用されていた。その一方で、メキシコ国境の地域を中心に嗜好目的のマリファナ使用者が増えつつあり、問題視されていた。

　また、国際的な条約の中で、規制を必要とする対象薬物に、すでに大麻製剤が含まれていたので、米国内でも、マリファナを規制する必要性があったと思われる。

　薬物統制に関する国際的な流れをさかのぼると、1912年1月にオランダ・ハーグで開催された国際阿片会議で調印された、「万国阿片条約[※09]」が薬物統制に関する最初の国際条約である。

　当時は、中国におけるアヘン汚染が最大の懸案だったので、アヘン、モルヒネ、コカインが対象とされ、大麻は含まれていなかった。1924〜1925年のジュネーブ国際阿片会議で、大麻製剤（チンキ）が加えられた。

　その後、第二次世界大戦をはさんで、薬物統制の議論は中断されたものの、「万国阿片条約」は、1961年採択の「麻薬に関する単一条約[※10]」に引き継がれた。

※09
International Opium
Convention

※10
Single Convention on
Narcotic Drugs

この条約中では、規制薬物として、第一分類にモルヒネ、ヘロイン、コカインとともに、大麻、大麻樹脂が位置づけられた。1970年から施行され、米国における薬物統制の中核を担う「規制物質法」は、国際条約「麻薬に関する単一条約」の国内実施立法に相当するものである。

ちなみに、先の「マリファナ課税法」は、「規制物質法」の施行に伴い廃止された。よって、マリファナを規制すること自体は、世界的な薬物統制の流れから、当然のことと思われ、「金儲けのため」だけに行われたわけではない。

日本においても、GHQの主導で制定された、戦後の「大麻取締法」から、大麻の規制が突然開始されたわけではない。

日本の現行薬物五法のルーツとされる旧「麻薬取締規則」[11]は、1924〜1925年に開催されたジュネーブ国際阿片会議の締結に沿って整備された国内法であり、規制対象（麻薬と定義）の中に印度大麻草が含まれていた。当時の日本でマリファナ乱用が問題になっていたわけではないが、国際的には大麻製剤が麻薬と位置づけられ、規制対象となっていたことを受け入れ、国内でも法整備の対象としたのだ。

その約20年後に「大麻取締法」が制定され、大麻の取り締まりが継続されたことは、不自然ではない。

ただ、大麻草に関連した産業や文化が根付いていた当時の日本で、そのすべてが原則禁止となる法的措置は、厳しかったと思われる。

前述の通り、日本在来の大麻草は、薬効成分である

※11
昭和5年内務省令第17号

THC の含有量が少ない品種であり、薬用の印度大麻草とは明らかに違っていたにもかかわらず、すべての大麻草がいきなり栽培禁止となったのである。

大麻取締法の施行後、麻栽培農家は激減した。このことが、「GHQ（米国）は、大麻取締法を作ることで、日本の麻産業を絶やし、米国の化学合成繊維を普及させようと画策した」という陰謀説を導き出すこととなった。

人間のエゴに振り回されてきた大麻草

大麻に対する考え方はさまざまあるので、一概にはいえないが、今でも「薬物乱用は防がなければならないが、有益な産業利用なら認めてもいいのではないか」と考える人が多いのではないだろうか？

そのためには、薬用大麻草と産業用大麻草を区別した法整備が望まれるだろう。

ところが、精神作用をもたらすマリファナの主成分THC が明らかにされたのは、1960 年代以降のことである。

1940 年代に「日本古来の産業用大麻草は、薬用大麻草と違う」と主張しても、明確な根拠を示せなかったのである。法律で区別しようにも定義することが難しく、品種の鑑別法も限られていた。違反者を取り締まる場合に、所持している大麻草の品種が問われるとなると、分析と判定に正確さが求められる。

自然の植物では交雑が進むため、許可されていた品種を栽培していたつもりが、不正な品種に変異することもあり得る。

実際に、現在の日本における野生の大麻草は、THC

238　第 5 章　大麻をめぐる報道・噂

含量が徐々に増えつつあるという。品種を線引きして
違法性を問うのは、難題である。結局のところ、混乱
をまねかないためには、大麻草を「カンナビス・サティ
バ」一種とするしかなかったものと思われる。

　真実かどうかはわからないが、史実に照らし合わせ
てみると、当時の状況の中で制定された大麻取締法は、
決して陰謀まみれのものではなく、そこそこ合理性が
あったと私は思う。

　と言いながら、「GHQ陰謀説はあながち間違いでは
ないかも」と思える、エピソードがもう一つあるので、
本件の最後に紹介しておきたい。

"Hemp for Victory"
（勝利のために大麻を！）

　これは、第二次世界大戦中の1942年に、米国農務
省が作った短編ドキュメンタリー映画[※12]のタイトルであ
る。

　当時の米国は、国内での大麻草栽培を禁止した代わ
りに、フィリピンやインドなどからジュート麻[※13]を輸入
していたが、日本軍がアジア地域を支配したため、軍
需物資としてのロープなどの調達に困った。

　そこで米国連邦政府は、再び農家に大麻草の栽培を
推奨し、ロープやパラシュートを作るための繊維を確
保しようとしたのだ。

　1942年はちょうど日本軍がフィリピンを占領した年
であり、映画中では、大麻草の栽培がロープ作りに役
立ち、国家の運命を左右する重要な任務であることが
説かれた。

※12
モノクロで前後半合わせて
14分程度。

※13
黄麻（こうま）は英語で
「ジュート」と呼ばれ、ジュー
トの茎などからとれた繊維
が「ジュート麻」。

5 GHQ陰謀説　239

5年前につくられた「マリファナ課税法」の施行下にもかかわらず、この間は大麻草を栽培しても取り締まられず、40万ac（エーカー）を超える畑で大麻草が栽培されるようになった。

　しかし、戦争が終結したとたん、取り締まりが再開され、厳しい弾圧政策に変わった。そんな簡単に元の生活に戻れるわけがなく、その後数十年の間、毎年多数の国民が大麻関連で逮捕され続けた。

　米国政府のあまりの身勝手ぶりには、驚かされるばかりである。

大麻規制派に言いたいこと

　GHQ陰謀説が正しいかどうかは、この際どちらでもいいが、諸外国の言いなりになるのではなく、自分たちのポリシーをしっかりもって、自慢できる国にしていくべきだという忠告が、GHQ陰謀説には含まれているのかもしれない。

　だから、欧米諸国で大麻合法化が進んでいるからといって、合わせる必要はない。大麻草の有用性を認めつつも、正しく利用できない人がいる以上、大麻取締法は必要な法律であることを真摯に説けばよい。

　ただし、他の章で説明したように、細かい点で、大麻取締法には一部修正したほうがよいと思われるところがあるので、放置しないで検討を進めていただきたい。

　また、当時は困難だったかもしれないが、今は産業用大麻草と薬用大麻草を区別することは可能になっている。

　例えば、植物体に含まれるTHCA含量を定量するか、THCA合成酵素とCBDA合成酵素の遺伝子解析を行うことで、鑑別できるはずだ。

麻薬であるモルヒネ等の原料となるケシについては、法律で「栽培してよい品種」と、「栽培してはいけない品種」を定めて規制しているわけだから、やってやれないことはない。

　戦後に大麻取締法が制定されるとき、大麻を全面禁止しようとするGHQに対して、当時の農林省が中心となり、麻産業を守るべく「日本の大麻草はマリファナとは違う」と訴え、交渉を続けたと伝え聞く。
　今も本当に麻産業を復活させたいなら、科学的知見に基づいた方策を取り入れるべく、本腰をいれてもいいのではないだろうか？
　世界の流れにまかせるのではなく（押しつけられるのではなく）、世界をリードするような制度を、日本で独自に作ったらどうだろう。

大麻解放派に言いたいこと

　「GHQ陰謀説」は、確かにありえそうな話である。
　第一次世界大戦から第二次世界大戦にかけての時代は、世界の諸国が理性を失い、何でもありだったのかもしれない。
　しかし、各種法律が成立・施行されていったこと以外は、あくまで「推測」でしかない。裏付ける資料がほとんど入手できないからだ。思い込みで、決めつけないほうがよいかもしれない。
　また、日本の大麻取締法が、本当に「米国に押しつけられた」ものだったとしても、それが「間違っている」「廃止すべき」という理由にはならない。押しつけられたものでも、結果的によいものが手に入ったのな

5　GHQ陰謀説　**241**

ら、むしろありがたいこともあるからだ。

　「日本国憲法」も、戦後 GHQ に押しつけられたものだ。憲法改正が議論されているように、いろいろな意見があろうが、私は世界に誇れるすばらしい憲法だと思う。

　とくに第9条は、自分たちだけでは成立させることはできなかっただろう。押しつけられてよかったとさえ思う。

　あやしい説を唱えるだけでは、世論から呆れられてもしかたない。成り立ちがどうであれ、現法のどこに問題があり、具体的にどうすれば解決できるかを、正攻法で訴えてほしい。

　GHQ 陰謀説は、もはや過去の遺物で、いつまでもむしかえさないほうが、賢明だと思う。

6 ≫ 大麻草と日本人の精神性

高いエネルギー？

※01
ラテン語「occulere」の過去分詞「occulta」（隠されたもの）を語源とする。

「オカルト」※01という言葉は、一般に超自然的な現象や考え方をさすときに使うが、「正統派ではない」「異端」「不気味」という意味合いを含めて、批判的に使用されることが多い。

「スピリチュアル」という言葉は、もともとは「霊的」という意味のキリスト教用語であったが、最近のテレビ番組や雑誌で扱うようになったため、日本では「見えないけれど何か大切なもの」といった、なんとなくいい意味で使われることが多い。

「大麻はただの植物ではなくて、たぶんすごく高いエネルギーを持っていると私は思うんです」

これは、大麻解放運動に共感したある有名な女性が、週刊誌の取材に応じて語った内容として伝えられている。

何のエネルギーかは知らないが、大麻草は特別な生物種だと言いたいらしい。

そして、「太古から日本人の衣食住と精神性に大きく関わってきた大麻の文化を取り戻したい」とも語っている。

また、先に議論した、大麻取締法が制定された経緯に関して、

6 大麻草と日本人の精神性　243

● GHQ（米国）は、日本人が大麻草をシンボル化して敬う精神性を恐れて、大麻を全面禁止にした。

という説もでている。

他にも、大麻草と日本人の精神性を結びつけた主張があるようだが、科学的証拠として参考にできる学術論文や、公的に認められる歴史的文書等がほとんどなく、どう判断してよいのかわからないのが現状だ。

ここでは、その例を紹介し、私自身が感じたことを書き留めたい。

大麻草の有用性や精神性を訴える人々の主張

紹介した女性のコメントにあるように、大麻草が私たち日本人の精神性と関係があるという主張の背景には、大きく分けて、

① 大麻草は、広く衣食住に活用され、日本人の心の支えになってきた。
② 大麻草は、神聖な植物で、日本の神道に欠かせない。

の2点があるようだ。

①と関連のあるコメントを、インターネットや書物等から拾ってみると、次のような例がある。似たものをまとめ、感想を述べてみたい。

● 大麻草は、繊維、紙、食用などの古来からの活用に加えて、建材、バイオプラスチック、燃料などへの応用も研究されている。

244　第5章　大麻をめぐる報道・噂

- 自給自足の国家づくりに役立つ。
- 大麻草をたくさん栽培すれば、二酸化炭素を吸収するので、地球の温暖化対策になる。

→「私たちの暮らしに、大麻草を役立てることができる」ということは認めてもいいだろう。ところが冷静に考えてみると、これは人間が大麻草に興味をもって、いろいろ活用してきた結果であって、「本当に大麻草だけにしかない特性か?」というと、違うような気がする。自然界には、同様な草木は他にもある。また、大麻草が有用な植物だとしても、それだけで衣食住のすべてを満たすことはできない。とくに「食」に関しては、「麻の実」だけ食べていても生きてはいけない。さらに、二酸化酸素を吸収して光合成を行うのは、大麻草だけではない。すべての植物が、地球の温暖化防止に貢献してくれるだろう。

- 人間は、この世に生まれるときから、大麻のお世話になった。というのは、母親が子どもを産むときの痛みを緩和するために、大麻草の葉を食べさせることがあったからだ。

→ 大麻草は人間の一生に関わるものだと言いたくて、例示したものと思われるが、もしこれが本当なら、今でいう「無痛分娩」に相当する。大麻草の葉に含まれるカンナビノイドの鎮痛作用が応用されていたのかもしれない。

　一方、②と関連のあるコメントには、次のような例がある。似たものをまとめ、それぞれに感想を述べて

6 大麻草と日本人の精神性　245

みたい。

> ● 日本人は大麻を神聖な植物として愛してきた。

→ 昔の日本人にとっては、日本を代表する草木だったのかもしれない。今でいうなら、「桜」のような存在だろうか？　しかし、申し訳ないが、生まれたときから大麻草が生活環境になかった私は、とくに愛していないし、なかなか理解しにくい。また、宗教によって、神聖とされるものは違う。世界の古い宗教では、蛇や龍を神格化する信仰が多く見られる。ヒンドゥー教では、牛を神聖な動物（神の使い）とみなし、食することを禁じている。信仰は、主観的なものであり、普遍的なものではないという前提で話さないと、議論は進まないだろう。

> ● 日本古来の神様と結びつきがあった。
> ● 日本では紀元前から栽培されていて、神々がその植物を通って天から地上に降りてきたという伝説がある。

→ そういわれればそうなのかもしれないが、昔からの言い伝えは無数にある。真偽を確かめようがないことは、信じたい人が信じて、信じたくなければ従わなくてもよい。信仰は個人の自由だろう。

> ● 大麻草には邪気や悪を祓う力があり、神事のお祓いに使う大幣、注連縄や神輿などに使われている。
> ● 全国各地の神社で、「神宮大麻」などと書かれた、お守りが売られている。
> ● 「神宮大麻」は、天照大神の御印である。

→ 私自身も、自分の厄除けや子どもの七五三などで、神社には大変お世話になっている。自分たちに将来悪いことが起きないように、真剣に祈ってくれる神主さんの姿を見ると、本当にありがたいと思う。心から感謝したい。

「神様はいるか」と聞かれれば、私は「いる」と答えるだろう。ただし、神様が実在すると信じているわけではない。むしろ、現実には存在しないけれど、私たち人間の「脳の中」にあるものだと思っている。「信じる者は救われる」という格言は、信じることによって心の拠り所ができれば、不安が解消され、事がうまくはこぶという意味だと思っている。

高校や大学の入学試験が近づくと、多くの人が神社にお参りして、受験生にお守りを持たせるだろう。これは、お守りが本当に邪悪なものを祓ってくれたり、受験生の頭脳を明晰にしてくれるわけではない。それをもらうことで、心の拠り所ができて不安が解消されるとともに、周りの人の心遣いをありがたく思い、励まされることで、勇気がわくということではないだろうか？　昔のお守りには、大麻草の葉などが入っていたともいわれているが、大麻草が入ったものと入っていないもので、効力が違うのだろうか？　もしそうなら、「今売られているお守りは全部ダメ！」ということになってしまうから、きっとそうではない。大切なのは、お守りを通して、自分のことを思ってくれる人（や神様）の存在を感じることができるからだ。

大麻草がそこにないと神事が行えないわけではないと思う。

- 明治時代の政府が「富国強兵」を進めるために「神道」を利用した。「神宮大麻」という御札が、全国の神社と家庭に漏れなく頒布され、神棚に祀られた。
- 太古から大麻草が日本人の生活や精神を支えてきたという真実を、日本政府当局が意図的に隠し、大麻を「悪」とした。

→ 当時の国策として、明治政府は大麻草の神格化を促したが、昭和の戦後には180度方向転換されたということらしい。本当ならば、かなり身勝手な話だが、戦後生まれで当時を知らない私には、コメントする資格がない。

　何を信じ、それに従ってどう行動するかは、個人の自由である。日本国憲法では、信仰の自由を認めている。

　しかし、自分の主観を他者に押しつけるなら、自分たちが批判している「国の陰謀」と大差ない。中立的立場から見ると、「どっちもどっち」だ。お互い、自己肯定と他者批判を繰り返すのはやめようではないか。

第 **6** 章

マリファナ使用が
認められた
諸外国の現状から学ぶ

1 >> 日本の近況

わが国におけるマリファナ事犯の近況

　前章で紹介したように、わが国のマリファナ事犯検挙人員は、年度ごとに多少の上下変動はあるものの、増加の一途をたどっている。最新のデータによると、平成28年の検挙人員は2,722人[01]であり、唯一3,000人を超えた平成21年に迫る勢いとなっている。20歳未満が210人（うち中学生2、高校生32、大学生40：「警察白書」より）と増えているのも、気がかりだ。

　マリファナ事犯件数は、平成22～26年に減少に転じたことから、薬物乱用防止対策が功を奏したと評価する向きもあったが、どうもこれは勘違いだったようだ。

　次のページのグラフは、平成20～28年におけるマリファナ事犯検挙者数と危険ドラッグ販売店舗数の推移を表したものである。マリファナ事犯が減少した時期は、ちょうど「危険ドラッグ」の流通が問題となった時期に重なるのだ。第4章で触れたように、平成21年頃から、ハーブ、入浴剤、お香、アロマのように偽装された危険ドラッグ製品を販売する店舗が増え始めた。

　しかし、それらを使用した者が事故や事件を引き起こしたことから取り締まり強化が進んだ。ピーク時には215あった店舗が、平成26年下期に激減し、平成27

※01
警察庁が毎年「警察白書」で発表している数字には、警察が検挙した分しか反映されないため、平成28年のマリファナ事犯検挙人員は2536人となっている。一方、厚生労働省などが発表する数字には、麻薬取締官等による検挙も含まれるため、2722人となっている。

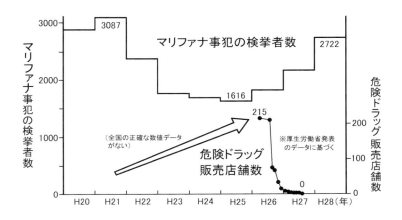

　年7月には国内最後の2店舗が閉鎖され、「危険ドラッグ販売店舗はゼロになった」と厚生労働省から発表された。そして、それに応じるように、マリファナ事犯の検挙者数が増加に転じたのだ。これは、単なる偶然ではないだろう。「マリファナの代わりに危険ドラッグを」「危険ドラッグの代わりにマリファナを」と考えた者が少なからずいたことを暗示している。

　事実、平成27年に大麻取締法違反（所持）容疑で逮捕されたある男が、「昔は大麻（マリファナ）をやっていたが、似た効果の危険ドラッグを使い始めた。しかしそれらが手に入らなくなったので、また大麻（マリファナ）を使うようになった」と供述したとも報道されている。マリファナ事犯に歯止めがかかっていないと考えるべきだろう。

　マリファナが、覚醒剤や麻薬・向精神薬などと大きく異なるのは、原料植物である大麻草の「栽培」によって手に入れることが可能な点である。化学物質を合成したり精製する知識や技術を必要としないし、大麻草

1　日本の近況　251

は元来強い植物だから、条件さえ整えば誰でも簡単に育てることができる。そのためか、安易な気持ちで、大麻草の栽培を試みる者が後を絶たない。とくに平成20年前後には、有名な国立大学や私立大学の学生が自宅で大麻草を栽培して逮捕される事件が相次いで報道された。中には大学キャンパス内で売買して逮捕された者もいた。市場に出回る大麻草の種子（正確には実）を追跡することによって摘発が進み、栽培事犯の検挙は減少傾向にあるものの、問題はまだ終息していない。前章でも説明したように、近年、営利目的の大麻草栽培事犯が増加傾向にあり、反社会的組織の収入源として利用されている点は、とくに大きな問題だ。

　また、大麻草は意図的に栽培しなくても、山野に自生しており、とりわけ北海道では大問題になっている。北海道に大麻草が多いのには理由がある。大麻草は身近な植物として古来から栽培されていたようであるが、明治6年に屯田兵制度ができ、明治政府による殖産政策の一つとして北海道で大麻草栽培が奨励されたのがきっかけで、一気に増えたのだ。大麻草だけでなく亜麻の栽培も行われるようになり、麻紡績の会社も設立され栄えた。第一次世界大戦、第二次世界大戦中は、日本政府の主導によって、軍服、ロープなどの軍需用に大麻草が増産された。しかし、第二次世界大戦敗戦後の1948年に大麻取締法ができてからは、栽培されずに放置された大麻草が自然に繁殖してしまった。野生化した大麻草が今も大量に群生しており、それを狙って北海道に足を運ぶ者が後を絶たないという。

　例えば、2014（平成26）年9〜10月には、水産加

※02
明治政府が北海道の警備と開拓を目的として、兵士を北海道各地に移住させた制度。

工業や農業の季節労働者として北海道標津町などで働いていた男計 12 人が、付近に自生する大麻草を所持したとして逮捕される事件があった。

対策として、北海道では自生する大麻草を年間 100 万～ 200 万本ぐらい除去しているという。手作業で一本一本根から抜いているそうだ。しかし、抜いても抜いてもまた生えてくるので、いっこうに数が減ることはなく、広大な北海道に群生する大麻草を駆除するのはもはや限界に達している。近隣の住民が見つけても、自分で刈り取れば大麻取締法違反に問われるのではないかという恐れから、手を出せない。

民間に駆除を委託するという考えもあるが、大麻草の群生地に関する情報が一般に知れ渡る可能性があり、依頼先は限られてしまう。道内各地の自治体や保健所の職員だけの対応では、全く追いついていけないのが現状である。

さらに厄介なことに、厳密な管理下で栽培・維持されている産業用の CBDA 種「とちぎしろ」などとは異なり、野生の大麻草では知らない間に交雑が進んでしまう可能性が高い。第 3 章で解説したように、THCA を生成するという形質は、極めて優性であり、CBDA 種と THCA 種の大麻草が交配すると、その子は 100% THCA を産生するようになる。日本在来の大麻草は CBDA 種であり、北海道に根付いたのも当初は CBDA 種であったが、管理されないで自然に交雑が進めば、どんどん THCA 種の割合が増えていくことが懸念される。

事実、1969 ～ 1973 年にかけて北海道立衛生研究所が行った調査によると、北海道内に自生する大麻草の

1 日本の近況　　253

THC含有量※03は0.56〜5.73％（平均1.26％）とやや高い値であったと発表されている。海外で医療利用されている品種（THC含有量8〜25％）に比べると低値なのだが、世界各地の野生大麻草と同レベルとみなされる。

　交通網が発達し、人や物質の往来が盛んになった近代では、生態系の乱れが起きている。人間の活動に伴って持ち込まれた外来種が、日本古来の生物種を駆逐したり、私たちの生活を脅かしているケースも少なくない。有名な外来生物には、アライグマ、アメリカザリガニ、ブラックバス、カミツキガメ、アフリカマイマイ、セアカゴケグモなどがある。最近では、「ヒアリ」※04が話題になっている。最近の大麻草の調査データが明らかではないが、交雑がもっと進んでいるとすれば、問題である。

　結局のところ、国としてはやれることをやっているつもりなのだろうが、マリファナをめぐる日本の状況は、何も変わっていないといわざるを得ない。諸外国に比べて、もともとマリファナ使用者が少ないから大問題になっていないだけで、毎年同じように、一部の違反者を捕まえることを繰り返しているだけでいいのだろうか。海外でマリファナの個人使用を認める国が増えてきたことから、その余波が日本に押し寄せてくる危険性もある。
　事実、海外からの旅行者がマリファナ入り食品を日本国内に持ち込もうとしたり、インターネットを利用して個人輸入を試みる者が出てきているという。

　日本の未来がどうなるかは、誰にもわからない。しかし、「他山の石」という諺があるように、諸外国で起

※03
細かいようだが、生きた大麻草体内にはTHCはほとんど存在しない（第3章参照）。採取した植物片にさまざまな処理を施したサンプル中のTHC量が測定され、大麻草内にあるものとして含量換算されているにすぎない。

※04
南米大陸原産のアリの1種で、強力な針と毒を持ち、アナフィラキシーショックを引き起こすことがある。2017（平成29）年5月に、中国から神戸港に到着した貨物船のコンテナ中に見つかったのが、日本国内初。

きていることを知り、学ぶことができれば、よりよい日本の未来をつくるのに役立つに違いない。そのために、すでにマリファナ合法化が進んでいる諸外国の現状を紹介して、本書を締めくくりたい。

「合法化」とは一体何なのか？

世界各国の現状を紹介する前に、一つ確認しておきたい重要なことがある。

ここまで、私は「マリファナ合法化」という言い回しを繰り返し使ってきた。それは、世間でこのことを話題にするときに、最もよく使われているからだ。読者のみなさんの多くは、「ああ、あの合法化の話ね」と酌み取ってくださったことだろう。しかし、「合法化」という言葉は非常に厄介で、マリファナについて議論するときには使うべきではないと私は考えている。「自分で使っておいて何を今さら……」といわれるだろうことを承知で、問題点を明らかにしておきたい。

そもそも「合法化」とは一体何なのか、どうなったら「合法化」なのだろうか。

一般に「合法」は、「無法」「不法」「違法」の対義語であり、「合法化」は「法に適合した形にする」ということであろう。多くの場合、法は、人間社会の秩序を維持するために、個々人の行為がどうあるべきかを定めるものであるから、具体的に「合法化」に該当するのは、次の2つの場合があり得る。

①それまで定められていなかった行為について、すで

に定められている法に適合する形で法律にする。

②すでに定められていた法では違法とされていた行為について、その根拠となる条文や罰に関する定めを削除する。

　どちらも、「合法化」ではあるが、別の言葉に置き換えると、①は「法律化」、②は「非法律化」になる。つまり、「合法化」は、逆のプロセスをも包含した言葉なのである。

　法は、時に人を裁き、扱いを間違えると罪のない人の人生を奪ってしまうこともある。とくに、刑法においては、人によって解釈が変わってしまうような言葉遣いをしてはならない。誰にとっても明確で、一義的な言葉で構成されなければならない。「合法化」は、インパクトがあって、何となく伝えるのには便利だが、あまりにも曖昧で、法律用語としてふさわしくない。

　また、第5章で、欧米諸国のマリファナ合法化について少し触れたが、各国の薬物政策におけるマリファナの位置づけは微妙に違う。しかし、「合法化」という言葉を使っている限り、その違いを理解することはできない。よって、ここから先、各国の現状を紹介する上で、あえて「合法化」という言葉は使わないこととしたい。

　ついでにいうと、そもそも「マリファナが合法」といういい方はおかしい。正確には、マリファナを扱う行為（所持、使用、譲渡、輸出入など）が合法かどうかを問うべきである。そして、その行為が犯罪であるか、刑罰の対象であるかがポイントとなる。したがって、「合法化」に代わる言葉として、「非犯罪化」と「非刑罰化」

256　第6章　マリファナ使用が認められた諸外国の現状から学ぶ

を使いたい。

「非犯罪化」と「非刑罰化」は、似て非なるものだ。その違いをすでに理解しているという人は少ないと思うので、改めて説明したい。

「罪」の意味を辞書でひくと、「法律的・道徳的・宗教的な規範に反する行為」と書いてある。規範は守るべきで、それに反するのはよくないということだろう。そして、日常会話で「犯罪」というときは、罪を犯すことすべてを漠然とさしているときが多いが、法制上の「犯罪」は、もっと限定され、「刑法」で「罪」（規範に反している）と定められた行為のことである。つまり、道徳的あるいは宗教的によくないことといわれていても、**「刑法」に定めがなければ、法制上は犯罪ではない**。では、「刑法」とは一体何なのか。

六法全書を開くと「刑法」という名の法律があるが、一般に「刑法」といえば、犯罪とそれに対する刑罰の内容を規定した国家的規範のすべてをさす。ただし、学者などが「刑法」というときは、六法の一つをさしていることが多い。これでは混乱するので、六法に含まれる「刑法」は、**「刑法典」**と呼ばれることがある。「刑法典」は、一般的な犯罪や刑法全部に共通する一般原則を規定しているため、「一般刑法」と呼ばれることもある。いうまでもなく、「刑法典」は一つしかない。一方、個々の事柄について詳しく定めた刑法は、**「特別刑法」**といわれ、日本の現行では720種類以上あるともいわれている。なお、本書で「刑法」というときは、一般的な使い方、つまり「刑法典」と「特別刑法」を

1 日本の近況　**257**

合わせた刑法すべてのことをさしていると考えていただきたい。

ちなみに、特別刑法はさらに準刑法、行政刑法、経済刑法に分けられ、麻薬及び向精神薬取締法や大麻取締法などは、「**行政刑法**」に相当する。[05]

マリファナを所持することについて、日本では、刑法の一つである「大麻取締法」が「大麻取扱者でなければだめ」と禁じているので、一般の人の所持は量によらず「**犯罪化されている**」とみなされる。もし、禁じる条文を削除するように刑法が改正されたならば、「**非犯罪化された**」という。初めから禁じる条文が存在しなければ「非犯罪化されている」といってよい。

そして、罪を犯すと、時に「罰」が与えられる。罰を与える意義には、「規範に反した責任を問う」ことの他に、「当人が二度と同じ過ちを犯さないように更生させる」、「苦しむ姿を見せることで他の人が同じ過ちをしないように防ぐ」などがあるだろう。日常会話で「罰」というときは、「こらしめる」ことを漠然とさしていることが多いが、「刑罰」は、法制上の罰の一つであり、きちんとした定義がある。

法制上の罰には、「刑罰」と「行政罰」がある。「刑罰」は、刑法に規定されている法的制裁のことで、わが国の現行法で刑名として定められているのは、死刑、懲役、禁固、罰金、拘留、科料、没収の７つである。一方の「行政罰」は、行政法上の義務違反に対して加えられる法的制裁のことであり、細かく分けると「行政刑罰」と「行政上の秩序罰」がある。「行政刑罰」は、刑法に記されていな

※05
他の行政刑法の代表例として「道路交通法」、経済刑法としていわゆる「独占禁止法」などがある。

いが悪質な行政法上の違反に対して、刑法上に刑名として定められている刑罰を科す場合をいう。社会的非難の程度が軽い行為に対しては、刑法にない金銭的制裁が科せられ、その目的は主に社会秩序の維持であることから、「行政上の秩序罰」といわれる。

　例えば、新しい地域に引っ越したときは転入届を役所に届けなければならないという義務が「住民基本台帳法」という行政法で定められているが、正当な理由がなく届け出を怠った場合には、「過料として５万円を払いなさい」という命令が裁判所からくることがある。これは「行政上の秩序罰」であり、「過料」は、刑法の「科料」と区別するために「あやまちりょう」と読まれることもある。

　マリファナを所持することについて、日本では、刑法の一つである「大麻取締法」が法的処分（懲役）を定めているので、「刑罰化されている」とみなされる。もし、刑罰の条文が削除されたら、「非刑罰化」と言いたくなるが、そういう使い方はしない。そもそも刑法で犯罪と定めておきながら何ら処分しないということは通常ない。処分に値しない行為を、わざわざ犯罪と定める必要がないからだ。刑法で定められた犯罪なのだが、処分をするときに刑罰ではないやり方をすることが「非刑罰化」である。例えば、少年犯罪に対して、懲役などの刑罰を与えず、保護処分で済ませるのは、「非刑罰化」に相当する。また、非刑罰化によって与えられる処分のことを「非刑罰的処分」という。もし、日本の大麻取締法が、マリファナ所持者を保護処分だけで済ますように改正されたら、「非刑罰化された」といってよい。

※06
最高５万円と定められている。

1 日本の近況　259

現行の法制度を「犯罪化・非犯罪化」「刑罰化・非刑罰化」の観点から分類すると、主に4つに分けられる。その考え方を、わかりやすく私なりにまとめたのが、右の図である。

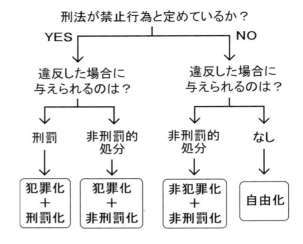

刑法上犯罪であって、刑罰が与えられる場合は、現行通りの「犯罪化＋刑罰化」である。刑法上犯罪であっても、非刑罰的処分が与えられる場合は、「犯罪化＋非刑罰化」である。犯罪少年の保護処分以外の例としては、「駐車違反で違反点数を与えられる」などが該当する。刑法上犯罪でなくても、非刑罰的処分が与えられる場合は、「非犯罪化＋非刑罰化」である。上で説明した「行政上の秩序罰」がこれに該当する。「行政刑罰」は、「非犯罪化＋刑罰化」ともとれるが、最終的に刑罰が利用されるのは執行上の便宜であって、初めから刑罰化されているわけではないので、「非犯罪化＋非刑罰化」に含めてよい。最後に、刑法上犯罪でなく、何の処分も与えられない場合は、「自由化」といってよい。

この後、各国の薬物政策の違いを理解する助けとして、このフローチャートを繰り返し利用してほしい。

2 ≫ 米国の近況

医療用マリファナ法が成立した背景

マリファナの扱いに関して、今世界中の注目を集めているのは、やはり米国だろう。前章で紹介したように、現在までに30州と首都ワシントンD.C.で医療用マリファナ法（正式な法律名は州によって異なる）が成立している。米国は、基本的に、厳罰主義の薬物政策を貫いており、マリファナについても、連邦法でスケジュールⅠに位置づけ、医療目的でも禁止している。それでも、州レベルで医療用マリファナが認められるようになった経緯、そして法律上の扱いについて、もう少し詳しく触れておきたい。

カリフォルニア州で、住民投票を経て医療用マリファナの使用が認められたのは1996年のこと。厳罰主義の米国において、それは突然起きたわけではない。そのおよそ20年前に、風向きを変える重要な出来事があった。大麻草を栽培したことで逮捕されたある男性が、裁判において、「緑内障の治療のために自分にはマリファナが必要だ」と訴えたことが認められ、検察官は彼に対する刑事告発を取り下げた。医療用マリファナの有効性や安全性が認められたわけではないが、それを必要とする人の思いは理解して尊重しなければならない

※01
かつては、コロンビア特別区の中に、首都ワシントン市があり、同区内には他の市や郡があった。そのため当時は、「コロンビア特別区のワシントン市」といわれていた。しかし1871年の「コロンビア特別区自治法」により、特別区内のすべての自治体は特別区に統合された。法律上の正式な名称は「コロンビア特別区」のままであり、「米国の首都はどこか」と聞かれたら「コロンビア特別区」が正解である。しかし、かつての馴染みのある呼び方を残そうとして、"Washington, District of Columbia"、略して「ワシントンD.C.」という通称が用いられるようになった。なお、米国内には「ワシントン州」が別にあるので、単に「ワシントン」といってはだめで、必ず「D.C.」をつけなければならない。

2 米国の近況　261

と考えられるようになった。この裁判を受けて、連邦政府は「温情的な治験薬のプログラム[※02]」を開始し、認定された特定の患者に対して、政府機関を通じたマリファナ供給が開始された。そして、他の州でも、医療目的での医師によるマリファナの処方を容認する州法を制定する動きが起こり始め、1978年のニューメキシコ州を皮切りに、1982年末までに31の州とワシントンD.C.で法律化された。しかし、マリファナを禁止する連邦政府が、州法に基づいてマリファナを処方する医師に対して、資格を取り消すという措置に出たことなどから、結局、1980年代後半には、医療用マリファナの処方を容認する州法は廃止されていった。

そんな折、エイズ問題が起こった。発端は、1981年にカリフォルニア州南部に住む男性数人が珍しい致死性の肺感染症（カリニ肺炎[※03]）にかかった症例の研究からだった。翌1982年には、その原因が、性的な関係によって感染した「免疫機能を破壊する新しい病気」によるものとわかり、この奇病が「免疫機能不全症候群[※04]」いわゆるエイズと命名された。1984年には、ヒト免疫不全ウイルス（HIV）が発見され、その感染によってエイズが発症することが明らかにされた。

しかし、治療法がなく、どんどん感染が拡大していった。初の症例報告後からわずか10年程度で感染者は世界中に100万人にまで広がっていった。それに呼応するように、マリファナが、エイズ患者における体重減少を伴った食欲不振に有効だという研究報告がされるようになった。

また、がんに苦しむ患者に対しても、マリファナが

※02
Compassionate
Investigational New
Drug program

※03
原虫（ニューモシスチス・カリニ）の感染によって起こる肺炎。免疫力が低下しているときに発症しやすい。

※04
Acquired Immune
Deficiency Syndrome,
AIDS

有益と考える研究報告もでてきたため、医療目的での
マリファナ使用を認めてほしいという声が再び一部で
高まり始めた。

　そして、1996年11月のカリフォルニア州一般選挙
で、「Proposition 215」という法改正の提案書が提出
され、その可否を問う住民投票[05]が行われた。その結果、
過半数（55.6％）の州民の賛同を得て可決された。

　Proposition 215の全文は、インターネット上[06]に出て
いるので、興味のある方はご自分で確かめていただきた
い。正確にいえば、この提案書は、個別の新しい法律
の制定を目指したものではなく、すでにあったカリフォ
ルニア州健康安全法[07]の改正点が記されている。この中
には、法改正の目的が書かれている箇所があり、とく
に医療用マリファナの使用者に関してポイントとなる
部分を抜粋して和訳すると、次の通りである。

（A）医学的利用が適切であると考えられ、かつガン、
　　拒食症、エイズ、慢性疼痛、けいれん、緑内障、
　　関節炎、片頭痛、あるいはマリファナが緩解でき
　　るあらゆるその他の病気の治療に対してマリファ
　　ナを利用しようと決めた医師によって推薦された
　　医療目的のために、マリファナを入手し使用する
　　権利が、重度の病気を患ったカリフォルニア州
　　民にはあることを保障すること。
（B）医師の推薦を受け医療目的でマリファナを入手し
　　て使用する患者とその介護者は、刑事訴追ある
　　いは制裁を受けないことを保障すること。

　要するに、マリファナそのものを認めたわけではな

※05
米国の住民投票のしくみに
ついては、巻末の「詳細解
説」（P393）を参照のこと。

※06
http://vigarchive.sos.
ca.gov/1996/general/
pamphlet/215text.htm

※07
Health and Safety Code

2 米国の近況　263

く、必要とみなされる医療を受ける権利が患者にはある
ことを確認し、その意味で医療用マリファナを利用する
患者や介護者をカリフォルニア州刑法の対象から除外し、
「保護」したのである。これによって、「マリファナの医
療目的使用が条件付きで自由化された」とみなしてよい
だろう。

　この提案書の内容は、最終的に、カリフォルニア州健
康安全法の中のセクション 11362.5 に「Compassionate
Use Act of 1996」という項目として加えられた。

　自由化のカギとなった条件は、「医師の推薦」である。
具体的には、医療用マリファナ推薦書を医師から発行し
てもらった人は、その書類を持参してマリファナ薬局な
どに行けば、自由にマリファナを購入して使うことがで
きるのだ。このような制度にしたのは、医師の立場を守
るためでもあろう。

　1970 ～ 1980 年代に州法で医療用マリファナの利用
が容認されたときには、処方した医師が、連邦法の定め
によって、咎めを受ける結果になった。本当に患者を救
おうと考えた医師が不利益を被らないための苦肉の策と
して、新制度では、医師は「推薦するだけ」としたもの
と思われる。

　実際の医療用マリファナ推薦書[08]には、

　「カリフォルニア州法の下、この患者が医療目的でマ
リファナを使用する資格があるというのが、○○医師[09]の
評価である」

　「マリファナ使用の医療上の有益性と危険性について、
この患者と話をした」

　「譲渡できない書類である」

※08
Physician's Statement
Regarding Medical
Cannabis

※09
○○の中には、推薦書を
出している医師本人の名前
が入る。

264　第 6 章　マリファナ使用が認められた諸外国の現状から学ぶ

「12 カ月間有効である」

といった内容が、手紙のような様式で書かれており、医師と患者の署名が付されている。

しかし、この推薦制度をめぐって、2つの問題が生じている。

一つは、医師の推薦書は、処方箋とは違って、マリファナの用量や用法をなんら指定しておらず、どのように利用するかは患者と薬局に任せられているという点である。医薬品には、病院などで診察を受けて医師が作成した処方箋に基づいて提供される「医療用医薬品」と、医師による処方箋がなくても薬局などへ行き自分で直接買って使える「一般用医薬品」（OTC）[10]がある。時間がないときでもすぐに薬が使えるので便利だ。医療用とOTCの線引きは、主に安全性を配慮して決められている。使用実績が少なく誤った使い方をすると何が起こるかわからないものや、使用実績があるが明らかに危険性が高いものは、「医療用」に分類され、使用実績が十分あって比較的安心して使えるものであれば、利便性を優先したほうがいいので、「OTC」に分類されている。

OTCの場合、薬局にいる薬剤師がアドバイスをくれることもあるが、最終的に買って使うかどうかは患者本人に委ねられているので、OTCによる医療は「セルフメディケーション」[11]ともいわれる。

さて、マリファナは「医療用」と「OTC」のどちらに分類するのがふさわしいだろうか。もちろん日本では、そもそも医薬品と認められていないので、「どちら

※10
一般用医薬品は、カウンター越しに売買されることから、"over the counter" を略して OTC 医薬品とも呼ばれる。

※11
self-medication：自己治療と訳されることもある

2 米国の近況　265

もふさわしくない」が正解なのだが、医薬品として認めた場合、どちらかというと「医療用」が適すると考える人が多いのではないだろうか。ところが、米国カリフォルニア州では、ほぼOTC扱いにしたということになる。マリファナには精神作用がある上、苦痛を和らげる効果を患者が実感する、あるいは期待すると、習慣性がでてくる。「自分でコントロールすることが難しくなる」ような薬物を、セルフメディケーションの枠に放り込んでいいのだろうか。

　もう一つは、カギとなる「医師の推薦書」が案外簡単に発行される点である。推薦書をもらうには、何らかの病状を訴えて病院や診療所で診てもらった上で、それがマリファナ使用を必要とするものかを判断してもらう必要があるものの、確固たる判断基準（ガイドライン）が用意されているわけではなく、各医師の裁量にまかせられている。
　だからといって「ガンの疑いに対して精密検査をし、悪性かつ激しい痛みを伴うことが確認されなければ推薦書は出さない」などという医師はいない。多くの患者の対応に追われ、書類作成はできるだけ簡単に済ませたい医師が大部分だろう。「ちょっと眠れないというだけでもらえた」と語る患者がいるくらいだ。
　さらには、推薦書発行には手数料がかかるが、高めの手数料を払いさえすれば書いてもらえるというところもあるらしい。ある種の歯止めとなるはずの推薦書が、新たな医師の不正を生み出すとともに、マリファナを悪用しようとする人の手助けをし、さらに不正を助長しているとしたら、全く無意味である。

266　第6章　マリファナ使用が認められた諸外国の現状から学ぶ

マリファナは医療に役立っているか？

　カリフォルニア州でマリファナの医療目的使用が認められて、20年が経過した。連邦法との矛盾を抱えながらも、希望する患者が医療目的でのマリファナ利用を妨げられることはなくなったようである。となると、薬学の専門家として私が一番気になるのは、「果たしてマリファナは本当に医療に貢献しているのか」である。

　動物や少人数の人を用いた基礎研究ではさまざまな見解があったものの、実際に病気に苦しむたくさんの人たちが使ってどうだったかが、最も信頼できる知見になりそうだからだ。

　あるデータによると、医療用マリファナの利用目的としては、圧倒的に「苦痛を和らげるため」が多い。次いで「吐き気を止める」「けいれんを抑える」などで、がん患者やエイズ患者が用いることもある。ただし、がんやエイズを治すというより、発症に伴う痛みや食欲不振、抗がん剤の副作用として起こる吐き気などを抑えるために使われている。しかし、有効性については、はっきりしていないというのが実情のようだ。

　例えば、世界保健機関（WHO）のホームページ[※12]には、"Update of Cannabis and its medical use" という論文が掲載されている。

　この研究では、医療用マリファナの使用に関する過去の論文335本をレビューし、医療用マリファナの効果を確実に示す根拠は乏しいと結論づけている。ただし、マリファナが無効だと証明されたわけでもない。要するに、有効性や安全性を議論できるようなデータさえ得られていないと考えてよい。

※12
http://www.who.
int/medicines/
access/controlled-
substances/6_2_
cannabis_update.pdf

2　米国の近況　**267**

通常、医薬品の有効性と安全性を確認するための臨床
試験は、予め決められた用量・用法で薬を一定期間投与
し、標準化された方法でその効果を解析・評価する。公
正を期するため、当初の計画を途中で変更することは原
則許されていない。ところが、患者が医療用マリファナ
を自分で購入して使用するという状況では、条件がまち
まちで、不明な部分が多すぎる。そもそも大麻草を加工
して作られたマリファナ製品は、THC 含量などの品質
が必ずしも一定ではない。[13] 製品の形態も、乾燥ハーブの
ようなものからオイル、ソーダ、グミキャンディーなど
多種多様で、THC 含量が 5％のものもあれば、90％超
のものもある。吸煙するか内服するか摂取方法でも全然
違う。また、使用目的が患者ごとに異なる上、「効いた」
と訴えてもどんな効果がどれくらい現れたかもはっきり
しない。こんな状況では、精度が高く信頼できるデータ
を集めることは到底無理だ。

　使用目的が「苦痛を和らげる」や「吐き気を抑える」
の場合には、「プラセボ効果」にも注意が必要だ。プラ
セボとは、[14] 「なぐさめる」「喜ばせる」を意味するラテン
語が起源で、薬の見かけ上の効果が使用者の心理状態に
影響されるときに、よく使われる言葉である。例えば、
ある患者が痛がっているときに、医師が「よく効く痛み
止めを出しておきますね」と言って薬でも何でもない錠
剤を与えると、それを飲んだ患者が本当に痛みが軽く
なったように感じることがあるのだ。吐き気も、薬とは
関係なく、気の持ちようで止まることもある。
　だとすると、マリファナを使用して、痛みが和らい
だり、吐き気がおさまったとしても、本当の薬としての

※ 13
マリファナ薬局では、ス
タッフが経験に基づいて複
数の製品を混ぜて提供す
ることもあるという。

※ 14
placebo（英語の発音だと
「プラシーボ」）

効果ではない可能性があるのだ。とくに、マリファナの力を信じた患者が、自ら望んでマリファナを使うという状況では、なおさらである。

「効いた」という評価に、相当なバイアスがかかっているとみなすべきだ。

ただし、マリファナに真の薬効が乏しかったとしても、無意味なわけではない。好きな人に貢いでいる人がいると、周囲は「騙されているからやめたほうがいい」というかもしれないが、「本人がそれで幸せならいい」と考えることもできるのと同じように、マリファナを「心の拠り所」として、精神的に（本当の治療効果ではなく）救われている人がいたとすれば、それはそれで「アリ」だと私は考える。

ただし、周囲に迷惑をかけることは避けなければいけないから、「マリファナが本当に有効か？」にこだわるよりも、「マリファナは有害か？」が重要だと思う。

米国コロラド州が嗜好用マリファナ解禁で受けた恩恵

※15
バーモント州が議会の決議により、嗜好用マリファナを認め、2018年1月に州知事が法案に署名した。実際の解禁は2018年7月から。

米国では、現在までに9州[※15]とワシントンD.C.で、嗜好用マリファナを個人が使用することを認めている。私自身は、医療用マリファナは「本当に役に立つなら」一定の規制下で有効活用してもよいのではないかと考えているが、嗜好用マリファナは必要ないと思っている。嗜好用に解禁しても、本当に問題はないのか。その答えを探るべく、マリファナ解禁に踏み切ったコロラド州の状況を紹介したい。

2　米国の近況　**269**

コロラド州で嗜好用マリファナについて問う住民投票が行われ、賛成多数で可決されたのは 2012 年のこと。州民に示されたのは「Amendment 64 Use and Regulation of Marijuana」（和訳すると「第 64 修正マリファナの使用と規制」）というもので、コロラド州憲法[16]の改正案である。コロラド州憲法は、1876 年の制定・施行以来、幾度となく改正されてきたが、今回もその一つという位置づけだった。この改正法案は、2012 年 11 月に行われた一般選挙で 55.3％の賛同を得て、同時期にやはり可決されたワシントン州と並び、「世界初の住民投票による嗜好用マリファナの合意」となった。

そのテキスト全文は、インターネット上[17]に出ているので、興味のある方はご自分で確かめていただきたい。その冒頭には、法改正の重要なポイントが書かれており、とくに個人のマリファナ購入ならびに使用に関わる部分だけを和訳すると、次の通りである。

（a）法執行の人材を有効活用すること、公共目的の財源を増やすこと、そして個人の自由のために、マリファナの使用は 21 歳以上の人々に対して法律上認められるものであり、アルコールと同様に課税することを、コロラド州民は認め、宣言する。

（b）住民の健康と公衆安全のために、マリファナは、アルコールと同様、以下のように規制するべきであることを、コロラド州民は認め、宣言する。

（I）個人は、マリファナを購入する前に年齢証明書を提示する。

（II）未成年者や 21 歳未満の人々に対するマリファナの販売・流通・移譲は現行通り違法。

※ 16
Colorado State Constitution

※ 17
https://www.fcgov.com/mmj/pdf/amendment64.pdf

（Ⅲ）マリファナ影響下での自動車運転は現行通り違法。

（Ⅳ）＜省略＞

（Ⅴ）＜省略＞

（c）大麻草のあらゆる変種の取り扱いに対する合理的な方策を規定するために、産業用大麻は、THC 含量が高い品種の大麻草とは区別して規制されるべきであると、コロラド州民はさらに認め、宣言する。

（d）＜省略＞

　要するに、課税対象、運転禁止などのルールはあるものの、21 歳以上の人はマリファナを使用してよいということだ。ちなみに、医療用マリファナについては、2000 年 11 月の一般選挙で Amendment 20 が可決され、すでに認められていたので、「目的によらずマリファナの使用が**条件付きで自由化された**」とみなしてよいだろう。

　加えて、（c）にあるように、大麻草に変種が存在することを認め、薬用と産業用を分けて規制することを提案している点にも注目してほしい。混乱を避けるため、原文（英語）では、大麻草のことを "cannabis plant"、産業用大麻（植物と加工品の両方を含む）のことを "industrial hemp" と使い分けている上、それらが THC 含有量によって区別されることを明記している点は、画期的と思われる。

　この改正案は、最終的にコロラド州憲法の Article 18, section 16 として加えられ、施行された。

　そして、実際に解禁されて販売が始まったのは 2014 年 1 月からだ。それ以降、コロラド州では、行政が中

※18
ほぼお酒と同じ扱いとみなしてよい。

2 米国の近況　271

心になって、マリファナ関連ビジネスを後押ししてきた。とくに州都デンバー市には、マリファナを売る店が至る所にできた。マリファナ小売店は、ディスペンサリーと呼ばれていて、緑十字のマークが目立つように表示してあるので、すぐ見つかる。

もともと違法にマリファナを販売していた店もあったが、今では堂々と商売でき、売り上げはウナギノボリとのこと。新たに開業した店も含め、解禁からおよそ半年で、マリファナ小売店は530店以上になったそうだ。その数は、マクドナルドとスターバックスを合わせた数を上回るといわれている。

しかも、それらの中には、シンプルな内装で、すっきりした広いテーブルの上に、小さな透明の小瓶に詰められたマリファナが展示してあって、まるでアップルストアのような店もあるそうだ。そこには、"アンダーグラウンド"の趣は微塵もない。

また、2017年4月には、世界初のドライブスルーのマリファナ小売店が開業したそうだ。メニューから希望商品を選び、店外にある駐車場から注文すれば、車にのったままマリファナ商品を受け取ることができるそうだ。

医療用マリファナは、18歳以上で医師の推薦書を持っていないと利用できないが、嗜好用は21歳以上なら誰でも購入できる。公共の場でのマリファナ吸引は禁じられているのだが、デンバーの街を歩いていると、どこからともなくマリファナの匂いが漂ってくるそうだ。

さらに、「マリファナ体験ツアー」なるものまであり、マリファナ農園や関連商品を扱う店を回ったり、マリファナを吸う体験をさせてくれるらしい。とくに近隣の

※19
dispensary
　薬を提供する「薬局」を意味する英語には、pharmacy, drug store, dispensary があり、その使い分けは国によって幾分違う。米語の場合、pharmacy は西洋医薬品を扱う調剤薬局、drug store は医薬品の他に化粧品や日用雑貨なども売っているスーパーのような店、そして dispensary は診療所・配薬所を意味することが多い。よって、マリファナ薬局や小売店には、dispensary という呼び名があてられている。

テキサス州などから、週末ごとにマリファナ目的で訪れる観光客が増えたという。今や、マリファナはコロラドの主要観光資源となっている。かつてコロラドといえば「雄大なロッキー山脈」「広大なスキー場」というイメージで、自然愛好家に人気だったが、今は「マリファナ」が代名詞となっているのだ。

　マリファナ景気を喜んでいるのは、小売店だけではない。大麻解禁から半年で、500社あまりの新しいマリファナ関連企業が誕生したといわれる。

　例えば、大きな需要に応えるためには、小さな農家による生産だけでは追いつかず、大麻草栽培の大型化が必要となる。そのために、全く使われていなかった倉庫が大麻草栽培所として生まれ変わったケースもある。器があるだけではだめだから、大麻草の栽培を担当する従業員が必要とされた。

　また、大型施設では、種から栽培、出荷までのすべてを管理しなければならないため、IT技術が導入され、マリファナ管理ソフトウェアを開発する会社もできた。マリファナに含まれる成分の分析を担当する専門会社もできた。

　単なる乾燥マリファナだけではなく、サプリメントのようなものからオイルやバターなど食品に似たマリファナ関連商品を企画・開発・製造する仕事もできた。

　その商品のラベルやパッケージをデザイン・印刷・製造する仕事もできた。商品を生産・製造者から仕入れ小売りに販売する、卸売業者もできた。

　また、州法でマリファナが認められたとしても、連

2　米国の近況　273

邦レベルでは今なお「規制薬物法」によってマリファナは全面禁止されている。「規制薬物法」は、連邦政府が定めた連邦法の一つで、全米に適用されるので、マリファナを取り扱った場合に州法では「おとがめなし」でも、連邦法では処罰されることもあることに変わりはない。

この矛盾は、いろいろなところに影響しており、その一つが銀行などの金融機関である。銀行など金融機関が違法なビジネスと取引することを連邦法が禁じているため、銀行やカード会社などはマリファナ関連ビジネスと関わることをためらっているのが現状だ。このため、マリファナの売買はすべて現金のみでの取り扱いとなっている。

例えば1億円を超える売り上げの販売店が、銀行に預けることなく、現金を手元に置いて管理するのは至難の業だ。そこで登場したのが、多額の現金やマリファナを扱う企業への運搬・警護サービスを提供する会社だ。そこでは、退役軍人や元警察官が、警護スタッフとして新たな職を得ているという。

コロラド州の人口はおよそ500万人。そのうち1万6000人もの人々が、解禁からわずか1年の間に、「マリファナ業界」で働くためのライセンスを取得したというから、すごい。

雇用状況を示す重要な指標の一つに、失業率がある。コロラド州の労働雇用省[20]が毎月発表しているデータ[21]によると、同州の失業率は、2010年10月期に、データがある1976年1月以降で最悪の8.9%まで上がったものの、それ以降、徐々に低下し続けて、2017年4〜6月期には2.3%という史上最も低い水準まで下がった。最

※20
Department of Labor and Employment

※21
https://www.colorado.gov/cdle

新(2017年10月期)の失業率は、2.7％で、全米の4.1％を大きく下回っている。

ただし、実はコロラド州は、もともと比較的治安がよく、「シリコン・マウンテン」と呼ばれるほどハイテク産業や研究開発活動が盛んな地域である。州政府がハイテク産業を支援していることもあり、約1万社のテクノロジー・情報産業関連企業があり、約15万人の雇用を創出している。米国でのケーブルTV発祥の地としても知られている。また、米国本土のほぼ中央に位置していることなどから、空軍宇宙司令部、陸軍宇宙司令部、北米航空宇宙防衛軍司令部（NORAD）、北方軍司令部（NORTHCOM）などの米国軍司令部が置かれていて、航空宇宙産業の戦略的な場所にもなっている。近年の失業率の低下については、他産業の変化も考慮すべきで、単純に「マリファナのおかげ」と考えるのは、早計だろう。

事実、コロラド州の失業率の推移（グラフ）を詳細に見てみると、2010年から2017年までほぼ一定の割合で低下しており、マリファナ解禁の2014年前後で、その傾向が大きく変わったとは思われない。

また、マリファナが全面禁止されている（医療用マリファナさえ認められていない）州の様子を見てみると、例えばユタ州［2010年1月：8.0％→2017年8月：3.1％］、テキサス州［2009年10月：8.4％→2017年10

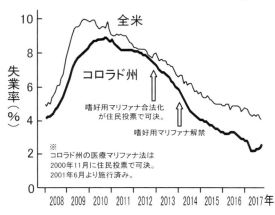

2 米国の近況　275

月：3.9%]、ウィスコンシン州［2010 年 1 月：9.2% →
2017 年 6 月：3.1%］といった具合で、全く同じ傾向が
認められる。

　2010 年以降の失業率低下は、全米レベルでも認めら
れるので、マリファナ解禁によってもたされたというよ
り、全米的な好況の影響とみなすべきだろう。

　そして、コロラド州がマリファナ使用の自由化を実行
した最大の成果は、税収の大幅増であろう。米国の連邦
法には地方自治を定める決まりがなく、地方税のしくみ
は各州で決められ、異なっている。[22]マリファナ解禁によっ
て新しい仕事を得た個人は、所得が増えるから、州に入
る個人所得税は当然増えるだろう。また、マリファナと
いう新たな「商品」がさかんに売買されることで、小売
売上税は、間違いなく増えるだろう。

　コロラド州の店で売られている嗜好用マリファナに
は、次の 3 つの州税が課せられる。

① State Sales Tax … 2.9%
② State Retail Marijuana Excise Tax … 15%
③ State Retail Marijuana Sales Tax … 10% → 15%

　まず、①は、マリファナに限らず、お店で商品を買っ
たときに課せられる一般的な「州消費税」である。基本
的には、日本の消費税と同じであるが、州の歳入となる
点で異なる。②は、マリファナにかけられている「州物
品税」である。タバコにはタバコ税、お酒には酒税がか
けられていて、その分だけ小売価格が高くなっているの
と基本的に同じだ。

　ちなみに、税金の名称に含まれている "Retail

※ 22
コロラド州の主な財源は、
個人所得税、小売売上税、
法人所得税などから成る。

276　第 6 章　マリファナ使用が認められた諸外国の現状から学ぶ

※23
Recreational Marijuana
と呼ばれることもある

Marijuana" は、直訳すると「小売りのマリファナ」であるが、具体的には「嗜好用マリファナ[23]」のことをさしている。

　つまり、この物品税は、通常、嗜好用マリファナが栽培施設からから小売店あるいは加工業者に最初に取引されたときの価格に上乗せされる。そして、③は、嗜好用マリファナを買った場合に課せられる「州特別消費税」で、当初は 10％であった。2017 年 7 月より、③は 15％に引き上げられ、その代わりに嗜好用マリファナに対しては①が免除されることになった。ちょっと複雑だが、2017 年 6 月までは、消費者が嗜好用マリファナを購入したときの支払い額には①（2.9％）＋②（15％）＋③（10％）＝ 27.9％の税金が含まれていたことになり、これが 2017 年 7 月からは②（15％）＋③（15％）＝ 30％になったというわけだ。②と③は、嗜好用マリファナにかけられるもので、医療用マリファナには関係ない。医療用であれば、①の 2.9％だけなので、同等の製品でも安い支払いで済むというわけだ。

　となると、本当は嗜好用なのに医療用と偽って買おうとする者が出てくるに違いない。実際にそういう客は多いという。ただし、医療用マリファナを購入するためには、医師の推薦書が必要で、それを手に入れる際に支払う手数料が負担になる。また、州外から訪れる旅行者は、医師の推薦書を持っていないから、高額な嗜好用しか買えないことになる。

　いずれにせよ、これだけの高い税率がかけられていても、マリファナは売れ続けている。州民だけでなく、州外から訪れる旅行者がどんどん税金を納めてくれるのだから、コロラド州の財務局は笑いが止まらないに

2 米国の近況　277

違いない。

　コロラド州におけるマリファナ関連の税収データは、歳入省[24]のホームページ[25]に公開されている。下の図は、そのデータを私がグラフ化したものである。

　一目瞭然、2014年の解禁以降、マリファナの売買によって州に入ってくるお金は増え続ける一方である。直接マリファナに関係した歳入には、上で説明した3種類の税金に加え、マリファナ関連業の申請や免許の手数料収入に相当する "License & Fees" が含まれる[26]。申請料は共通して1件あたり250ドル（およそ3万円）で、ライセンス（免許）料は、業種や取り扱うマリファナの量によって異なり、1,000〜5,750ドル（およそ11万〜64万円）と定められている[27]。4種類を合計した1カ月の総歳入額は、解禁直後の2014年2月期に352万ドル（およそ4億円）だったのが、2017年8月期には約2378万ドル（およそ26億円）まで伸びた。2014年の解禁から現在（2017年10月期）までの累計歳入額は、5億9669万ドル（およそ664億円）にもなる。

[24] Department of Revenue

[25] https://www.colorado.gov/pacific/revenue/colorado-marijuana-tax-data

[26] 商売だけでなく研究などの関連活動も含む。

[27] 一人で複数のライセンスを所有する場合は、もちろんそれらの合計額を支払うことになる。

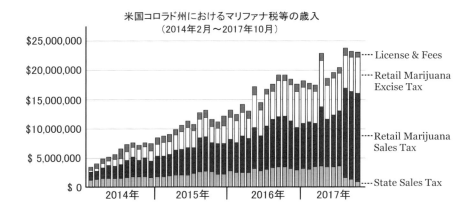

米国コロラド州におけるマリファナ税等の歳入
（2014年2月〜2017年10月）

種別に見ると、とくに嗜好用マリファナだけに課せられる特別消費税と物品税からの歳入が大部分を占めることがわかる。しかもその傾向は年々強くなっているので、嗜好用マリファナの伸びが大きく貢献しているといえる。

　なお、グラフ中、2017年8月期から急に、特別消費税（黒の部分）が増え、州消費税（薄い灰色の部分）が減っているのは、上述したように、嗜好用マリファナに対して、2017年7月から特別消費税率が10％から15％に上がるとともに2.9％の消費税が免除されることになったためだ。

　この現在の税制によれば、一般的な消費税（2.9％）が医療マリファナ、特別消費税（15％）が嗜好用マリファナの店頭売り上げを反映していることになるから、税率を加味して逆算すると、2017年下期現在の1カ月あたりの店頭売上額は、医療用マリファナが4700万ドル（およそ52億円）、嗜好用マリファナが1億ドル（およそ112億円）と推定できる。これを年間に換算すると、医療用と嗜好用を合わせたマリファナの店頭売上は、コロラド州だけで2兆円市場となっているのだ。

　マリファナに関連した事業は、小売り以外にもたくさんある。栽培、加工、卸、検査などマリファナの流通に関わることや、それに付随する包装、運搬、管理など。マリファナそのものを扱っていなくても、マリファナをイメージした商品（Tシャツやポスター、小物など）の製造や観光業などもある。

　さらには、見かけ上「マリファナ関連ビジネス」ではなくても、工場や店の建築や、そこに置かれる備品

2 米国の近況　279

の製造・卸、情報を扱う仕事、観光客を扱う仕事など、少しでもマリファナ景気の影響を受けて仕事が増えた事業は数え上げたらきりがないくらいあるだろう。それらの事業の収益から州に流れ込んでくる歳入は、計り知れない。

　マリファナ使用の自由化は、税金の無駄遣いを減らすことにもつながっている。禁止されていたときには、それを取り締まるために多くの警察官を動員したり、逮捕された罪人を拘置したり、裁判にかけたりするのに、相当な予算を割いていたのが、解禁によってかからなくなったのだ。

　さらに驚くべきことに、マリファナによってもたらされた税収が、学生の奨学金に充てられることとなったというニュースが最近伝えられている。コロラド州プエブロ郡では、2017 年秋からプエブロ・コミュニティ・カレッジ（PCC）とコロラド州立大学（CSU）プエブロ校に入学を希望する高校卒業生のうち、奨学金の条件を満たした全員にもれなく 1000 ドル（約 11 万円）以上を支給する予定であるといい、その資金の 9 割がマリファナ販売によってもたらされた分だという。「マリファナのおかげで大学に進学できる」というと何だか後ろめたい感じがするかもしれないが、「解禁されていなければ闇市場や犯罪組織に流れていたであろうお金が、将来を担う若者のために役立てることができるようになったのは、喜ばしいこと」という声もあるそうだ。今後も、コロラド州の行政では、マリファナの税収を教育や福祉に役立てていく意向だそうだ。

　解禁前に、州民に提示された Amendment 64 に記さ

れていた「公共目的の財源を増やすこと」という目的の一つは、十分すぎるほど達成できたといっていいだろう。

嗜好用マリファナ解禁を巡る懸念

ただし、大麻解禁はいいことばかりではない。もともと米国では、違法であってもマリファナの使用者が多かった。それでも、禁止する法律の存在によって、ある程度の歯止めがかかっていたのに、「吸ってもおとがめなし」となれば、躊躇していた人々もマリファナに手を出すようになることは容易に想像がつく。

解禁前から懸念されていた点は、主に3つある。

まず第一に、未経験者はもちろん、経験者も過剰摂取になりがちで、急性毒性や依存性のために健康被害が増えるのではないかという懸念。

※28
Rocky Mountain Poison and Drug Center

デンバー市にあるロッキー山脈毒物薬物センター[28]では、24時間365日体制で毒物や薬物に関する緊急電話を受け付けている。マリファナ摂取に関連した救急や相談については、2012年が61件、2013年が88件だったのに対して、マリファナ解禁の2014年には151件と急増した。

このデータは、「マリファナの急性毒性によって体調異変を訴える人が増えた」と解釈することもできるが、別の見方もできる。マリファナが禁止されていたときは、「マリファナを摂取して具合がおかしくなった」と通報すれば逮捕される可能性があったが、解禁後は通報しやすくなったのかもしれない。ならば大丈夫という

わけではない。増えたかどうかは別として、実際に被害を受けてしまった人がいることを忘れてはならない。

　幼い子どもが被害を受けるケースは、確実に増えた。コロラドこども病院の発表によると、コロラド州では、マリファナ解禁から11カ月で、10歳未満の小児14人がマリファナの急性中毒で入院したという。そのうち7人は非常に危ない状態で集中治療室での治療を必要とした。たかが14人と思ったら、大間違いだ。コロラド州の全人口は福岡県と同程度だから、このニュースを「福岡県でこの11カ月の間にマリファナ被害で入院した10歳未満の小児が14人に達しています」と置き換えてみたら、とんでもない数字であることが納得できるだろう。

　いうまでもなく、10歳未満の小児が、自分でマリファナを買って吸ったわけではない。周囲の大人の影響によるものに違いない。実は、この子どもたちはみんなマリファナを誤って食べてしまったのだ。今コロラド州では、嗜好用マリファナの解禁後、「食べるマリファナ」による事故が多発しており、深刻な問題となっている。「食べるマリファナ」については、後ほど詳しく述べたい。

　さらに、最近、「11カ月の乳児がマリファナ中毒で死亡した」という報告が発表され、議論を巻き起こしている。Rocky Mountain Poison and Drug Center の2人の医師によって執筆された論文は、学術雑誌「Clinical Practice and Cases in Emergency Medicine」の2017年11月16日号に掲載された。

　その論文によると、2015年のある日、コロラド在住

※29
Children's Hospital
Colorado

※30
myocarditis

※31
coxsackie virus

の11カ月の乳児が痙攣発作で病院に緊急搬送された。病院の救命治療室に到着したとき、赤ちゃんの心拍は毎分156回だったが、間もなく40回を下回り、ついにはゼロとなった。医師はおよそ1時間にわたり蘇生を試みたが、赤ちゃんは亡くなった。この赤ちゃんは生後問題なく健康に過ごしていた。検死の結果、最終的な死因は「心筋炎※30」とされたものの、この病気はコクサッキーウイルス※31の感染によるものが多く、子どもにはまれだったため、さらなる原因究明のために検査したところ、血液と尿からマリファナ成分であるTHCが相当量検出されたのである。

赤ちゃんがマリファナに曝されたことは間違いない。具合が悪くなったとき赤ちゃんは自宅にいたこと、自宅には親が利用していたマリファナがあったことから、マリファナを誤食した可能性が考えられる。

ただし、両親はマリファナが鍵のかかったケースに入っていて、赤ちゃんの手には届かなかったと語っている。毒性試験の結果は、2〜6日前からマリファナに曝されていたことを示しているというから、一度に大量を口にしたというよりも、周囲でマリファナを吸っている人からの受動喫煙が繰り返されることによって、THCが体内に蓄積した可能性もある。

ただし、マリファナと死亡の因果関係を結論づけることは難しい。そもそも、マリファナ関連の死亡事故は過去にも多数あったが、マリファナの過剰摂取が直接の死因とされたケースは過去に一例もないとされているからだ。マリファナ推進派は「マリファナには致死量がない」とまで主張しているくらいである。もし本当にこの赤ちゃんの死因がマリファナだったとした

2 米国の近況　283

ら、初のケースとなるということで、物議を醸しだして
いる。

しかし、因果関係があろうがなかろうが、何の罪も
ない幼い命が奪われたことは、忘れてはならない。

第二の懸念は、マリファナ影響下での自動車を運転
する人が増え、交通事故が多発するのではないかという
ことだった。

Amendment 64 に明記されているように、マリファ
ナを吸引しながら、あるいは吸引後に成分が体内に残っ
ている状態で自動車を運転することは禁じられている。
お酒が合法でも、飲酒運転が禁止されているのと同じだ。
ところが、お酒と同じようにマリファナにも判断力を低
下させる作用があるためか、マリファナ影響下で運転し
検挙された人が、2014 年 5 月末までに 289 人に上っ
たという。

交通事故による保険金請求件数を調べたデータによ
ると、コロラド州ではマリファナ解禁後の件数が 14％
増加したという。ただし、その件数すべてがマリファナ
に関係していたかは不明である。また、上の医療施設へ
の緊急連絡と似ていて、解禁前より後のほうが請求しや
すくなっただけかもしれない。

一方で、解禁によって、マリファナ関連の交通違反や、
交通事故による死亡者数はむしろ減少しているという調
査データもある。しかし、「マリファナのおかげで交通
事故が減った」というわけではないだろう。

なお、飲酒運転などに関する罰則を具体的に定めて
いる法律は、driving under the influence 法である。日

本語訳すると「影響下での運転に関する法律」で、英語では略してDUI（ディー・ユー・アイ）と呼ばれることが多い。コロラド州では、Amendment 64に合わせて、DUI法を改正し、「THCの血中濃度が5 ng/mL以上であれば検挙」と定めている。違反が重なると運転免許の停止や再取得制限などの処分を受けることになっている。

　日本では、2012～2014年にかけて、危険ドラッグ吸引が原因とされる自動車暴走事件が多発したが、米国のマリファナ解禁後にはそのような事態は起こっていないようだ。米国ではもともとマリファナのことを理解している人が多いからかもしれない。いずれにせよ、増えたにしろ減ったにしろ、解禁後もマリファナ影響下で運転を試みている人がいることに変わりはない。大きなニュースとして取り上げられていなくても、その被害者となっている人がいることを忘れてはならない。

　第三の懸念は、犯罪が増えるのではないかということであった。
　マリファナの売買は現金でしか行えないので、莫大な売り上げが現金で店に眠っていることを多くの人が知っている。当然のように、それを狙った強盗事件が起きている。しかし、総犯罪数について見ると、マリファナ解禁後に増えておらず、むしろ減ったというデータがある。これには、いくつかの要因が考えられる。
　マリファナを栽培あるいは所持していても逮捕されなくなったのだから、単純にその分の件数が減ったの

2 米国の近況　285

ではないだろうか。

　また、マリファナの小売店が並ぶ街のあちらこちら
に、防犯カメラが設置されたり、警備員が配置されたこ
とで、犯罪防止につながっているという可能性もある。

　一方で、以前にはなかった新たな犯罪が起きている。
例えば、コロラド州を訪れた旅行者が、州外へマリファ
ナを持ち出そうとする事例が増えているという。コロラ
ド州と隣接するネブラスカ州デュエル郡内では、州境の
検問で止められたコロラド州発の車の７台に１台の割合
で、マリファナの持ち出しが見つかるという事態になっ
ているそうだ。コロラド州と他州をつなぐ道路では、検
問を強化するために、保安官などの増員が必要となって
いる。

　「マリファナの違法所持を取り締まる必要がなくなっ
たので税金の無駄遣いが減った」と評する向きもあるが、
その代わりに、病人の搬送、違法運転の取り締まり、州
境の検問などに、関係職員の増員が必要となり、税金が
無駄遣いされてしまったのでは、元も子もない。

　さらに、コロラド州におけるマリファナの価格が高
騰したとしても、公に流通している分、マリファナが違
法である他州における闇市場よりは安く手に入りやすい。
そのため、コロラド州からマリファナを持ち出し、近隣
州の闇市場に流すことで儲けようとする、密売などの組
織的犯罪が懸念されている。

　マリファナ解禁の目的の一つは「マリファナ関連の
犯罪を減らすこと」であったはずだが、解禁前にはな
かった犯罪を新たに生み出してしまうという皮肉な結果
になっている。

マリファナを食べるという発想

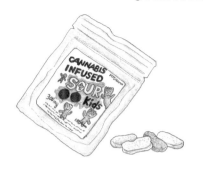

これは、実際に米国カリフォルニア州のある会社がインターネット上で販売している商品を模して描いたもの。

コロラド州におけるマリファナ解禁は、もう一つ、予想外の深刻な事態を引き起こしている。

左に描かれているものが何か、おわかりだろうか。イラストでは伝わりづらいが、見かけは「グミキャンディ」である。ただし、パッケージをよく見ると、"cannabis infused" と書いてある。cannabis は、大麻草の学名でもあるが、国際的には薬物としてのマリファナをさす言葉で、infuse は「しみ込ませる」という意味なので、「マリファナ入りのお菓子」であることがわかる。見たことも聞いたこともない人にとっては信じられないかもしれないが、諸外国では「食べるマリファナ」が作られ、売られているのだ。

ちなみに、「食べるマリファナ」は、米国の行政や報道などでは、"edible marijuana" または "marijuana edibles" といわれることが多い。ところが、実際に売られているマリファナ食品のパッケージには、marijuana の文字が見当たらず、代わりに cannabis と書かれていることが多い。おそらく、marijuana には違法薬物のイメージが強いので、気軽には買ってもらえないと考えたメーカーがその使用を避けているのではないかと思われる。

ところで、そもそも、マリファナを食べるとはどういうことなのか。

マリファナという言葉が、「安いタバコ」を意味する

2 米国の近況　287

ものとして誕生したように、大麻草の乾燥品を燃やして「吸煙」するのが古典的な使い方だ。その一方で、マリファナ使用者が多い米国では、以前からマリファナ入りの食品を手作りしてきた人は少なくないという。マリファナに含まれるカンナビノイドは、水に溶けにくく油に溶けやすい性質（脂溶性）があるので、温めたバターや食用油に、砕いた乾燥マリファナを混ぜ込み、成分が溶け出したものを使って、ブラウニーやクッキーを作っていた。ただし、経口摂取の場合、成分が腸から吸収されて体内に入り効果を示すまでには時間がかかるし、一定しない。したがって、医療用にしろ嗜好用にしろ、経口摂取は一般的ではなかった。ただ、「煙を吸うのが苦手」という人にとっては、「お手軽」な方法だったのかもしれない。

※32
これを「ハッシュオイル」という。

　少し話がそれるかもしれないが、日本でも、さまざまな食品が健康にいいというふれこみで話題になることがある。なつかしいところでは「紅茶キノコ」なるものが 1970 年代に流行した。科学的根拠もないのに、誰かが「体にいい」と宣伝し始めた途端に、それがウワサとなり、いつしか「常識」となり、健康食ブームを巻き起こすという事例は後を絶たない。

　例えば、ゲルマニウムというのは、原子番号 32、元素記号 Ge の元素で、体内に摂取すると有毒である。ところが、ゲルマニウムは半導体としての性質を持ち、トランジスタに利用されたことから、「すごい物質」というイメージができたようだ。

　そこで、1970 年代に「ゲルマニウムローラー」なる商品が発売された。ゲルマニウムでできた小さなボール（本当にゲルマニウムで作られているかどうかもあやし

※33
独立行政法人「国民生活センター」は、ゲルマニウムブレスレットに対する否定的な見解を、2009年に公表している。

http://www.kokusen.
go.jp/test/data/s_test/
n-20090625_1.html

い）が数個並べられた棒を肌にあてて転がすと、お肌がきれいになるということだった。根拠は一切ないのだが、ゲルマニウムから何かが放射されて血流を良くすると説明されていた。そのうち、ゲルマニウムブレスレット[※33]とか、ゲルマニウムを含むボタン状の小さな金属がシールにくっつけられていて絆創膏のように体に貼る健康商品とかが、肩こりなどにいいというふれこみで売り出された。繰り返すが、ゲルマニウムが体によいという根拠は一切ないのに、メーカーはなんら臆することなく宣言し続け、いまだに売っているというありさまだ。

　そのうち、ゲルマニウムを含んだ食品や飲料が登場し、当然のように毒性から死亡例がでて、社会問題化した。モノの見方は、ちょっとしたイメージやウワサで、一気に逆転するから、恐ろしい。

　大部分の日本人にとってマリファナは「毒」であろう。「マリファナを食べるなんてとんでもない」というのが常識かもしれない。しかし、米国では「マリファナが健康にいい」というイメージが一部にあるようだ。もちろん娯楽目的の人もいるだろうが、健康のためにとマリファナ入り食品を利用してきた人もいることだろう。

　ただし、どちらにしても、マリファナを摂取することは違法であることに変わりはなかった。

　州レベルで医療用マリファナ法が成立すると、隠れて食べなくてもよくなった。マリファナ入りの食べ物が堂々と紹介され、またビジネスチャンスと捉えた会社が次々と新製品を作り、売り出すようになった。ブラウニーやクッキーだけでなく、マリファナあるいは

2 米国の近況　**289**

THC をしみ込ませたグミキャンディのようなものが作られた。吸煙が苦手な人、周囲に知られたくないという人にとっては、口に入れて食べるだけというお手軽さが、好意的に受け入れられたに違いない。しかし、そのお手軽さが災いして、「ついつい食べ過ぎてしまう」という問題も起きていた。

ただし、この時点では、問題があまり表面化していなかった。あくまで医療用マリファナとして売り出された製品は、一見食品であっても、医師の推薦書を持った人しか買えない。

マリファナやその成分 THC について、ある程度の知識がある人なら、その危険性も認識していて、過剰摂取を避けられたのだろう。

また、製品のパッケージには medical marijuana や medicine といった文字が書かれていて、医薬品の一種というイメージが少しは残っていた。

ところが、嗜好用マリファナが解禁されて、事態は急変した。

もはや「医療用」にこだわる必要がなくなると、多くの企業が、より魅力的な商品を作って売り上げを伸ばそうとした。店頭には、ブラウニー、クッキー、ウエハース、グミ、キャンディ、ロリポップキャンディ、ペロペロキャンディ、チョコレートバーなどが並べられ、まるで「お菓子屋さん」の様相。一つ一つのパッケージには一応 cannabis や THC の文字が表示されているものの、鮮やかな色や楽しい形のほうが目立ち、それがマリファナだということを忘れてしまう。お菓子だけでなく、マリファナ入りのバターや蜂蜜、ジュース、お茶まである。もはや、健康食品のノリで、何でもアリだ。スムージー

290　第 6 章　マリファナ使用が認められた諸外国の現状から学ぶ

として販売している店もある。

自分でマリファナ入り食品を作るためのキットや、マリファナを使ったさまざまな料理のレシピ本まで出る始末。

驚くべきことに、マリファナ入りのビールやワインもある。アルコールと同時に摂取すると、THCの吸収が促進されるので、THCの血中濃度が急速に高まりやすくなることが知られている。

また、カンナビノイドには中枢神経抑制作用があるので、アルコールの作用を増強することが知られており、アルコールとマリファナの同時摂取は危険な組み合わせである。なのにもかかわらず、あえて一緒にした商品を作るとは……。

既存の有名な商品を模倣したものも作られている。例えば、sneakersと書かれ、オリジナルと酷似したパッケージの商品なども。こうした商品は、薬物問題とは別の、詐欺や著作権侵害などの違法性が疑われる。

さらには、P287のマリファナ入りグミキャンディの絵をもう一度見ていただくと、パッケージに"Kids"の文字が見当たる。これは私が適当に描いたのではなく、実際にある商品を参照したものだ。グミが子どもの形をしているからかもしれないが、「子ども向け」とも読める。「うちの子、煙を吸うのが苦手なの。でも、これなら安心して子どもにマリファナをあげられるわ」なんて親がいるのだろうか。金儲け第一主義で、悪のりするにも、ほどがある。

食べるマリファナによる悲劇

マリファナ食品が無法に増え続ける流れの中で、当

※34
アルコールは、水溶性と脂肪性の両方の性質を持ち合わせているため、THCのような脂肪性成分を水に溶けやすくする。また、アルコールが胃や腸から吸収されるときに、THCがいっしょに吸収されやすくなると考えられる。

2 米国の近況 **291**

然のように数々の悲劇が起きた。まず、犠牲になったのは、何も知らない、罪のない幼い子どもたちだ。

前述したように、コロラド州では、マリファナ解禁の2014年に、マリファナ入り食品を誤って食べ、病院に緊急搬送される10歳未満の小児が続出した。

親などの大人が買ってきたものが家にあって、その見かけから「おいしそうなお菓子」と思って、口にしてしまったに違いない。後ほど詳しく述べるが、軽そうに見えるマリファナ入り食品だが、そこには濃縮されたマリファナ成分が添加されているため、マリファナタバコ1本よりもキャンディ1個のほうが多くのTHCを含んでいる。しかも、おいしそうなキャンディは1個では止まらず、ついつい2個、3個と食べてしまいがちだ。

さらに、一般に、子どもは、大人よりも、中枢神経系に対する薬物感受性が高く[※35]、マリファナも例外ではない。敏感な子どもが、過剰に摂取すれば、危険であることは間違いない。

※35
麻酔薬や睡眠薬の作用が強く発現しやすい。

米国の子どもにとって、10月末のハロウィーンは、一年で最も楽しい行事の一つだ。コスチュームをまとって仮装し、「Trick or Treat!」と言いながら近所の家を訪ねまわって、キャンディなどのお菓子をもらうのが慣例になっている。

ところが、2014年コロラド州のハロウィーンは、マリファナ入りお菓子のせいで楽しめなかった子どもたちがいた。マリファナ入り食品には、パッケージに表示義務があり、大きな袋に入った状態なら区別できるから、大人が表示に注意し、きちんと管理していれば、子どもの手に渡ることは防げる。ところが、いったんパッケー

ジから出されてしまうと、マリファナ入りかどうかわからなくなってしまう。

　例えば、かわいいクマを模った「ベアグミ」は米国の子どもたちにも人気らしいが、それとそっくりのマリファナ入り食品が売られていた。メーカーや販売店では、オリジナルのベアグミを卸から大量買いして、それに粘り気のあるハッシュオイルを噴霧し、乾燥させて売っていたという。だから、見かけがそっくりなのは当然だ。しかも、マリファナには特有の刺激臭があるものの、ハッシュオイルを噴霧しただけのお菓子のにおいを嗅いでも、わからないという。味も、オリジナルとは少し違うかもしれないが、子どもの舌で区別することは困難だろう。

　偽ベアグミ以外にも、紛らわしいマリファナ入りお菓子はたくさんあり、ハロウィーンではバラバラのお菓子をもらうことが多いことを考えると、その中に「マリファナ入り」が紛れ込んでいても、見分けることはほぼ不可能だ。幸い、2014年1月にマリファナが解禁されてから初めてのハロウィーンまでおよそ10カ月あったため、その間に緊急の警告が出され、メーカーや店、各家庭などでそれなりの対応がとれたため、被害はそこまで大きくならずに済んだようだ。

　大麻入り食品から幼い子どもを守るため、コロラド州ではその後いくつかの法改正が講じられた。

　2016年10月から、マリファナ入り食品には、左のようなマークを表示することが義務づけられた。また、商品には candy もしくは candies の言葉を入れてはいけないことになった。

　2017年10月からは、とくに子どもたちが興味を示

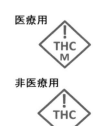

さないようにとの配慮から、人間、動物、くだものやアニメのキャラクターなどを模った食品の製造・販売が禁止されることになった。

　悲劇は、マリファナが何なのか知っている若者や大人にも起きた。

　2014年3月、コンゴ民主共和国からの交換留学生 Levy Thamba Pongi さん（19歳）は、ワイオミング州のパーク群パウウェルにある Northwest College でエンジニアになるための勉強をしていた。

　その春休み、彼は、3人の友人とともにデンバーまで車を運転して出かけた。彼らがコロラドをめざした目的がマリファナだったかどうかは定かではないが、3月11日に Pongi さんは、マリファナを練り込んで作られたクッキーを食べることになる。彼は19歳なので自分では嗜好用マリファナを買えない。同行していた23歳の友人が店で買ったものをもらったらしい。

　そして、ホテルの部屋でそのクッキーを数個食べたところ、攻撃的な行動を示し始めた。友人たちは彼を落ち着かせようとし、いったんはうまく成功したと思ったが、間もなく彼はベッドから飛び降り、部屋を出て廊下を走り抜け、4階のバルコニーから飛び降りた。即死であった。

　2014年4月、デンバー在住の44歳女性 Kristine Kirk さんは、夜9時半頃、911番に助けを求める緊急通報をした。夫の Richard Kirk さん（47歳）がマリファナ入りクッキーを食べた後、幻覚を訴え、世界の終焉を語るとともに、3人の子どもたちを傷つけていると彼女は説明した。

　さらに通報中に、夫が銃を手にしたと語り、彼女が叫

294　第6章　マリファナ使用が認められた諸外国の現状から学ぶ

び始めて間もなく、電話の向こうから一発の銃声が聞こえ、静寂だけが残った。急いで現場に救助隊が到着したとき、彼女は頭を銃で撃たれ、すでに息絶えていた。3人の子どもたちにとっては、父親が母親を銃殺する様子を目の当たりにするという悲劇的な出来事だった。

2014年8月、ビデオゲームデザイナーの34歳男性Jordan Coombsさんは、彼の父、妻そして2人の小さな息子と一緒に、Denver County Fair（デンバー郡見本市）を訪れた。その見本市で、「Pot Pavilion」[36]があるのを知った彼は、21歳以上という入場制限があったことから、2人の息子を父に預け、妻と2人で入場してみた。そこのあるブースで彼は、チョコレートバーのサンプルを試食することになる。そのチョコレートバーは、マリファナ入り食品であったが、販売員に「THCは入っていない試食品」と説明されて4〜5個を食べたそうだ。その20分後、彼は吐き気とともに頭がおかしくなる感覚を覚え、異常を妻に訴えた。妻が彼を病院に連れていく車の中で、彼は「今すぐ心臓発作で死にそうだ」と何度も叫び、車から飛び降りることを考えていたという。体は痙攣していた。

病院で治療を受けた彼は、幸いにも一命をとりとめた。同じフェアで同じチョコレートバーの試食をした人は、他にもたくさんいたという。

食べるマリファナが危険な理由

どうして、このような悲劇が起こったのか、その原因を考えてみよう。

※36
Potは正式な英語では「鉢」や「壺」を意味する言葉だが、スラング（俗語）では「マリファナ」を意味する。つまり、このパビリオンは、マリファナを売ったり、新しいマリファナ関連ビジネスを宣伝する所だった。

2 米国の近況　295

共通しているのは、あまりよく知らないで、マリファナ入り食品を食べすぎてしまったためと思われる。以前に医療用マリファナを利用した経験のある人ならば、過量摂取の危険性を認識しているから、このような事故は起こりにくいはずだが、嗜好用マリファナが解禁されてから、無知なままマリファナを試してみる人が増えたことが、事故の多発に関係しているのだろう。

　最初の事例としてあげた Pongi さんの場合、留学先のワイオミング州は、まだ医療用マリファナも禁止されている州であり、マリファナに関する知識は限られていたのではないだろうか。さらにこの Pongi さんの事例では、もっと詳細が報告されていて、そこから明らかになることがあるので、紹介したい。

　Pongi さんが友人からもらったクッキーには、65 mg の THC が含まれていた。THC の推奨摂取量は 10 mg までとされていたので、クッキーを売った店員は、1 枚のクッキーを 6 つに分けて、その 1 かけらだけを食べるよう勧めたそうだ。友人からその話を聞いた Pongi さんは、最初その 1 かけらだけを食べたが、30 ～ 60 分経っても効果が感じられなかったので、残り 5 かけらも追加して食べたという。変なことを口走り、攻撃的な行動が現れ始めたのは、それから 2 時間後で、そのおよそ 30 分後に（最初に食べてから 3.5 時間後）に 4 階バルコニーから飛び降りた。

　吸煙用の乾燥マリファナよりも、マリファナ入り食品のほうが、「優しい」「軽い」感じがするかもしれないが、まずはそれが大きな誤解である。1 回のマリファナ吸煙で摂取される THC は数 mg ～ 10 mg であり、クッキー

1枚に含まれているTHC量がその6倍以上だということ、そしてそれを一度に食べることがどれだけ危険かをPongiさんは理解していなかったに違いない。他の商品では、THCが100 mgも含まれているチョコレートバーも売られていた。Pongiさんの場合、友人が事前に「6分の1しか食べてはいけない」とアドバイスされていたので、最初はそれに従っていたからまだましだったものの、何のアドバイスもなく買った客が普通のお菓子と変わらない感覚で、一気に食べてしまったとしたら、大変なことになることは明らかだ。

　吸煙と経口摂取の違いも大きい。マリファナを吸煙した場合、THCの血中濃度は5〜10分でピークに達するので、すぐに効果を感じ、異変を感じたら吸煙を中止することができる。ところが、食べた場合は、消化管から体内に吸収されるのに時間がかかり、THCの血中濃度がピークに達するのに1〜2時間かかる。Pongiさんはそのことを理解していなかったために、30〜60分で効果を実感できずに、店員からの情報を無視してクッキー全部を口に入れてしまったのだ。最終的に摂取したTHC総量は、推奨量の6倍を超えてしまった。

　しかも、いったん口に入れてしまったマリファナは戻すことができないので、時間が経てば経つほど、どんどん効いて、取り返しがつかない結果となってしまったのだ。あとの2ケースも同じようにして、起こったものと思われる。

　とにかく、マリファナを「食べて摂る」ことは、決して「お手軽」ではなく、吸煙よりも危険な行為であることを認識すべきなのである。

2 米国の近況　297

ちなみに、マリファナが解禁された2014年に、食品がらみの事故や事件が立て続けに起きたことから、コロラド州は"emergency rules"（緊急の取り決め）を発表し、edible1個当たりに含まれるTHCは10 mgまでに限られることになった。また、2017年の法改正では、経口摂取の場合に効果発現が遅延することを教育（指導）することが求められている。

　コロラド州のマリファナ解禁で起こった大麻入り食品問題の余波が、他州へも及んでいる。
　2016年8月8日、オハイオ州で開かれた野外コンサートで、急性の薬物中毒患者が集中発生し、24人が救急搬送されるという事件が起きた。幸い重症者はなく、患者のほとんどはまもなく症状が落ち着いたというが、その原因となったのが、「マリファナ入りキャンディ」と目されている。コンサート中、聴衆のうちの誰かが、袋に入ったキャンディを回し始めたらしい。
　問題のキャンディは、すでにマリファナ解禁されている州では流通している商品の一つだったようだが、オハイオ州でそれを知っている人は少なく、マリファナだと気づくのは難しかったようだ。
　また、キャンディ1個に含まれるTHCは規定の10 mgを超えるものではなかったが、キャンディが小粒だったこともあり、それを何粒も食べてしまった人たちが、体調の異変を訴えたらしい。経口摂取なので効果がすぐには現れず、夕方になって多くの人が救急車で搬送される事態になったという。

ちなみに、オハイオ州は2016年6月に医療用マリファナの合法化が可決したばかり。事故が起きた当日はまだ施行前であり、大麻入り食品を所持または使用することは違法だった。にもかかわらず、一体誰がキャンディを入手して会場で回し始めたのだろうか。

　もしかしたら、コロラド州などから違法にオハイオ州に持ち帰った者がいるのか。2016年9月にいよいよ法律が施行される前に、商品の宣伝を兼ねて、業者がこっそり試供させようとしたのか。真相は明らかにされていない。

　このオハイオ州の事故は、大麻入り食品の危険性を改めて知らしめるとともに、その使い方にも注意しなければならないことを物語っている。コンサートやパーティーなど、大人数が集まり気分が盛り上がっているところでは、**警戒感が薄れ、不用意かつ過量に摂取しがち**になり、急性中毒に見舞われる事故に発展することを認識しておかなければならない。

　最後に、薬理学者としてもう一つ気になることがあるので、つけ加えておく。第4章で解説したように、マリファナには食欲増進作用がある。健康的な食欲というより、異常な食欲で、とくに甘い物・菓子をむしゃむしゃ食べたいという「渇望」を引き起こす。マリファナ入りの甘いお菓子を食べるということは、マリファナの精神作用に対する依存と、甘い物を食べたいという欲望を、相乗的に増長することになるのではないだろうか。マリファナ入りお菓子に手を出すと、もっともっと食べたくなり、まさに「やめられない止まらない」になってしまう恐れがある。

2　米国の近況　299

「マリファナ・スイーツ」は、最悪のレシピなのだ。売り手にとっては、いつまでも買い続けてくれるのだから、笑いが止まらない。それを知っていて、売り出しているのかは不明だが……。消費者としては、そうしたワナにはまらないようにしたいものだ。

注目されるカリフォルニア州

コロラド州の人口500万人に対して、カリフォルニア州は3700万人と桁違いだ。全米1位の人口を抱えるカリフォルニア州は、全米に大きな影響力をもっており、マリファナがらみでも、今まさに大きな注目を集めている。

医療用マリファナのトップランナーであったカリフォルニア州であったが、嗜好目的のマリファナ使用については、コロラド州などより遅く、「Proposition 64」という提案書が2016年11月の住民投票で諮られ、賛成多数（57.1％）で可決された。なお、このProposition 64[37]は、カリフォルニア州の6つの法律 the Business and Profession Code（企業職業法）、the Food and Agricultural Code（食品農業法）、the Health and Safety Code（健康安全法）、the Labor Code（労働法）、the Revenue and Taxation Code（歳入租税法）、the Water Code（水法）に修正、取り消しあるいは追加する内容を含んでおり、非常にたくさんの条文から構成されている。興味のある方は、インターネット上に全文[38]が公開されているので、ご自分で確認してほしいところだが、あまりにも長文すぎて、読む気が失せてしまうに違いない。住民が本当にすべて読み理解した上で

※37
カリフォルニア州のProposition 64は、1986年と2004年にも提出されており、これらと区別するため "Proposition 64 (2016) " と表記されることもある。

※38
http://vig.cdn.sos.ca.gov/2016/general/en/pdf/text-proposed-laws.pdf

投票したのかと思うくらいだが、そもそも Proposition
のすべてが住民投票にかけられるわけではなく、この
Proposition 64 の場合、前もって 60 万人超えの賛同署
名を集めたことで投票の舞台に上がっている。

　つまり、相当の時間をかけて内容については検討され
てきたものと思われる。なお、可決された Proposition
64 は、「the Control, Regulate and Tax Adult Use of
Marijuana Act」あるいは省略して「the Adult Use of
Marijuana Act」の名で、各法律に反映された。

　この Proposition 64 の内容で一番重要なポイントと
なるのは、冒頭で目的について書かれた次の二文であ
ろう。

　　Currently in California, nonmedial marijuana use
is unregulated, untaxed, and occurs without any
consumer or enviromental protections. The Control,
Regulate and Tax Adult Use of Majuana Act will legalize
marijuana for those over 21 years old, protect children,
and establish laws to regulate marijuana cultivation,
distribution, sale and use, and will protect Californians
and the environment from potential dangers.

　（対訳）現在カリフォルニア州では、非医療用マリファ
ナの使用が、規制されず、課税されず、消費者や環境
に対する保護がなされないままに行われている。この
法令は、21 歳以上の人々に対するマリファナを**法律
上認め**、子どもたちを守り、そしてマリファナの栽培・
流通・販売・使用を規制する法律を整備し、起こり得
る危険からカリフォルニア州民と環境を守るであろう。

2 米国の近況　301

つまり、きちんと法整備をした上で、マリファナを公認しようとするものである。とくにマリファナの使用に関していえば、「一定のルールの範囲で、**使用目的によらず自由化された**」といってよい。

　そして実際に、2018年1月、ついに法律が施行され、嗜好用マリファナも解禁となった。

　カリフォルニア州では、医療用マリファナだけでも、年間100億ドル（1兆円超え）もの売り上げがあった。嗜好用マリファナが解禁されると、一体どこまで売り上げが増えるか、計り知れない。これをビッグチャンスと捉えるさまざまな企業や業界が、新たなマリファナビジネスに参集しようと狙っている。実際には、まだ解禁されていないときから、ネット上にはカリフォルニア州の個人や企業が、新しいマリファナ関連商品を売り出し始めていた。

　例えば、あるロックシンガーとコラボして、新しいマリファナ入りグミキャンディを発売するという会社の記事がネット上に出ていた。ベリー味で、おしゃれな箱に詰められている。

　カリフォルニア州の販売店かオンラインショップで購入できるとのことだが、一応「医療用」と位置づけていて、「購入には医師の許可証が必要」との但し書きがされている。

　ところが、その発売イベントがハリウッドで開催され、パーティーではグミを食べながら、音楽、フィルム、VRを楽しんでほしいとの案内が……。パーティーでマリファナを食べることの危険性は上述した通りで、それを推奨するようなイベントを開催すること自体がとんでもないし、そもそも病気の治療を目的とする薬をみんな

302　第6章　マリファナ使用が認められた諸外国の現状から学ぶ

でパーティーしながら口にしよう ── というのは、ど
うもおかしい。

　悲劇が繰り返されないことを祈るばかりだ。

　カリフォルニア州の行政対応には、コロラド州と幾
分違いが見られるようである。

　銀行の問題については、新しい施策が検討されている。

　前述したように、州法でマリファナの個人使用が認
められても、連邦レベルでは今なおマリファナは全面
禁止されており、銀行など金融機関が違法なビジネス
と取引することも禁じている。このため、カリフォル
ニア州の銀行でも、マリファナ関連ビジネスとの取引
を控えているのが現状だ。

　コロラド州では、嗜好用マリファナの解禁によっ
て急激に売り上げを伸ばした店が、売上金を銀行に預
けることもできずに、強盗被害にあうケースもあった。
そこで、カリフォルニア州では、信用組合のような銀
行制度を作りマリファナ業者が利用できるようにする、
現金を長い距離持ち歩かなくて済むようにマリファナ
業者専用の納税窓口を増やすなどの準備が進められて
いるという。

　ただし、全体的に、カリフォルニア州政府は、マリファ
ナ解禁に前向きではないようである。

　カリフォルニア州では、適切な登録手続きをとった
事業者に、嗜好用マリファナを取り扱える免許証（ラ
イセンス）を与える予定だったが、最近になって、ロ
サンゼルス市が、「免許証ではなく承諾証を発行する」
という方針に切り替えたという。行政が自前の州法に
基づいて許可したとしても、連邦法によって責任を問

2　米国の近況　303

われる可能性があるためだ。免許証なら、州からのお墨付きがもらえたことになるが、承諾証だと、「話を聞いて届け出を受け付けてもらえた」だけであって、「やりたきゃどうぞ。連邦法で罰せられても知らないよ」ということだ。連邦法と州法の狭間で、行政は及び腰になっているようだ。

また、マリファナが解禁されている州でも、会社の従業員がマリファナ使用者であった場合、解雇できることになっている。たとえ「病気の治療のため」であったとしても、マリファナを使用したら働けなくなるという。とくにカリフォルニア州では、医療用マリファナの使用を理由に解雇された従業員の訴訟が2009年に行われ、州最高裁が、「マリファナ使用は米国連邦法によって禁じられており、解雇は妥当」との判断を示している。このため、嗜好用マリファナが解禁されたからといって気安く使用することはできないかもしれない。

拡大するマリファナ市場をねらって、さまざまなビジネスが動き出しているカリフォルニア州だが、実際に解禁された今後、何が起こるかは不透明なままだ。

マリファナ自由化と厳罰主義に 見え隠れする米国のホンネ

最近のある世論調査によれば、米国民のおよそ60%がマリファナ解禁（嗜好用を含めて）に賛成しているという。調査を始めた50年前には賛成：反対＝1：9だったのが、ここまで逆転するとは誰が予想できただろうか。

賛成派には、「マリファナの有害性は酒やタバコより

少ないといわれているのに、マリファナだけを禁じるのは人権侵害だ」という意見が多い。

オバマ前大統領のコメントにも、それが反映されているように思われる。

また、多くの白人もマリファナを違法に吸っていたにもかかわらず、逮捕されるのは圧倒的に黒人が多く、マリファナを禁じたこれまでの法律は人種差別的だと主張する人もいるという。

さらに、「マリファナごときで逮捕したり投獄することはお金の無駄遣い」「むしろ一定のルール下でマリファナの使用を認めたほうが、闇市場を縮小できるし、税収が増えるからいい」という声もあるそうだ。コロラド州の Amendment 64 の目的として「法執行の人材（具体的には裁判官や警察官をさしている）を有効活用する」「歳入の増加」「個人の自由」が明記されていたのも、このためだ。さすが「自由の国アメリカ」といったところだろうか。

ただし、2017 年 1 月、米国大統領がオバマ氏からドナルド・トランプ氏に交代した。オバマ氏はマリファナに寛容であったが、トランプ氏は、まだ明確な立場を表明していないものの、マリファナ反対派といわれている。副大統領のマイク・ペンス氏も、「マリファナ嫌い」といわれている。トランプ政権の司法長官であるジェフ・セッションズ氏も強く反対している。

マリファナ解禁に流れる世論に警告を与え、マリファナを禁止する連邦法を変えてはならないと主張している。マリファナ解禁の動きが後退する可能性もありそうだ。

2 米国の近況　　305

いずれにせよ、現時点で全国民の過半数が賛成しているのだから、国レベルでマリファナを自由化すればよいようなものだが、そうならないのはなぜだろうか。

　米国各州のマリファナ自由化と、連邦法によるマリファナ規制は、一見相反するものだが、実は米国民のホンネからすれば「どちらもあり」なのではないかと私はみている。そのカラクリを解くべく、マリファナ以外の薬物も含めた世界の政策に米国がどう関わってきたのか、改めてその歴史をふりかえっておきたい。

　薬物問題が明らかに国際社会を脅かすようになったのは、1840 〜 1842 年のアヘン戦争後、アヘン依存の中国人が世界諸国に移住することでアヘンの使用が広まってからだといわれている。とくに交通網が発達し、人ならびに物の流れが格段に増えた近代では、世界的な対応が必要であることはいうまでもない。前述したように、薬物問題に対して世界的レベルで対応が検討され始めたのは、1909 年に上海で開かれた「国際阿片委員会[39]」と、次いで 1911 年にオランダのハーグで開かれた「国際阿片会議[40]」からである。実は、これら最初の国際会議の開催を主導したのは、米国であった。もう少し正確にいうと、米国聖公会フィリピン宣教区主教であったチャールズ・ヘンリー・ブレント[41]の提案がきっかけとなった。ブレント主教は、フィリピンならびにアジア諸地域におけるアヘン拡大の窮状を危惧し、この問題に対応するには多国間協調が必要であると考え、1906 年 7 月当時の米国大統領セオドア・ルーズベルト[42]にあてて書簡を送り、米国が中心となってアヘン貿易の統制に乗り出すべきだと訴えた。

※ 39
International Opium
Commission

※ 40
International Opium
Conference

※ 41
Charles Henry Brent

※ 42
Theodore Roosevelt

※43
Convention for the
Suppression of the
Abuse of Opium and
Other Drugs

※44
International Opium
Convention

※45
The Hague Convention

※46
The Harrison Narcotics
Tax Act

※47
Francis Burton Harrison

ちなみに、ブレント主教は「国際阿片委員会」と「国際阿片会議」の両方の議長を務めることとなった。そして、国際阿片会議での審議を経て、薬物規制に関する初の多国間条約となる「アヘン及び他の薬物の乱用抑制に関する条約[※43]」が採択・調印された。同条約は、一般に「国際阿片条約[※44]」あるいは「ハーグ条約[※45]」と呼ばれている。「国際阿片条約」では、アヘンだけでなく、モルヒネ、ヘロイン、コカインについてもその製造や取引を規制することが定められた。マリファナについては、イタリアが議題に含めるよう求めたが、国際阿片会議で本格的に議論されることがなく、規制対象にはならなかった。

国際阿片条約に対応して、1914年に米国は、麻薬を統制する「ハリソン麻薬税法[※46]」という法律を制定し、他国に先駆けてその使用さえも禁じた。ちなみに、その法律名は、提議したニューヨークの下院議員フランシス・バートン・ハリソン[※47]に由来している。

米国が国際会議の開催を求めたのは、「世界の薬物汚染を憂えて最初に声をあげた」といえば美談に聞こえるが、本当のところはそれだけではないようだ。アヘンの広がりに脅威を覚えた米国政府は、統制によって廃絶したいと以前から考えていた。しかし、国内法整備が思うように進まず、苦慮していた。そこで、国際会議を開催して、他国の賛同をとりつけることによって、米国国内の風向きを変えようと画策したのではないかともいわれている。結果的にそれはまんまと当たった。

国際条約の圧力によって国内の風向きは変わり、ハ

2 米国の近況　307

リソン麻薬税法が成立した。良くいえば「根回し上手」だが、悪くいえば「八百長」だったのである。

　さらに、どうしてそこまでして米国は薬物の使用を禁じようとしたのだろうか。タテマエは「社会悪を減らすため」「国民の健康と福祉のため」だろうが、ホンネは違っていたようだ。先に答えをいってしまうと、米国の移民問題や人種問題に薬物が絡んでいたからだ。

　例えば、アヘンは主に中国人労働者によって使用されていた。米国に迎え入れられた中国人労働者は当初、大陸横断鉄道建設の貴重な労働力とみなされていたが、1869年に鉄道が完成した後は、白人の仕事を奪う邪魔な存在と見られるようになった。

　1882年には「中国人排斥法[48]」が制定され、中国人労働者の移住は禁じられた。そして、「中国人といえばアヘン」という象徴化によって、アヘンも排除すべき存在と見られるようになったという。

※48
Chinese Exclusion Act

　コカインは、主に南部のアフリカ系黒人労働者によって使用されていた。コカインは、もともと南米産のコカノキの葉から発見された化合物で、脳の神経を興奮させる作用が強いため、「眠くならず疲れ知らずに活動できる」と評され、乱用される。精神的依存を形成しやすく、きれると激しい不快感に襲われ、効果が長く続かないため一日に何度も使用するようになってしまう。そのため、コカインを常用する南部のアフリカ系労働者は、依存に苦しみながらも、不眠不休で働き続けた。このことは結果的に、白人労働者が働く機会を奪うこととなり、黒人労働者とともにコカインが邪魔な存在になっていたのである。

ちなみに、黒人労働者は自ら米国にやってきてコカインを使用し始めたわけではない。白人によってアフリカから拉致されてアメリカに連れてこられ、奴隷として使われ始めたのだ。また、コカインを使えば「疲れを感じにくくなり過酷な労働を強いることができる」ことを知っていて、白人は黒人に対するご褒美としてコカインを与えていたのである。自分たちがそう仕向けておいて、都合が悪くなると邪魔者扱いするとは、米国の白人たちはなんと身勝手なことか……。

　また、薬物依存は一種の病気である。現在の日本で薬物関連法を管轄するのは主に厚生労働省であるように、薬物は本来医療上の問題として扱うべきものだ。ところが、米国の「ハリソン麻薬税法」は、アヘン類を購入する者および流通させる者に対して、連邦政府に登録し特別な税金を払うことを義務づけた「税法」だったため、**財務省が扱う**ことになった。

　このことから、米国では薬物を「法律上の問題」として扱い、法律を守らない行為はすべて犯罪として取り扱うことになったのだ。後述するように、近年の諸国の薬物政策では「個人の薬物使用は公衆衛生上の問題であって犯罪ではない」とする考え方が増えてきているが、米国ハリソン麻薬税法が成立した当時、個人の薬物使用が犯罪かどうかは、まだほとんど議論されていなかった。

　単に制度上の理由から、何らかの形で薬物に関わることはすべてまとめて犯罪と扱うことにしたにすぎないのである。

　ただし、アヘンやコカインの使用を犯罪とすること

2　米国の近況　　**309**

は、非常に都合がよかった。なぜなら、邪魔な外国人に対して、薬物を使用していたという理由で犯罪者のレッテルを貼り、正々堂々と追い出すことができたからだ。

1914年のハリソン麻薬税法にマリファナは含まれていなかったが、同じことがマリファナにも当てはまった。1920年代の好景気を支えたのは、メキシコ人の移民労働者だといわれている。

ところが、1929年に大恐慌が起こり、雇用が悪化すると、メキシコ人労働者は白人労働者の仕事を奪う邪魔者とされた。そして、彼らの間にマリファナが普及していたことから、マリファナ使用を禁止することで異分子を排除しようと考えたに違いない。国民の反マリファナ感情に後押しされて、1937年に連邦議会は、「マリファナ課税法」を成立させた。

この法律には産業構造を変えるというねらいもあったようだが、マリファナ使用者である外国人を追い出すという目的もあったかもしれない。

そして、「マリファナ課税法」も、「ハリソン麻薬税法」と同じように、**司法の手に委ねられた**ことから、**マリファナの使用を医療上の問題と捉えることはなく**、「マリファナの使用は犯罪であり、厳しい処罰による対処が妥当」という**厳罰主義**が一般化していったのである。

厳罰主義に相反するようにみえる、近年のマリファナ自由化であるが、「黒人だけが逮捕されるのは不当だ」「マリファナごときで逮捕したり投獄することはお金の無駄遣い」といった賛成派の意見がある。ここにも、薬物を人種・人権と絡めたり、利益を優先する考え方がうかが

えないだろうか。

　結局のところ、「自分たちの利益を損なう異分子を排除するために薬物使用を厳罰化しておくことは必要だが、自分自身が不利益を被るのはごめんだ」というのがホンネに違いない。ただし、これはあくまで仮説であり、妄想かもしれないから、忘れてもらってよい。

　また、「自由の国」と評されるように、米国は外国人に対して寛容であるというイメージがある。

　しかし、それらは、錯覚にすぎない。米国は、明らかに人を選んでいる。優秀なスポーツ選手や学者が来てくれれば、国力アップにつながるので大歓迎だ。米国は、オリンピックで多くの選手が金メダルを獲得したり、多くの科学者がノーベル賞を受賞しているが、その中には外国から移り住んできた人が相当いる。毎年大枚をはたいて戦力補強を図っているどこかのプロ野球球団と変わりないように思える。

　一方で、国益にならないと判断された外国人には案外冷たい。決して「分け隔てなく寛容」などではなく、利益優先で、保身的である。

　もちろん、自分で自分の身を守ることは悪いことではなく、生きていくために必要なことだ。ただ、世界のリーダーと標榜する国で、その傾向が顕著なのはいかがかと思う。トランプ氏が大統領選挙で、「メキシコ国境に壁を作る」とぶちまけたときに、多くの日本人は「あり得ない」と思ったことだろう。

　しかし、結果として過半数がトランプ氏を支持したことは、その国民性を如実に表しているのではないだろうか。

2　米国の近況　　311

日本は、第二次世界大戦後から米国との同盟関係を重視し、米国が右を向けば日本も右を向き、米国が左を向けば日本も左を向くことを繰り返している。まるで「いいなりの飼い犬」状態といっても過言ではない。

　最近では、米国が環太平洋パートナーシップ協定（TPP）を提案し日本に参加を求めたとき、日本の内閣は議論を十分重ねることなく受け入れる方針を決定した。

　ところが、トランプ氏が大統領に就任してTPP撤退を表明し、結果的に「肩すかし」を食らってしまった。とても恥ずかしいことだと思う。

　日本が薬物使用を犯罪と位置づけているのは、「米国型の厳罰主義」をそのまま倣っただけにすぎない。「ダメ。ゼッタイ。」の精神を植えつけ、薬物使用者を「人間のクズ」のように罵倒し、晒し者にすることによって、結果的に薬物使用が増えずに済んだとしても、本当にそれでいいのだろうか。いつか「肩すかし」を食らう前に、どうしたら本当に薬物問題が解決できるのか、わが国独自の政策を真剣に検討しておく必要があるのではないだろうか。

3 ≫ オランダ

実はマリファナは自由化されていない

第5章で、マリファナの使用が認められている国としてオランダ[01]のことに触れた。米国の州レベルでマリファナ自由化が進む以前、マリファナ解放派は、マリファナが自由な国としてオランダをあげるのがお決まりだった。

しかし、厳密にいえば、オランダという国レベルでは、マリファナは**規制対象であり、自由化されていない**。具体的にオランダでどのようにマリファナが扱われているかを、多くの人が誤解しているようだ。

現在のオランダは、米国のような連邦制ではなく、議会制民主主義の単一国家である。薬物統制は、全国で共通して、「アヘン法[02]」という法律に従う。オランダの「アヘン法」は、1919年に制定されたが、当初マリファナに関する記述はなく、国際的な流れを受けて1953年に改正されたときにマリファナを規制する条項が加えられた。そして、これは今も有効であり、**嗜好目的のマリファナの使用・所持・売買は基本的に「違法」である。**

ただし、1976年の法改正において、規制対象物質が次の2つに分けられた。

※ 01
国際的に「オランダ（ネーデルランド）」は、ヨーロッパに位置するオランダ本国とカリブ海のアルバ、キュラソー、シント・マールテンの4カ国で構成される「オランダ王国」をさすことが多いが、本書ではヨーロッパのオランダのみをさしている。

※ 02
オランダ語では
Opiumwet

3 オランダ　313

- リスク（習慣性や有害性）が許容できないレベルの薬物（スケジュールⅠ）
- リスク（習慣性や有害性）が許容できるレベルの薬物（スケジュールⅡ）

　スケジュールⅠには、ヘロイン、コカイン、覚醒剤などが入り、スケジュールⅡには、睡眠薬や鎮静薬とともに、マリファナが分類された。スケジュールⅠの薬物に比べて、スケジュールⅡの薬物は、取り扱い上の制限が緩く、違反した場合の罰則も軽度に設定された。

　「マリファナの使用を法律上認める」といった特別な取り決めができたわけではなく、マリファナは、スケジュールⅡに含まれる規制薬物の一つとして、**厳罰の対象ではなくなった**にすぎない。

　なお、改正アヘン法でスケジュールⅠに含まれる薬物は、一般に「ハードドラッグ」、スケジュールⅡに含まれる薬物は「ソフトドラッグ」と呼ばれることがある。非公式な呼称であり、その使用については賛否両論あるものの、わかりやすさを優先して、これ以降は、この用語を使って説明する。

　ハードドラッグとソフトドラッグに対する規制の最大の違いは、定められた量以下であれば個人がソフトドラッグを所持していても罰せられないと決められた点だ。

　例えば、警察官に職務質問されたときにマリファナを所持していたら、マリファナ所持自体は違法なのだが、その量が少量なら逮捕されないということだ。また、ソフトドラッグは、行政の許可を得て、きちんとルールを守り管理された店であれば、売ってもいいということに

※03
1976年改正のアヘン法では当初、所持していても逮捕されないマリファナの量を「30g以下」と定めていたが、その後1995年に「5g以下」に変更された。

なった。オランダでマリファナを公認で売る店は、「コーヒーショップ」といわれている。

　つまり、オランダでは、「コーヒーショップ」という店に行き、少量のマリファナを買ってその場で使用するか、５ｇ以下を持ち帰り自宅で使用しても、罪には問われないということだ。このことを多くの人は、「嗜好目的のマリファナ使用が自由化されている」と解釈しているが、本当はそうではない。オランダは、近年の米国の一部の州などのように**「マリファナを使用することを公認する」とは宣言していない**。個人が少量をセルフメディケーションの一環としてマリファナを使用することをタテマエとして認めながら、個人がそれを嗜好用として使っていても「見て見ぬふりをしている」にすぎない。

　加えて、オランダのマリファナ政策で知っておいてほしいことがもう一つがある。オランダで「黙認」されてきたマリファナは、大麻草の一部（花穂や葉など、種子は除く）のことであり、ハシシュ（大麻草の花穂の樹脂を固めたもの）とともにソフトドラッグに分類されている。

　しかし、ヘンプオイル（マリファナやハシシュから抽出された濃縮油脂で、他の油脂と混ぜて希釈されたものは除く）とＴＨＣは、ハードドラッグに分類されており、少量の所持でも厳罰の対象となる。マリファナ成分のＴＨＣには精神作用があるため、それ自体は有害であり、厳しく規制しなければならないものとオランダも認識しているということであり、マリファナとハシシュに比べてＴＨＣ含量が多いと考えられるヘンプオ

イルは、危険と判断しているわけだ。

　そして、さらに、問題なのは、マリファナ中の THC 含量が近年増えているという点だ。ある調査によると、[136] オランダで流通するマリファナの THC 含量は、1990 年代ではおよそ 8％だったのが、2004 年ではおよそ 20％になっているという。THC 含量を考慮してヘンプオイルをハードと位置づけたにもかかわらず、今や**マリファナもソフトとはいえなくなっている**のである。このため、オランダ政府は 2011 年 11 月に、**THC を 15％以上含むマリファナを「ハードドラッグ」として規制する**方針を発表した。そしてこのルールは、2013 年 1 月から実際に適用された。したがって、コーヒーショップは、THC 含量が 15％以上のマリファナを売ることが禁止された。それまでの売れ筋だったマリファナは、ほとんどが 15％以上の THC を含む商品だったので、売れるものがなくなってしまったという店もある。

　また、「ハードドラッグ」に相当するマリファナを、個人が購入・所持していたら、たとえ少量で、かつ本人が「知らなかった」「騙された」と主張しても、逮捕・厳罰対象となることを知っておかねばならない。

オランダの寛容な国民性はどこから？

　マリファナを違法と位置づけながらも、個人の少量所持・使用を黙認するという、オランダの政策は非常に微妙であるものの、世界に先駆けて、マリファナ問題に一石を投じたことは間違いない。

　オランダは、マリファナだけでなく、売春・同性婚・安楽死など、他国がタブーとしてきたことも認めてきた。

※04
オランダ語で
「Gedoogbeleid」。

　こうした一連のオランダの対応は、総じて「寛容政策[※04]」と呼ばれる。

　ちなみに、「寛容」の意味を辞書で引くと、「心が広くて、よく人の言動を 受け入れること」「他の罪や欠点などをきびしく責めないこと」などと書かれている。寛容な国民性がどこから生まれたのかを理解するためには、オランダの歴史を知っておく必要がある。

　オランダは、ヨーロッパのほぼ中央に位置し、北はイギリス、東はドイツ、西はベルギー、フランスという主要国に囲まれている。九州と同じくらいの面積しかない小国で、ほぼ平地のみからなるため、昔から人の往来が盛んであった。

　こうした地理的・地形的特徴から、大国の侵入を受け、ローマ帝国・フランク王国・神聖ローマ帝国などによって長い間支配されてきた。「八十年戦争」ともいわれる独立戦争の末に、ネーデルランドの北部7州がネーデルランド連邦共和国として国際的に承認され、独立を果たしたのは1648年のことであった。

　ちなみに、現在の「オランダ」という国名は日本独特の呼称で、オランダ語による国名はNederland（ネーデルランド）である。

　独立戦争の最中、オランダは、世界中に商船を派遣し、貿易国として発展していった。1602年にはオランダ東インド会社が設立され、とくにアジア地域との貿易はほぼオランダが独占する状態となった。巨額の利益を得るとともに、アメリカ大陸を含めた世界の諸地域を植民地支配していった。

3 オランダ　317

ただ、オランダの植民地政策は、布教を目的とした
ポルトガルや、軍事力を背景にしたイギリスとは違って
いた。商売でお金を儲けることを最優先に考え、相手を
弾圧するのではなく、その国の宗教や文化に対して「寛
容」であったという。

　またオランダは、多くの物資とともに、他国で迫害
を受けてきた人々を移民として受け入れてきた。「人種
のるつぼ」といえば、米国ニューヨークを思いつく人が
多いかもしれないが、オランダ最大の都市アムステルダ
ムは、ニューヨークを凌ぎ、「最も多くの国々からやっ
て来た人が住む街」第1位であり、「多くの国々」の数
は177カ国にも及ぶという。

　さまざまな人種・宗教・文化などが混在するオラン
ダ国内では、国民の間に共通した道徳感を形成すること
が困難であるから、より現実的な対応として、「自分の
行動の結果に責任を負うことができる限り、何をやって
も個人の自由」「公衆に害を及ぼさない限り、他人の言
動に干渉する必要はない」という寛容的な考えを選択し
たに違いない。

　オランダが薬物問題について現実的な寛容政策を選
択したのにも、歴史的背景が関係しているようだ。

　実は、オランダには、他国で起きたような深刻な薬
物問題に悩まされた経験がない。

　中国は、1840〜1842年に起きたアヘン戦争の影響
などもあり、アヘンやモルヒネなどの麻薬乱用に長年悩
まされ続けてきた。そのため、中国は今でも、アヘンを
はじめとする乱用薬物に敏感である。中国を旅行中の日
本人が人から預かった荷物の中に麻薬が入っていたため

に逮捕され、死刑判決を受けたといったニュースが伝えられることがあるが、中国の歴史的背景から見れば当然なのだ。

　麻薬は、苦痛軽減のため、米国の南北戦争（1861～1865年）でも広く使用され、その後多くの人々が薬物中毒やうつ病などに悩まされ続けた。普仏戦争[05]（1870～1871）でも、同じようなことが起きた。フランスとドイツは、オランダの近隣国であるにもかかわらず、オランダとは対照的な厳しい薬物追放政策をとってきたのは、このためだ。

　わが国日本でも、第二次世界大戦後に覚醒剤乱用問題が起きた。こうした薬物禍に苦しんだ歴史をもたないオランダでは、薬物乱用を問題視するような風潮が作り出されなかったのだ。

　その一方で、オランダには、他のヨーロッパ諸国と同じように、アヘンやコカインなどを主要輸出品として扱ってきた歴史がある。

　19世紀、オランダは、植民地であった旧オランダ領東インド（現在のインドネシア）において、アヘンを専売していた。アヘンはオランダの貿易船によってトルコやインドからマレー半島まで運ばれ、その収益は、国庫収入に大きく貢献していた。

　また、1886年に、南米から移植したコカの木のプランテーションをジャワ島に作り、コカの葉の生産・供給を始めた。20世紀初頭には生産量も上がり、コカ輸出大国になった。オランダ国内ではコカの葉からコカインが抽出され、世界最大のコカイン生産国となった。

　世界的な薬物禍の広がりで、厳罰化による薬物撲滅運動が展開されるようになっても、オランダにとって

※05
第二帝政期のフランスとプロイセン王国（後のドイツ帝国）の間で起きた戦争。

3　オランダ　　**319**

の薬物は「儲かる宝物」でしかなかったのかもしれない。

　事実、オランダの「アヘン法」は、制定されてから相当の間、部分的にしか運用されなかった。経済および統治の観点から、当時まだ重要な貿易品目であったアヘンやコカインを厳しく規制するつもりはなかったに違いない。

　アヘンの密輸については、国家事業の妨げになるとの考えから、非常に厳しく取り締まられたものの、アヘンやコカインを販売した小売業者は罰せられたとしても数カ月の懲役程度だった。

　また、コカイン使用者の多くが医師の処方によって手に入れていた。アヘン法は医師によるコカインの処方を認めていたため、犯罪とされなかった。「一部の行為について罪を問わない」という発想が、このあたりから生まれてきたのではないかと推察される。

　オランダにおけるマリファナは、第二次世界大戦後に使用者が増えた。1961 年、政府の社会厚生省が[06]、マリファナに関する最初の公的会議を開いたが、この段階では、少量であってもマリファナの所持や使用は犯罪であり、違反者を罰する方針であった。司法省も[07]、1960 年代前半までは、マリファナに厳しく対処していた。

　しかし、1960 年代後半になると、米国カリフォルニア州の若者の間で生まれたヒッピー・ムーブメントの影響がオランダにも及び、マリファナがさらに広がり、アヘン法に基づく逮捕者がどんどん増えていった。

　1969 年のある調査では、中等教育学生の 11 ％が、1971 年の調査では 20 ％がマリファナを使用していることが明らかにされた。5 人に 1 人の若者を犯罪者とし

※ 06
the Ministry of Social Affairs and Public Health

※ 07
the Ministry of Justice

て扱うことは、さすがにできない。厳罰化によってマリファナ使用を止めることは、もはや困難な状況になっていたと思われる。

そこで、厚生環境衛生省の厚生局、司法省、さらには若者の福祉業務を管轄下におくべく新設された文化娯楽福祉省[※08]の三省庁が、マリファナ対策を協議し始めた。そして、その調査のために設置されたのが、精神科医のピーター・バーン[※09]を議長とする「バーン委員会」であった。

バーン委員会は当初、医学・薬学・法学の専門家によって構成されていた。しかし、厚生と司法の観点から議論しても進展がみられなかったため、社会科学者と行動科学者を加え、マリファナ問題を心理学的・社会学的・文化的に研究することになった。

バーン委員会が検討を続けているころ、世論も少しずつ変化を見せていた。マリファナを使用しながらもさまざまな分野で勤勉に活躍している若手エリートが現れたり、ヒッピー風のライフスタイルを享受する子どもをもつ親がマリファナを認めるようになっていた。

マリファナに関連した犯罪が問題となることもあまりなく、同時期に議論の的となっていた数々の他の社会問題に比べると、個人のマリファナ使用はそれほどの問題性を感じさせるものではなかった。

議論を重ねた末にバーン委員会が選択したのは、「ハーム・リダクション[※10]」という考え方であった。直訳すれば「被害の低減」だ。危険をもたらす行動習慣を直ちに止めることができないとき、それに伴う害をできる限り少なくする方策をとることをさす。

※08
the Ministry of Culture, Recreation and Welfare

※09
Peter A. H. Baan

※10
harm reduction

3 オランダ

マリファナの使用を犯罪とした場合、犯罪者として逮捕された者は、社会での居場所を失い、さらなる犯罪へと向かう可能性がある。禁止し続けてもマリファナの拡大は止められないし、違法下のままだとマリファナは闇市場に出回り、人々が麻薬やコカイン、覚醒剤などに向かい、被害を増やすことにつながる可能性もある。しかし、マリファナの個人的所持と使用を容認すれば、少なくとも二次的な害の拡大は防げるはずだ。この考え方に従い、バーン委員会は、1972年に最終的なレポート（Baan Report 1972）を発表し、次の2点を提案した。

1）自分の意思でマリファナを使用して、自身が傷つく結果になっても、それは犯罪ではない。自決の原則に基づき、少量のマリファナを個人が所有または使用することは、黙認する。
2）規制薬物を「ソフトドラッグ」と「ハードドラッグ」に分類し、違う対処を行う。マリファナは「ソフトドラッグ」と位置づけ、使用者も小売り者も罰しないが、アヘンやコカインなどの「ハードドラッグ」については、厳しく罰する。

この提案は、「二軌道政策[11]」と呼ばれた。そして、このレポートを基に、1976年改正アヘン法が制定された。

※11
two-track policy

マリファナを「ソフトドラッグ」と分類する考えが、本当に正しかったのかはわからない。
国際条約の「麻薬に関する単一条約」では、モルヒネ、ヘロイン、コカインなどと同じスケジュールⅠにマリファナを位置づけている。米国の連邦法は、マリファ

ナをスケジュールⅠに位置づけ、コカインや覚醒剤（スケジュールⅡ）よりも「ハード」とみなしている。

日本でも、マリファナを「ソフト」だとみなす立場はとっていない。前述したように、オランダ国内でも、近年マリファナの位置づけがソフトとハードの間で揺れ動いている。

また、「黙認」などという中途半端な対応ではなく、「いっそのことマリファナを禁止薬物から外せばよかったのに……」と思う方もいるかもしれない。しかし、オランダが、そうできなかった理由がある。

実は、オランダには「自国の法律よりも国際的な条約などを優先する」という考えが根強くあるからだ。

オランダは、1961年の「麻薬に関する単一条約」、1971年の「向精神薬に関する条約」、1988年の「麻薬及び向精神薬の不正取引の防止に関する国際連合条約」という3つの薬物取り締まりに関する国際条約の採択国である。

「麻薬に関する単一条約」がマリファナを規制対象と定め、「不正取引条約」が禁止薬物の所持を犯罪とみなすよう国家に求めている。したがって、マリファナを解禁することは、「国際条約違反」になってしまうのだ。

オランダが選択した政策は、苦肉の策ともいえるのだが、薬物問題の解決に向けて、おおむねよい結果をもたらしているという評価がある。

ソフトドラッグの個人的所持や使用を逮捕・起訴の対象から外したことで、余計な取り締まりや裁判が必要でなくなり、それによって浮いた予算が、ハードドラッグ依存者への対策にまわせるようになったという。

3 オランダ　323

オランダ国内にハードドラッグ依存を患う人がいな
くなったわけではないが、少なくとも「増加が止まっ
た」ようだ。とくにハードドラッグに手を出す若者が
減った。

　European Drug Report 2017 のデータによると、オ
ランダにおける 15 ～ 64 歳 100 万人あたりの薬物関連
死亡者数は 16 人で、イギリス（60 人）、ドイツ（22 人）、
ヨーロッパ連合全体の平均（21 人）などよりも低くなっ
ている。

　ソフトドラッグが黙認されれば、使用者が急増するの
ではないかと懸念されるが、オランダにおけるマリファ
ナの使用率は他の西欧諸国と比べて高いわけではない。

　例えば、European Monitoring Centre for Drugs and
Drug Addiction が発表している最新データ[12]によれば、オ
ランダの 15 ～ 64 歳の大人におけるマリファナ普及率
（prevalence：定期的に利用している人の割合）はわず
か 8％である。

[12]
http://www.emcdda.
europa.eu/countries/
prevalence-maps

　オランダ社会の寛容さには、「他人に迷惑をかけなけ
れば、何をしようと個人の自由。自分の道徳観を押しつ
けて責め立てる必要はない」という考えが根底にある。
それは裏返せば、「自分だって、自分のポリシーに従っ
て自由にさせてもらう」という意味かもしれない。

　オランダにおけるマリファナ寛容政策は、国民の賛
成多数により決定したものではなく、ある意味政府が国
民に押しつけたものだ。

　オランダの中にも、マリファナを嫌いな人は多く、ア
メリカ型の厳罰主義を支持する人のほうが多いかもしれ
ない。マリファナがそれほど流行しないのは、自分のポ

リシーを守り続け「われ関せず」な人が多いからでは
ないだろうか。

コーヒーショップの昔と今

　オランダの首都アムステルダムの中心街を歩くと、
所々に "Coffeeshop"（コーヒーショップ）と書かれた看
板を掲げた店が見つかる。文字通りコーヒーを売って
いて、店内のテーブルで飲めるのだが、これはこの店
の本業ではない。この店の主力商品はマリファナである。
　マリファナは、あくまで規制薬物であるから、小売
店では "Marijuana for Sale" といった表示をすることが
できず、住民の流行り言葉として「コーヒーショップ」
と呼ばれるようになったものだ。

　オランダのコーヒーショップ第一号は、1972 年アム
ステルダムの中心街に開店した「Mellow Yellow」だと
いわれている。黄色と黒の縦縞を配したデザインの外
観が印象的な店だ。
　当時はまだ寛容政策が実施されておらず、仲間内だ
けでの販売とはいえ違法な営業だったのだが、取り締
まられることはなかった。
　第二号は、ブルドッグの顔を描いたロゴの看板が目
印の「The Bulldog」で、1975 年同じアムステルダム
に開店した。
　その翌年に、アヘン法が改正され、少量のマリファ
ナ所持は処罰の対象とならなくなったものの、コーヒー
ショップは違法の存在であった。
　1979 年にようやく、コーヒーショップを規定するガ

3 オランダ　325

イドラインが制定され、少量を買って使用したい個人の
ためにマリファナを提供する店としてコーヒーショップ
が役割を担うようになった。コーヒーショップに課せら
れたルールは、

1）広告を行わない、
2）オランダ外へ輸出しない、
3）ハードドラッグを絶対に扱わない、
4）1人の客に売れるのは5gまで、
5）在庫できるのは500gまで、
6）18歳未満に売らない

の6つであった。それ以来、コーヒーショップの数は
増え続け、1990年代のピーク時には、全国で1500店
近く、アムステルダムだけでも350店を超えた。その
当時のコーヒーショップの様子を少しばかり紹介しよう。

米国のディスペンサリーに表示されている「緑十字」
のような、誰でもわかる共通のマークは、コーヒーショッ
プに用意されていない。繁華街にあるコーヒーショップ
の多くは、ネオンサインやラスタカラーを配した外観で、
店頭にはCoffeeshopの文字があるので分かりやすいが、
住宅街にあるコーヒーショップには外観では区別できな
いところがある。

これは、観光客も相手にする店と、地元の馴染客だ
けを相手にする店の違いだろう。また、中には、東京の
青山辺りにある「ちょっとおしゃれなカフェ」のような
外観で、女性観光客がふらっと足を踏み入れてしまいそ
うなところもあるらしい。

しかし、そこがただの喫茶店でないことは、実際に入店しようとしたときに気づく。

まず、入店するときには、身分証明書の提示を求められる。そして、ドアを開けたときに漂ってくるにおいは、マリファナ独特のもので、マリファナのことを知らない人でも、コーヒーやお茶とは明らかに違うことがわかる。

入店したら、黙ってバー・カウンターに向かい、自分でメニューを見るなどして注文する。マックなどのファストフード店と基本的に同じシステムだが、入店直後に「いらっしゃいませ〜」と迎え入れてくれたり、カウンターで「どうぞこちらへ。何になさいますか？」などと笑顔で問いかけてくれることはない。むしろ、商品について質問すると、うるさいとばかりに不機嫌になる販売員もいるそうだ。グレーなビジネスだけに、「客が勝手に来ているだけで、こちらは買ってほしくて売っているわけではない」といったスタンスでいたいようだ。

たいていのお店で売っているのは、乾燥マリファナやハシシュ（樹脂）に、「ジョイント」と呼ばれるタバコとマリファナを混ぜて巻いた物、巻紙やパイプ等の喫煙具、さらにはケーキ、クッキー、マフィンなどのお菓子系の食べ物である。ただし、このお菓子は、マリファナ入りであって、ウィード[13]とかハッシュケーキなどともいわれる。まさに前述した「マリファナ入り食品」で、よく理解しないで口にするととんでもないことになるから、要注意である。未経験者は「おいしそうなマフィンも一緒に」などと考えては絶対にだめである。

マリファナのメニュー表には、INDICA、SATIVA な

※13
weed：「雑草」を意味する英語。

3 オランダ　327

ど大麻草の品種やマリファナ商品の銘柄に加え、味やに
おいなどその銘柄の特徴や THC 含有率などが詳しく書
かれている。もちろん値段も明記されており、明朗会計
だ。客は、自分の好みのものを選び、5 g まで購入する
ことができる。

　店内にはいくつかの椅子やソファとテーブルが置い
てあり、買ったマリファナをその場で摂取することもで
きる。店によっては、マリファナとは関係ないコーヒー
や軽食を提供しているところもある。

　客の多くは、1 人か、カップルで来店する。ボードゲー
ムで遊んだり、雑誌を読んでゆっくり過ごす人もいる。
大人数が大声で騒ぐ酒場などとは全く違う雰囲気だ。

　人々が煙を燻らせ、黙って自分だけの世界に陶酔し
ている様は、慣れていない人には不気味だろう。

　コーヒーショップに営業許可を与えるのは、地方自
治体である。しかし、国レベルでは、個人使用のための
製造および所持は違法行為とみなされるため、たとえ地
方自治体が許可していても、コーヒーショップは違法な
存在なのである。

　さらにコーヒーショップを悩ませていることに、「供
給の問題」がある。マリファナの販売を認められている
コーヒーショップだが、実はマリファナを購入すること
が禁じられているのだ。

　小売店は生産者や卸から買い取ったものを消費者に
売るのが一般的だが、マリファナを仕入れることができ
ないのに一体どうやって品揃えして売っているのか？
謎である。

　そもそもオランダ国内では、営利目的の大麻草栽培が

禁止されている。自家栽培するにしても生産量は限られるし、多種類をそろえることは事実上不可能だ。結局のところ、店は商品をどこかから不法に買い入れているはずだ。

　行政もそれは気づいていたが、解決法を例示することもできないまま、見逃してきたというのが実態だった。しかし、この「甘やかし」によって、新たな犯罪を生み出す可能性が指摘されるようになってきた。

　例えば、マリファナが全面禁止されている国で作られた商品が、コーヒーショップに出回っていたり、コーヒーショップが犯罪組織のマネーロンダリング（資金洗浄）に利用されるケースが増えてきた。こうした動きを受けて、近年オランダの行政はコーヒーショップの規制に乗り出している。

　ちなみに、コーヒーショップ政策は、各自治体で決めていいことになっている。コーヒーショップを許可するだけでなく、適さないと判断すれば閉鎖させる権限も有しているのだ。

　このため、そもそもコーヒーショップを許可しない、いわゆる「ゼロ政策」を初めから打ち出していた自治体もある。この「ゼロ政策」は、当初コーヒーショップを認めていた自治体にも広がり、新たなコーヒーショップを開設することは困難になってきた。

　1995年からアムステルダムのコーヒーショップは、免許制となった。しかも、店がある住所で登録され、違反があったときはその住所が取り消しとなる。つまりコーヒーショップを営業してはいけない場所として指

定されてしまうので、家や店が所狭しと立ち並ぶアムステルダムでは新店舗を開業する場所探しが難しく、廃業に追い込まれる店が増えた。

　コーヒーショップの中には、マリファナだけでなく、酒（ビールやワイン）も提供していたところがある。

　また、コーヒーショップのようにマリファナを売っているわけではないが、喫煙者を歓迎するバー（smoker-friendly bar）があり、そこでは自分で持ち込んだマリファナを吸いながらお酒を楽しむ客が相当いた。

　マリファナも酒も中枢神経を抑制する作用があり、一緒に摂取すると、より強く作用が現れて危険であることが知られている。マリファナの急性中毒で病院に搬送された人の中に、お酒を一緒に飲んでいた人が多いというデータもある。このため、以前からマリファナと酒を一緒に売ることは禁じられていた。

　実質的には長年放任されていたようだが、コーヒーショップ規制の一環として、2007年には該当する店がマリファナか酒のどちらか一方だけを選択することを余儀なくされた。結果として、一部の店は、マリファナのほうを諦めた。

　2008年には、「250m以内に学校が存在していないこと」という新しいルールが設けられ、これによって多くのコーヒーショップが閉鎖に追い込まれた。とくに、アムステルダムの中心地では影響が大きかった。コーヒーショップ第一号として知られ40年以上営業してきたMellow Yellowも、2016年12月31日に閉店した。店から230mの場所に美容師専門学校があったため、

このルールに抵触し、他に移ることもできず、廃業に追い込まれたのだ。

　さらに、国外からのマリファナや人の流入、国外へのマリファナの持ち出しなどに対する警戒感が強まり、ドイツやベルギーとの国境に近い自治体では、マリファナを買うことができるのはオランダ人に限るといった制限を設け始めるようになった。

　マーストリヒト（Maastricht）では、外国人観光客のコーヒーショップ入店が禁じられた。

　ローゼンダール（Roosendaal）やベルヘン・オプ・ゾーム（Bergen op Zoom）では、2009 年 9 月までに市内のコーヒーショップすべてが、行政措置として閉鎖された。

　前述したように、2013 年からは、15 ％以上の THC を含むマリファナが「ハードドラッグ」とされ、コーヒーショップで扱えなくなったため、閉店に追い込まれた店もあり、現在オランダで営業しているコーヒーショップの数は、ピーク時の半分以下に減っている。

　また、コーヒーショップは、会員制となった。希望する人は自ら申し出て、認められれば会員名簿に登録され、コーヒーショップが交付する会員証を受け取り、利用できるようになる。

　ただし、制限があり、18 歳以上のオランダ居住者しか会員になれない。一店舗あたりの会員数は、2000 人までと決められている。**今のコーヒーショップは、外国人旅行者がぶらりと立ち寄りマリファナを買えるような店ではなくなった。**

3 オランダ　331

これらの結果は、決して悪いことではない。ふさわしくない店舗がなくなり、規則を良く守り経営のしっかりしたコーヒーショップだけが残ったとも解釈できる。地域住民にとっては、外国人に邪魔されず自分たちだけで楽しめる「小規模会員制クラブ」に生まれ変わったことを、好意的に捉える向きもある。

　しつこいようだが、繰り返す。
　オランダはマリファナを解禁したことは一度もない。
　THCには強い精神作用があって危険なのだが、大麻草を乾燥させただけのマリファナはTHC含量が少ないから「ソフトドラッグ」と分類しただけで、マリファナは規制物質であることに変わりはなく、その所持と使用は原則として犯罪である。
　政府の目が届く場所で個人が少量を扱う限りは、見逃してくれているにすぎない。
　そして、その「寛容」に対して、マリファナ使用者は、自身の行動の結果に責任を負うことで応えなければならない。この観点から、マリファナ影響下での運転や、大規模な売買・栽培は、厳しい処罰の対象となっている。
　オランダが先駆的に行った薬物政策は、「犯罪とは何か」「個人と公衆」「自由と責任」などの課題を、私たちに問いかけている。

4 ポルトガル

最悪の薬物汚染をまねいた背景

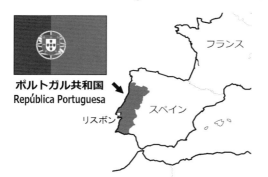

ポルトガル共和国
República Portuguesa
フランス
スペイン
リスボン

「ハームリダクション」という考えに基づいたオランダの「寛容政策」は、新たな問題を生み出しながらも、厳罰化だけでは出口が見えなかった薬物問題に新しい選択肢を作り出した。

そうしたオランダの政策を参考にしながら発展させ、新たな薬物政策に乗り出した国がある。それは、ポルトガルである。

2001年ポルトガルは、**マリファナだけでなく、ヘロイン・コカイン・覚醒剤など国際的に禁じられている薬物のすべてについて、少量の所持なら刑罰を与えないという、異次元のアイデアを実行し、世界中を驚かせている。**

2000年当時ポルトガルは、100人に1人（1％）がヘロイン依存患者という悲惨な状態に陥っていた。

ヘロインは、アヘンから抽出したモルヒネに手を加えることで作られる合成麻薬の一つであり、1898年に

※01
ジアセチルモルヒネ

はドイツのバイエル社から咳止めの薬として発売された
が、あまりにも有害なため、使用禁止となった。

　ヘロインは、繰り返し使用することにより強い身体
的依存を形成しやすく、2～3時間おきに使用し続け
ないと、骨が砕け散るような痛み、悪寒、吐き気などの
激しい禁断症状に苦しめられる。大量に使うと、呼吸困
難、昏睡から死に至る。「最悪の麻薬」ともいわれ、合
法化している国は一つもない。

　ポルトガルの総人口はおよそ1000万人と、東京23
区と同程度であり、その1％はおよそ10万人になる。
したがって、当時のポルトガルの状況をたとえるならば、
「東京23区には、全世界で禁じられている最悪の麻薬
ヘロインを乱用しやめられなくなっている人が10万人
いる」ということになる。日本人からみれば、現実にそ
んなことが起こるとは信じられないくらい、恐ろしく悲
惨な状況だったのである。

※02
2017年1月時点で930
万人

　なぜポルトガルがそこまで薬物汚染に苦しめられる
ことになったのか、そしてどう解決しようとしたのかを
理解するために、歴史をたどってみたい。

　ヨーロッパ大陸の最西端に位置するポルトガルは、古
代にはローマ帝国の支配、そして中世にはゴート人、イ
スラム勢力の支配を受けていた。

　ポルトガル王国が産声を上げたのは1143年のこと。
13世紀に、ほぼ現在の領域が確定し、15世紀にはヨー
ロッパ各国に先駆けて海外への進出を開始し、植民地を
獲得して隆盛を極めていった。

　しかし、1580年スペインに併合されて合同王国とな
り、また17世紀後半からはオランダやイギリスに押さ

334　第6章　マリファナ使用が認められた諸外国の現状から学ぶ

れ、海外領土の多くを失い、衰退した。

　1910年に王政は終焉を迎え、共和政へと移行した（ポルトガル共和国の成立）。しかし、第一次世界大戦への参戦により国民は苦しめられ、政治は安定せず、例えば1918〜1921年の間には18回も内閣が交代するありさまだった。1926年に起きたクーデターにより、第一共和政は16年間で崩壊し、軍事政権が樹立された。

　軍事政権下でも財政は危機的状況にあり、これを解決するため、経済学者で当時コインブラ大学教授だったアントニオ・サラザール[※03]が財務大臣に任命される。

　サラザールは「財政の均衡なくして経済の繁栄なく、経済の繁栄なくして社会の安寧なく、社会の安寧なくして政治の安定はない」と述べ、厳しい引き締め政策、増税、海軍・教育関係の歳費削減を大胆に進め、大臣についた翌年には財政を黒字に転じることに成功した。

　また、アフリカ植民地の開発などにより利益をもたらし、国民の支持を集めていった。そして1932年にサラザールは首相に就任することとなる。

　翌1933年には、新憲法を公布し、「新国家[※04]」体制を確立した。その後サラザール首相は、財務大臣、外務大臣、国防大臣を兼任し、ファシスト的団体を結成させたり、第一共和政時代に財産没収されていた国内の教会を復活させたりして、軍部・資産家・銀行・教会などを地盤とした独裁体制を確立していった。

　第二次世界大戦後もサラザールの独裁体制は存続し、政治活動の禁止、新聞の検閲、秘密警察による監視によって体制は維持された。「ファシストだが戦わない」という独特なスタンスでサラザール体制は、激動の時

※03
António de Oliveira
Salazar

※04
ポルトガル語でEstado
Novo：エスタドノヴォ

代をうまく立ち回り通したといえる。

　1968 年サラザールが病に倒れ、リスボン大学教授で
あったマルセロ・カエターノ[05]が後継者となる。
　当初は民主化を進める方針が示されたものの、実質
的には抑圧的な独裁体制が維持された。
　「最貧国」とまで評されるほど国内の状況は悪化して
いたにもかかわらず、世界の植民地支配をやめようとせ
ず、泥沼の植民地戦争が続けられていた。耐えきれなく
なった国民がついに行動に出た。
　1973 年、主としてポルトガル領ギニアで植民地戦争
に従軍していた青年将校が、植民地の独立と民主化を訴
えて決起し、1974 年には「国軍運動[06]」ができた。そし
て、1974 年 4 月 25 日早朝、ついにクーデターが起き
た。首都リスボンで決起した MFA は、市内の要所を占
拠した。共和国警備隊本部に包囲されたカエターノ首相
は、なす術もなく投降し、翌日の朝には国外へ移送された。

　このクーデターではほとんど流血がなかったことか
ら、「無血革命」といわれる。
　また、革命の成功を知ったリスボンの街角は花束で飾
られ、市民たちがカーネーションを手に兵士たちと交歓
したり、兵士たちが銃口にカーネーションの花を挿した
ことから、「カーネーション革命[07]」ともいわれる。日本
の「5・15 事件」や「2・26 事件」、米国で起きた同時
多発テロ事件「3・11」と同じように、起きた日付から
「4 月 25 日（ポルトガル語で 25 de Abril）」といったり、
場所にちなんで「リスボンの春」といわれることもある。

※ 05
Marcelo José das Neves
Alves Caetano

※ 06
ポルトガル語で
Movimentos das For as
Armadas：MFA

※ 07
ポルトガル語で
Revolução dos Cravos

336　第 6 章　マリファナ使用が認められた諸外国の現状から学ぶ

※ 08
ポルトガル語で Dia da
Liberdade

ちなみに、現在ポルトガルでは、この 4 月 25 日を、「自由の日」として国民の祝日に定めている。その後、民主化への道を開き、植民地帝国を解体させたこの日のことを、ポルトガル国民は誇りに思っているに違いない。しかし、薬物に関してみれば、なんとも皮肉なことに、この日が大きな問題に発展するスタートラインとなったのである。

40 年以上にわたって続いたサラザール独裁体制は、徹底した統制により維持されていた。そのおかげで、当時西洋諸国を汚染していた薬物から国民は「隔絶」されていた。サラザールのファシズムは決して称賛されるようなものではなかったかもしれないが、結果的に国民は守られていたといえる。

ところが、カーネーション革命後、植民地に移り住んでいた開拓者や兵士たちが、さまざまなドラッグを携えて本国へ戻ってきた。

国境は解放され、旅行や貿易が盛んになり、諸外国からドラッグが持ち込まれるようになった。

また、解放された国民にとって、薬物使用は、自由な文化の象徴の一つと捉えられた。ヘロインのような強い麻薬に対する警戒が薄かったためか、不用意に手を出し依存に苦しむ人がでてきた。

最初にポルトガル政府が選択したのは、米国型の厳罰主義の薬物対策であった。つまり、国際的に規制対象となっている薬物をみだりに使用することはポルトガルにおいても犯罪であり、刑事司法制度に基づいた懲罰的政策によって抑止しようとした。薬物使用者は、社会的にも非難や制裁を受けた。しかし、このアプロー

4 ポルトガル　　337

チは、結果的に効果がなく、1999年までに、人口の1％がヘロイン依存患者という悲惨な状態になってしまったのだった。

実質的に手に負えない状態となったポルトガルは、薬物政策を根本から見直さなくてはならなくなった。そこで、解決策を真剣に模索した結果、**「薬物依存は処罰によって治らない。医学的ならびに社会的介入が必要である」** という考えに行き着いたのだった。このポルトガルの政策転換は、将来万が一日本が同じ状況に陥ったときに、おおいに参考になるに違いない。

そこで、少しばかりポルトガルから離れて、「薬物依存症とは何か」を考えてみたい。

薬物依存者を救うために必要なこと

日本で違法薬物の所持や使用で逮捕されたというニュースが流れたとき、多くの人はこんなふうにいうだろう。

「だめなやつだ」「妻や子どもがいるのに、なんてバカなことを……」

「親が、甘やかしたからだ」

また、薬物使用で逮捕された人が、十分に反省して更生したように見えたにもかかわらず、再び薬物に手を出し、逮捕されるというニュースもよく聞く。そんなとき、多くの人がこういう。

「意志が弱い」「信じていたのに裏切られた」

「もっと罰を厳しくすべきだ」

一見正論に聞こえるが、こうした意見は、薬物依存

の根本を全く理解していない人の発言である。

　第4章で解説したように、人々が麻薬、覚醒剤やマリファナに手を出してしまうのは、どうにも解決できない欲求不満やプレッシャーからくる閉塞感に苦しんだ末に、現実から逃げようとするのがきっかけといわれる。

　精神作用のある薬物を使用している間は、現実から逃避し、救われたような錯覚に陥るものの、その物が存在しなくなると、耐えがたい不快感が襲ってくる。

　そして、その不快感を解消しようとして、再び薬物に手を出す。これを延々と繰り返すことで、薬物なしではいられない、負のスパイラルにはまってしまうのである。そこから自力で抜け出すことは、ほとんど不可能である。薬物犯罪で逮捕されたある人が、「逮捕されて助かった」と語ったのは、このことを如実に表している。

　薬物依存は一種の病気であり、根性や意志でどうにかなるものではない。また、いくら刑に服して、反省しても、心と体についた傷は消えない。きっかけとなった欲求不満や閉塞感が解決されていない限り、同じことが繰り返されるだけである。むしろ、厳しい社会的制裁は、その人をさらに追い詰め、逃げ道として「物に頼る」ことを増長するにすぎない。

　もっと厳しく罰するとか、修行をして意志を強くもつようトレーニングをするとか、そんなことは解決にならない。

　そもそも薬物に頼ってしまう人は、孤立しやすいタイプが多い。何か困ったことがあったとき、うまく行

4　ポルトガル　**339**

かないときに、誰にも頼らず、何とか自分1人で解決しようとしてもがくことが、薬物依存をもたらすのだ。逮捕された人が反省し、「二度と同じ過ちをしないように頑張ります」などと誓うが、無理をして「がんばろう」とすることは、かえって自らを追い込むことになるだけである。

　本当の解決法は、困ったとき「モノ」に頼るのではなく、「人」に頼ることを学習することだと私は思う。自分を強くしようとするのではなく、むしろ自分は弱い存在だと認め、自分の気持ちを素直に他人と分かち合える環境を作ってあげることが、救いとなるに違いない。

罰しないで積極的に介入するという異次元の政策

　私の考えと同じだったかどうかは定かではないが、ポルトガル政府は、薬物統制の担当を、司法局から健康省へと移行させた。

※09
the Justice Department

※10
the Ministry of Health

薬物使用者を処罰するのではなく、救いとなる受け皿を用意することに重きを置いたのである。

　1999年には、総合的な長期計画として「ポルトガル国薬物戦略」が策定された。この戦略の中には、「人間中心主義」「実用主義」といった提言が含まれていた。

※11
National Strategy for
the Fight Againt Drugs

　そして、薬物所持に対する法的な枠組みは、2000年11月に法律30/2000（Law 30/2000）として大きく変更され、2001年7月より施行された。それは、すべての違法薬物使用と関連行為を非刑罰化するものであった。

「非刑罰化」と聞いて、「何の御咎めもなし」と早合

340　第6章　マリファナ使用が認められた諸外国の現状から学ぶ

点してはいけない。

　インターネット上では、「ポルトガルはマリファナだけでなく麻薬も合法」「すべての薬物が非犯罪化されている」「個人の薬物所持が解禁された」などと書かれた記事が非常に多いが、それらは完全な誤りであるから、鵜呑みにしてはいけない。

　しっかりと覚えておいていただきたい。ポルトガルは、国際条約で規制されている薬物（マリファナも麻薬も覚醒剤もすべて）を違法薬物と位置づけ、それを所持・使用することは「違法な活動」、すなわち「犯罪である」という考えは一切変えていない。

　しかし、自分で使用するための少量（薬物ごとに定められた規定量以下）を所持していた場合、逮捕される代わりに違反切符をきられ、出頭命令が下される。いわば、交通違反した場合に行政上の処分を受けるようなものだ。

　ただし、出頭するのは、警察でも裁判所でもない。刑事司法制度とは関係のない「コミッション[12]」といわれる団体に出向くのだ。

　コミッションは、通常、法律家（主に弁護士）、医師およびソーシャルワーカーの３名で構成されており、違反者はそこで審査と説得を受けることになる。

　法律30/2000に含まれる「説得モデル」には、次のように書かれている。

- 薬物依存者は病人であると考えられ、必要なのはヘルスケアである。
- 治療的干渉のための説得は早期に、明確に、総合的な調和を薬物使用者にもたらす。

※12
Commission for the Dissuasion of Drug Addiction：「薬物乱用を思いとどまらせる委員会」という意味。

4　ポルトガル　　341

● 治療的干渉のための説得は薬物使用者の特性や個々
　人のニーズをターゲットとして行われる。

　コミッションの役割は、違反者から事情を聞きとり
調査し、薬物使用を繰り返さないよう適切なサポートを
提案することである。

　薬物使用者には、生活支援が必要な状態の人が多い
ことから、孤立しないように、何らかの施設に「つなが
る」ことが勧められる。

　例えば、依存が重度でない場合は、回復施設を紹介
され、行くよう諭される。重度で医学的治療が必要と判
断されたときは、専門病院を紹介される。

　なお、コミッションに出向かなかった場合には、行
政罰として罰金やその他の非刑罰的処分が与えられるこ
とがあるが、コミッションへの相談拒否が依存症のせい
だと判断された場合は、その行政罰も免除される。

　回復施設や医療施設も、薬物使用者を十分支援でき
るように整備された。一時的な利用にとどまらず、そう
した施設と「つながり続けさせる」ことで、薬物使用を
防ぐことをめざしている。

　さらには、依存症患者を対象に大規模な就業プログ
ラムを組んだり、ビジネスを始められるように少額貸付
制度を用意するなど、積極的な生活支援策も講じている。

　こうした制度のおかげで、現在のポルトガルでは、薬
物使用者が犯罪者のレッテルを貼られ、社会から葬り去
られることはなくなった。

　薬物使用者が自ら前向きに立ち直ろうとするのを社
会全体が歓迎するシステムができつつある。

342　第6章　マリファナ使用が認められた諸外国の現状から学ぶ

※13
葉や花穂の乾燥品：25ｇ
以下、樹脂：５ｇ以下、オ
イル：2.5ｇ以下

　ポルトガルが選択した薬物政策は、ある種の寛容政策であるが、オランダのとは決定的な違いがある。それは、**マリファナを特別扱いしていない**という点である。

　マリファナの所持が発覚した場合、量にかかわらず犯罪とされるものの、少量ならば逮捕されない。**違反切符を与えられ、コミッションに出向き、説得と非刑罰的処分の対象となる**という一連の流れは、麻薬やコカイン、覚醒剤などと同じである。ポルトガルでは、マリファナを「ソフト」とはみなしていない。

　オランダが二軌道政策をとったのは、マリファナの少量所持と使用を黙認することで、マリファナが闇市場に出回ることを防ぐとともに、人々が麻薬やコカイン、覚醒剤などのハードドラッグに向かわないようにするためであった。ある意味「対症療法」のようなものである。

　例えば、私たちが風邪をひいたときに、解熱剤や咳止めを飲むと、症状が和らいで体が楽になるので、快復しやすくなる。ただしこれは、私たちの体に、風邪の原因となる細菌やウイルスに打ちかつだけの自然治癒力があるからである。もしそうした力がなければ、症状だけ抑えても風邪は治らない。ポルトガルの場合、ヘロイン依存患者が１％という悲惨な状況に陥り、自然治癒力は失われたも同然で、おそらくマリファナ使用だけを黙認しても、どうにもならないところまで追い詰められていたのだろう。

　残されているのは「根治療法」、つまり薬物依存症患者に直接介入して、社会復帰するまで面倒を見るしかないと決断したに違いない。

　1999〜2000年に薬物政策の大転換を果たした後も、

4　ポルトガル　　**343**

ポルトガルは改革の歩みを止めていない。

- 2001 年「薬物および薬物依存対策のための国家行動計画[14] Horizon 2004」を策定
- 2005 年「薬物および薬物依存に対する国家対策計画[15] 2005 - 2012」を策定
- 同年「薬物および薬物依存対策のための行動計画 2005 - 2008（Horizon 2008）」を策定
- 2009 年「薬物および薬物依存対策のための国家行動計画 2009 - 2012」を策定
- 2013 年「習慣性行動と依存の軽減のための国家計画[16] 2013 - 2020」を策定
  と進んでいる。

とくに、2013 年に示された国家計画では、年代や場面に応じた、きめ細かな予防策を講じていくことの必要性を訴えた。具体的には、家族、学校、娯楽・スポーツ、地域社会、職場、交通安全、刑事施設でのレベルに分け、それぞれに必要な情報を適した形で提供し、社会全体として薬物依存と闘うことをめざしていた。国レベルでは、健康省に付属する SICAD[17] という機関が、国家計画に基づいた予防対策を担当し、地方では、各所の健康省が公衆衛生に関する対策を担っている。

また、将来を担う子どもたちの教育にも力を入れている。全国的な取り組みとして、薬物乱用防止に関する教育が学校のカリキュラムに盛り込まれた。
主に「理科」「生物学」「社会（公民）」の授業の中で、薬物乱用がもたらす健康上の害だけでなく、薬物に対

※ 14
National Action Plan for the Fight Against Drugs and Drug Addiction

※ 15
National Plan Against Drugs and Drug Addiction

※ 16
National Plan for the Reduction of Addictive Behaviors and Dependencies

※ 17
ポルトガル語で Serviço de Intervenção nos Comportamentos Adictivos e nas Dependências、和訳すると「習慣性行動と依存への介入のための管理局」

する習慣性や依存性がどのようにして起こるのかなど、薬物乱用問題を深く学び、考えさせる機会を設けている。

単なる教員主導ではなく、生徒自ら研究したり、必要に応じて地域の関係者などにも協力を得ながら進めている。

また、地域活動として、「安全な学校プログラム法（the Safe School Program Law）」に基づき、専門担当官が学校周辺をパトロールすることで、周辺地域での薬物犯罪から子どもたちを守る対策がとられた。

専門担当官は、保護者や学校関係に対しても、薬物乱用防止教育を行うことで、意識を高める対策を行っている。

あらゆる違法薬物の少量所持と使用を非刑罰化するいう大胆な政策に、疑問を呈する声もあった。「処罰されないから」と安易に薬物に手を出す者が増えるのではないか。薬物を求める外国人旅行者が押し寄せ、薬物問題だけでなく治安の悪化を招くのではないかなど……。

国連の組織 UNODC は、毎年違法薬物に関連した世界[※18]の動向をまとめた報告書 "World Drug Report" を出している。インターネット上で誰でも閲覧できるので、興味のある方は是非ご覧いただきたい。[※19]（ただし一部会員登録してログインが必要な部分もある）

この中から、ポルトガルにおけるマリファナ関連のデータを拾ってみる。

調査年の過去１年間にマリファナを一度でも使用したことがある成人（15 〜 64 歳）の割合は、

● 2007 年 3.60%

※ 18
United Nations Office on Drugs and Crime

※ 19
最新版
http://www.unodc.org/wdr2017/

4　ポルトガル　　345

● 2014 年 2.70％

となっている。

米国（2014 年 16.20％、2015 年 16.50％）やオランダ（2009 年 7.0％、2014 年 8.00％）に比べると低値ではあるが、日本（2011 年 0.30％）から見るとまだ高値である。

ただし、2001 年の非刑罰化以来、徐々に低下しているのは、薬物依存患者に対する治療と生活支援が功を奏しているのかもしれない。

精神的に脆弱で、薬物使用を始める危険性の高い 10 代の少年少女はどうだろう？

ある報告では、第 7 ～ 9 学年の生徒で、何らかの違法薬物を使用した割合が、2001 年で 14.1％だったのが 2006 年には 10.6％に低下したという。確かに低下しているのは、正しい知識の啓蒙と教育活動の成果かもしれないが、そもそも中高生の 1 割が違法薬物の使用歴があるという事実に驚かされる。

その一方で、解禁後、薬物治療を受けた麻薬中毒患者数が、6,040 人から 14,877 人に増加したという報告もある。困ったときに、責められることなく堂々と相談できる受け皿が整備された意義は大きい。

また、個人の取り締まりに費やされていた警察などの人員が、大規模な密売などの摘発に使えるようになったことで、薬物関連犯罪の抑止にも役立っているようだ。

薬物の使用が減れば、自ずと健康被害も減る。薬物使用を目的とした注射器の使い回しが原因と考えられるエイズ感染率は、徐々に減少しているという。

2015 年に欧州薬物・薬物依存監視センターが発表し

※ 20
ポルトガルの義務教育は、6 歳から開始される 4・2・3・3 年の計 12 年間で、第 1 ～ 12 学年と数えられる。

たデータによると、成人（15 〜 64 歳）の 10 万人あた
り薬物過剰摂取で死亡した人数は、オランダが 10.2 人、
イギリスが 44.6 人、最悪はエストニアの 126.8 人だっ
た。ポルトガルはわずか 3 人で、EU の平均値 17.3 人
を大きく下回り、欧州内でルーマニアに次いで 2 番目
に少なかった。ただし、これは、ポルトガルでは危険
ドラッグなどの流通が比較的少なかったことを反映し
ている可能性があり、非刑罰化のおかげかどうかはわ
からない。

※ 21
European Monitoring
Centre for Drugs and
Drug Addiction；
ENCDDA

　ポルトガルが、マリファナを含むあらゆる薬物の個
人所持と使用を非刑罰化してから、もう 16 年が経過
した。かつての最悪の状況からは脱したようであるが、
その政策にも限界が見えてきたのかもしれない。
　国際通貨基金[22]が毎年 4 月と 10 月に発表している
World Economic Outlook Databases によると、2016
年のポルトガル全体の失業率は、11.1 ％（失業率が高
い順で 109 カ国中 24 位）であった。近年ヨーロッパ
全体で雇用状況が改善しつつあるのを受けて、ポルト
ガルの失業率も年々低下しつつあるものの、EU 平均の
9.8 ％を上回る失業率となっている。
　より深刻なのは、若年層失業率で、およそ 3 人に 1
人が就業しておらず、全年齢層の失業率が改善しても、
若年層が改善しないという状況が続いている。
　薬物政策を維持していくためには、財政基盤が安定
していなければならないが。こうした不安定な状況が
続くと、撤退せざるを得なくなるかもしれない。

※ 22
International Monetary
Fund; IMF

4　ポルトガル　**347**

5 >> ウルグアイ

マリファナの生産・流通・販売を
すべて認めるという奇策

「ウルグアイといえば？」と聞かれても、「南米の国」「サッカーが盛んな国」くらいしか思いつかない人がほとんどだろう。われわれ日本人には馴染みのない国だ。

しかし、2013年12月10日ウルグアイは、マリファナの生産・流通・販売を許可することを法律に明記した世界で初めての国となり、世界の注目を集めている。

ウルグアイは、「ウルグアイ東方共和国」[※01]が正式な国名で、南米大陸の南東部に位置する共和制国家である。総面積17.6万平方キロメートル（日本の約半分）、人口およそ340万人という小国だ。ちなみに、国のスローガンが決められていて、Libertad o Muerte[※02]だそうだ。

立法を担う国会は上下両院から成り、上院は任期5年の30名の議員（全国区）と副大統領で構成され、副大統領は上院議長と上下院合同会議議長を兼ねる。下院は任期5年の99名の議員（19県の地方区）で構成される。

上下両院議員とも、大統領の選挙と同時に、名簿比

※01
スペイン語で Republica Oriental del Uruguay

※02
スペイン語で「自由か死か」という意味。

348　第6章　マリファナ使用が認められた諸外国の現状から学ぶ

例代表制で選出される。

　大統領候補は、自分の党の上院議員と下院議員の候補者に順位をつけた名簿を提出し、選挙人がその名簿を見て大統領に投票する。過半数の票を得た党の候補者が大統領となる。

　また、その獲得票に応じて、上院議員、下院議員の候補者に当選数を割り当てる。

　政党は、独立後まもなく結成された歴史ある二大政党、「コロラド党[03]」と「国民党[04]」の他に、コロラド党左派が中心となって1971年に結成された左派政党「拡大戦線[05]」がある。

　マリファナを法律化する決断をしたのは、2009年11月の選挙に勝利した、拡大戦線党のホセ・アルベルト・ムヒカ・コルダーノ[06]大統領である。大統領を退任した後の2016年に、日本を訪れ、「世界で一番貧しい大統領[07]」としてテレビ番組で紹介されたり、その生い立ちや仕事ぶりを紹介した本が出版されたので、ご存じの方もいるだろう。

　インターネット上の記事では、「2013年の法律でマリファナの使用が解禁された」と紹介されているものが多いが、これは正しくない。ウルグアイの薬物統制に関する法整備は、他国より遅く、1974年にできた"Law 14.294"が原点となっている。

　薬物犯罪を抑えることを主目的とし、薬物所持が個人か営利目的かを判断する基準などが定められた。

　しかし、国の法律で麻薬・向精神薬に該当する薬物リストは設けられず、国際条約を参照しながら運用されていた。

　"Law 14.294"は1998年に改正され、"Law 17.016"

※03
Partido Colorado、通称：赤党

※04
Partido National、通称：ナショナル党、白党

※05
Frente Amprio

※06
José Alberto Mujica Cordano

※07
ウルグアイでは大統領の任期は5年で、続けての再任は認められていない。

5　ウルグアイ　　349

となった。その後いくつかの補足的法律ができたものの、使用を目的とした薬物の個人所持が刑罰化されたことはない。したがって、以前からウルグアイでは、マリファナを勝手に吸っている人がいて、とくに処罰されることもなかったという。もちろん、マリファナは国際条例では禁止薬物リストに入っているため、その状況は国際的には違反とみなされていたのだが。

では、ムヒカ大統領は、何を実現したのか。また、その意図は何だったのか。正しく理解するために、その経緯を詳しく辿ってみよう。

2012年6月、ムヒカ大統領下でのウルグアイ政府は、国がすべて管理できる環境を作り、その下でマリファナの生産や販売等を正式に認めるプランを発表した。その目的は、薬物関連犯罪を減らすことと、国民の健康を守ることであった。

日本は、米国型の厳罰主義を導入して、それが薬物使用を減らす抑止力になっていると思われるが、世界の歴史を見ると、厳罰化が必ずしも良い選択肢ではないことを物語る事例がたくさんある。例えば、第5章で紹介したように、1920〜1933年に米国で施行された「禁酒法」はうまく機能しなかった。

粗悪な密造酒を飲んで死亡する人が続出したり、闇での酒の取引が犯罪組織の収入源となり、社会環境を悪化させた。すでにマリファナ使用者が多くいるウルグアイにおいて、突然禁止するという選択肢は現実的ではない。

むしろ、マリファナを必要とする人が、犯罪組織に頼らなくても入手・利用できるようにして、かつ健康を害することがないような指導をしていくという道を選ん

※08
2004 年 の Law 17.835、
2006 年 の Law 18.046、
2009 年の Law 18.494

だのである。

　そのために、ウルグアイ政府は、次のような施策を
行った。

　まず、大麻草の栽培を、個人だけでなく、プロの農
家にも認めることにした。

　ただし、栽培者は国に登録し、生産量などもすべて
届け出て管理される。売買する値段も国が決める。マ
リファナを販売する店も国が指定し、売り上げ状況も
すべて国が把握する。

　このことによって、マリファナの生産・流通・販売を、
実質的に国が「占有」しようとしたのである。

　このシステムは、日本で1898（明治31）年～1985（昭
和60）年に導入されたタバコの専売制度のようなもの
だと考えればわかりやすい。

　闇で出回っていたマリファナの値段よりも、かなり
安く設定すれば、多くの人はわざわざ闇の商品に手を出
さなくなるだろう。また、需要に供給が追いつかなく
ならないように、大麻草の生産を管理することで、値
段の変動を防ぐこともできる。

　このような市場を公につくってしまえば、犯罪組織
は撤退するだろうと考えたのである。さらに、課税を行
うことで、国への歳入が増え、財政が安定する。闇に
流れていたお金が、公共目的に使えるようになる。そ
の一部は、薬物依存に悩む患者のケアや、薬物乱用防
止のための教育プログラムなどにも使える。

　また、使用者についても、登録制とし、指定された
薬局でいくら購入したかもすべて記録される。

5　ウルグアイ　　351

つまり「過剰摂取の危険や依存状態になっていない
か」などを未然にチェックできるようにした。中には、
国に全部知られるのは嫌だと考える人もいるかもしれな
い。しかし、闇で流通するマリファナよりもはるかに安
い値段で簡単に購入できるルートがあり、しかも「使用
してもよい（罪に問わない）」と法律にちゃんと書いて
あれば、わざわざ危険を冒してまで犯罪組織から入手し
ようとする者はあまりいないというわけだ。

　要するに、ムヒカ大統領は、決してマリファナを解
禁しようとしたのではなく、むしろ徹底した国の介入に
よって統制を強めることで、犯罪組織を弱体化させると
もに、マリファナ使用に関する教育や予防を促進するこ
とで将来的に薬物使用者を減らそうとしたのである。
　「個人のマリファナ使用が認められた」というよりも、
「国の監視下でしかマリファナが使用できなくなった」
とみなすべきである。

　2013 年 7 月 31 日、マリファナの生産・流通・販売
を法律化した法案は、下院議会で可決された。99 名の
下院議員のうち、与党拡大戦線の 50 名が賛成し、残り
49 名が反対に投じるという僅差であった。
　上院に送られた法案は、同年 11 月 26 日に健康委員
会を通過し、2013 年 12 月 10 日の上院議会で可決さ
れた。
　ただし、こちらも賛成 16、反対 13 の僅差だった。
　Equipos Mori 社、Cifra 社、Factum 社 が 2012 ～
2013 年に行った世論調査では、マリファナの販売を法
律化することに対して、58 ～ 66% のウルグアイ国民が

反対を表明し、支持するのは 24 ～ 29% にすぎなかった。

　この法案は、国民の多数の支持を得ていたわけではないが、与党主導で、とにかく決定されたのだ。正式な法律名は、"Law 19.172" である。

　成立した Law 19.172 に基づき、プランの細則は、段階的に決められ、実現されていった。

　まず、2014 年 8 月には、6 株までなら個人が家で大麻草を栽培することを許可すること、国が管理できるマリファナ小売制度を整備すること、国のマリファナ規制管理機構[※09]を設立することが決定した。

　また、未経験の個人がいきなり大麻草を栽培・利用するのは危険なので、個人が小規模の団体に属してプロのアドバイスを受けながら行えるような「栽培クラブ」を作ることが認められた。

　2014 年 10 月には、実際に栽培クラブの登録が開始され、年間 99 株までの大麻草を栽培することが許可された。

　マリファナの購入を希望する個人は、18 歳以上で、消費状況を追跡する国のデータベースに登録しなければならないが、登録が済めば、政府公認の店で政府が認めたマリファナ商品を 1 週間に 10 g まで、1 カ月に 40 g まで購入してよいこととなった。医療用か嗜好用かは、厳密には問われない。

　しかし、マリファナを供給する会社、あるいは販売する店をどうするかなどの実際的課題をクリアするのに時間がかかり、実施がしばらく延期されていた。

　ようやく実現したのは、私が本書の執筆を大部分終

※ 09
スペイン語で the Instituto de Regulación y Control del Cannabis、略して IRCCA

5 ウルグアイ　353

えようとしていた 2017 年夏であった。法律化されてから、およそ 3 年半が経過し、ムヒカ大統領が退任した後であった。

吉と出るか凶と出るか

2017 年 7 月 19 日、全国 19 県のうち 11 県にある 16 カ所の指定薬局で、政府公認のマリファナ販売が開始された。

販売に先立って 2017 年 5 月から受け付けられていたマリファナ購入者登録数はおよそ 4500 人に達し、販売開始当日は早朝から人々が長蛇の列を作り、ものの数時間で売り切れてしまったという。

政府は十分な量を用意したつもりであったが、予想に反し需要に対して供給が追いつかない格好となってしまった。

販売されたマリファナ製品は「Alfa I」「Beta I」という 2 種類のみ。両製品とも THC 含量が 2 ％という点で、大きな差はない。

薬局に入り、カウンターで登録証を提示して購入希望を伝えると、スタッフが商品を出してくれ、指紋認証で本人確認したうえ代金を払えば、希望の製品が手に入る。

中身が見えなくした銀色の袋（大判の湿布が入った薬袋のような感じ）の表には、

CANNABIS VARIEDAD ALFA I

Hidrido con predominancia INDICA

THC：2 ％ － CBD：7 ％

とスペイン語で大きく記されている。

「マリファナ詰め合わせ アルファⅠ」という製品名で、INDICA種を主とする交配種の大麻草から作られ、THC含量が2％、CBD含量が7％という品質である。

嗜好用マリファナとして用いるには、少々物足りないという使用者もいるかもしれないという。そのような使用者は、おそらく自家栽培や栽培クラブも利用するのではないかと思われる。

ちなみに1パック5ｇ入りで、1週間で10ｇまでの購入が認められているので、一度に最大2パックまでということになる。袋を開けると、ちょうど片手のひらに収まるくらいの乾燥植物片が入っている。

驚くのはその価格。5ｇ入り1パックが187ペソ（およそ730円）である。これまでウルグアイ国内では、同等品が500～800ペソ（およそ2000～3000円程度）で販売されていたというから、ほぼ7～8割引きの大安売りである。人々が殺到するのも当然だろう。

下のグラフは、前述したUNODCのWorld Drug Report 2017を参照し、世界のマリファナの末端価格を比べたものである。

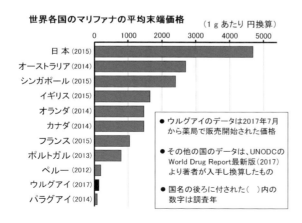

現在日本で違法に売買されているマリファナの末端価格は、世界一高く、1ｇあたり3000～5000円といわれ、ものによっては1万円を超えることもある。ウルグアイで販売開始されたマリファナは、非常に安く思われるが、同じ南米の他

国（例えばペルーやパラグアイ）に比べてとくに安いわけではない。

逆にいえば、ウルグアイの50倍以上の高値でマリファナを買わされている日本人がいかに馬鹿げているかということを、改めて感じさせられる。

参考までに、日本人がウルグアイでマリファナを買うことはできない。不正に購入しようとしたら、犯罪者として刑罰を受けることになる。

薬局での販売が開始されて、1カ月も経たないうちに、マリファナ購入者登録数は12,000人を超えたという。2017年12月末でも、製品の供給が追いつかないほど、薬局での販売は好調だという。

マリファナの販売で得られた利益は、生産会社、薬局、IRCCAの間で分配されるしくみとなっているが、どれくらいの経済効果や公共目的に使える財源を生み出すかはまだわからない。

政府公認の販売価格が、それまでの闇市場のおよそ4分の1まで下がったことにより、闇市場でのマリファナの取引は、実質的に商売として成り立たなくなっていると思われる。

すでに2014年から運用が始まっていたマリファナの自家栽培や栽培クラブの設立によって、マフィアのマリファナ販売利益は20％減少したと推定されていた。薬局でのマリファナ販売が開始されたことで、マフィアの資金調達の流れがさらにどこまで減少するか、まだわからない。

なお、退いたムヒカ大統領の後任として、同じ拡大戦線党のタバレ・バスケス氏が 2014 年末の大統領選を制し、2015 〜 2020 年の 5 年間大統領を務めることとなった。ちなみに、バスケス氏は、ムヒカ氏の前（2005 〜 2010 年）に大統領を務めており、5 年のブランクをおいて復帰したというわけだ。

　おそらく政策はムヒカ前大統領から大きく変わることはないと思われ、ウルグアイのマリファナ政策も継続される見込みである。

　今は「公認のマリファナ販売が開始された」ことばかりが注目を集めているが、この政策の最終目標は、**「徹底した管理下での使用しか認めないことで、将来的にマリファナ使用者を減らす」**ことであることを忘れてはならない。ウルグアイの奇策が、吉と出るか凶と出るか、今後の動向から目が離せない。

6 ≫ 日本の近未来

備えあれば憂いなし

　近年マリファナの個人使用を認めてきた諸外国のうち、米国、オランダ、ポルトガル、ウルグアイをとりあげ、その制度や考え方を紹介してきたが、ポイントを整理しながら、まとめてみよう。

　まず、しっかりと確認しておきたいことは、**マリファナそのものを規制薬物から外した国は一つもない**ということだ。

　マリファナをみだりに使用すると、使用者が健康を害するだけでなく、時には事件や事故を引き起こし、罪のない人に害が及ぶ危険性があることを、すべての国が認識し、**できるだけなくしたいと考えている**点では共通である。

　また、マリファナの売買が、私たちの生活を脅かす**犯罪組織の資金源となることは断固として阻止したい**という点も、共通している。

　そして、使用については、**個人の自由を尊重して認めた**という点では共通している。しかし、どこまで、どのように認めるかは、国によって微妙な違いがある。

　最初に、寛容政策を打ち出したオランダは、**マリファ**

358　第6章　マリファナ使用が認められた諸外国の現状から学ぶ

ナの個人使用を黙認するという立場をとった。そうすることによって、闇市場におけるマリファナ売買を減らすとともに、人々がハードドラッグへ流れるのを防ぐのがねらいだった。

　結果的に、ハードドラッグ乱用者は減少し、その目的はおおむね達成されたのかもしれないが、マリファナに関してみれば、ただ黙認しているだけでは使用者が減るわけがない。

　加えて、公認したコーヒーショップが犯罪組織に利用されたり、国外からの旅行者による密輸などの新たな問題が起こり、寛容政策は変革を迫られている。

　「マリファナの使用が最初に法律で認められたのはどこか」という問いに対する答えは、解釈によって異なるが、私は「米国コロラド州」とみている。特別課税対象で、影響下での自動車運転を禁じるものの、21 歳以上の人々に対してマリファナの使用を認めることが州法に明記され、実行された。

　実質的には、日本におけるアルコールに近い扱いになっている。ただ、米国連邦レベルでは、マリファナが禁止されているので、何か重大な社会問題に発展したときは州法が適用されるという「後ろ盾」があっての、見かけ上の自由とみることもできる。

　悪くいえば、自由とお金儲け優先で、とりあえず解禁しただけで、薬物依存問題に真剣に取り組もうという意図はうかがえない。

　現在米国は世界有数の薬物汚染大国になっている。全米で、調査年の過去 1 年間にマリファナを一度でも使用したことがある成人（15 ～ 64 歳）の割合は、2001 ～ 2002 年の調査では 4.1％だったのが、2012 ～ 2013

6　日本の近未来　**359**

年の調査では9.5％と倍増した。また、マリファナ使用者の約3割に明らかな習慣性が見られるという。マリファナ使用を認めただけでは、こうなるのは当然だろう。

麻薬、コカイン、覚醒剤などの使用が減ったかというと、全く逆効果で、こちらも悪化の一途をたどっている。最新のデータによると、2016年の1年間に全米で64,000人以上が薬物の過量摂取で死亡したとみられている。

※01
https://www.cdc.gov/
drugoverdose/data/
overdose.html

その内訳は、モルヒネや半合成麻薬で14,427人、ヘロインで15,546人、合成麻薬で23,459人、コカインで10,619人、覚醒剤（メタンフェタミン）で7,663人となっている。現状の米国の薬物政策には、一筋の光も見えないといってよい。

ポルトガルは、薬物依存社会を改めるには**医学的ならびに社会的介入が必要**であると判断し、薬物使用者には**刑罰を与えず、救いとなる受け皿を用意する**ことに重きを置いた政策をとった。

ウルグアイは、**徹底した国の介入によって統制を強めた上で、マリファナの生産・流通・販売を法律上認めた。**その真意は、闇市場での流通をなくすこと、そして個人のマリファナ購入歴をすべて把握することで、将来的にはマリファナ使用者を減らそうというものである。

ポルトガルとウルグアイの政策は、かなり大胆に思えるが、糸口の見えない世界の薬物問題の解決に向けて、見習うべきところがあるのではないだろうか。ただ、これは両国が比較的小規模であるからこそ実現できたものと思われる。

360　第6章　マリファナ使用が認められた諸外国の現状から学ぶ

欧米諸国でマリファナ合法化が進んでいるように、近い将来日本でも同じようなことが起こるだろうか。

　諸外国のマリファナ生涯経験率は、軒並み30〜40％といわれる。自分が吸わなくても、周りで誰かが吸っているのを見たことがあるというケースも多い。

　とくに米国では、1960年代にヒッピー・ムーブメントが起きて、若者の間にマリファナが一気に広がり、それ以降、ある種の"文化"として受け継がれてきたというのが実態だ。

　日本でも、それなりの年になると、興味本位でお酒やタバコに手を出す未成年がいる（もちろん違法）が、米国の若者にとって「マリファナを体験する」ことは、それと変わらないそうだ。しかし、前章で紹介したように、わが国のマリファナ生涯経験率は1.2％にすぎず[02]、普通に生活していれば、マリファナなど見たことも聞いたこともない人がほとんどである。諸外国と日本では、全く環境や風土が違う。

　また、「ダメ。ゼッタイ。」の成果か、日本人のほとんどが「薬物乱用はいけないこと」と認識しているに違いない。

　薬物がらみの事件や事故が繰り返し報道され、「薬物は怖いもの」と考える人がほとんどで、そこそこに平穏無事な生活を営めている大半の日本人にとって、マリファナは「要らないもの」であろう。

　まえがきで紹介した女性の「大麻なんて…」は、その典型だろう。

※02
平成23年度厚生労働科学研究「薬物使用に関する全国住民調査（2011）」より

わが国の将来を担うことになる子どもたちがどう思っているかは、アンケート調査から窺い知ることができる。

　調査によって数字に多少のばらつきはあるものの、中学生・高校生・大学生に対して「違法薬物を使ってみたいと思ったことはあるか」といった質問をすると、大多数が「ない」と答えている。

　「今までに違法薬物を使用するよう誘われたことがありますか」という質問にも90％以上が「ない」と答えている。

　薬物が身近な生活の中にある諸外国とは事情が異なり、日本は比較的クリーンで、違法薬物も見たことがない人がほとんどである。悪くいえば、見たこともない物に対して、「ダメ」という認識を植えつけられているということだ。いい意味で、徹底した洗脳が、歯止めになっている。

　医療に有益だというウワサを聞いても、実際にマリファナを使って自分の病気を治したいと願う人は、ごく一部しかいないだろう。

　よって、「大麻合法化」が日本の住民投票や国民投票にかけられたとしても、たとえ医療目的でも、過半数の賛同を得ることはほとんど不可能と考えるのが妥当だろう。

　であるとすれば、私がこんな本を執筆しても意味がなかったのかもしれない。

　しかし、やはり「無関心」はよくない。人任せにしていて、知らない間に法律や制度が変わっていたら大変だ。自分で自分の生活を守るためには、権限をもった一

部の政治家や官僚の独断専行を防ぐよう、私たち国民自身が見張っていなければならない。

「大麻合法化」に反対するなら、「自分には関係ないから」ではなく、きちんと理解した上で判断すべきではないだろうか。

社会に悪影響を及ぼす恐れのある薬物の乱用をなくすためには、国際協力が欠かせない。

わが国の生態系が外来種によって駆逐されているように、海外におけるマリファナをめぐる動きの余波が日本にやってくる日も近いかもしれない。

そんなときに慌てふためかなくてよいように、本書が、少しでも役に立てば幸いである。

詳 細 解 説

果実と種のビミョーな関係

　一般に、植物の果実は、中心に種子（seed）があって、その周りを果皮（pericarp）が覆った構造をしている。

　果実はいろいろなタイプに分類されるが、「果実」と聞くとフルーツ（いわゆるクダモノ）を思いつく方が多いと思う。果皮の性状で分類すると、フルーツの類いは、果皮が水分をたくさん含んでいるので、「湿果（液果、多肉果とも）」と総称される。湿果は、さらに「石果」（または「核果」）、「漿果」、「ミカン状果」、「ナシ状果」などに分類される。

　「石果」、または「核果」の代表例は、モモやサクランボだ。

　私たちは、モモのジューシーであま～い果肉の部分を喜んで食べるが、残ったタネは普通食べない。

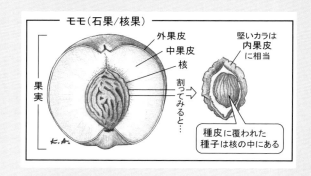

歯で噛み砕こうとしようものなら、歯が欠けてしまうくらい、そのカラは堅い。

　「タネ」と書いたのには理由がある。多くの人が、堅いカラに覆われた塊を「タネ」と呼んでいるが、本当の「種子」は、カラを割ったときに中に見つかる、比較的柔らかい部分である。さらによく観察すると、種子は、薄い「種皮」に覆われており、それをはぐと中に白い「胚」（受精卵から発育した幼い植物体）が入っている。

　本当の種子を覆っている堅いカラの部分は、実は果皮の一部である。つまり、石果では、果皮が3層に分かれ、外果皮がいわゆる「くだものの皮」、中果

皮がいわゆる「果肉」、そして内果皮が木質化して堅いカラを形成しているのだ。モモを食べるときに、果肉が「タネのカラ」に絡みついてはがれにくいことがある（あま〜いモモの果肉がカラにくっついて残っているのを必死でしゃぶって食べようとしたことがあるのは私だけではないだろう）のは、カラが果皮の一部という証しである。

　ちなみに、私たちがタネと呼んでいるもの（柔らかい本当の種子とそれを覆う内果皮を合わせたもの）は、専門用語で「核」と呼ぶのが正しい。（＊種子を保護している堅い部分だけを「核」ということもある。）

　中に「石」のように堅い「核」が入っている果実なので、「石果」または「核果」と名付けられたというわけだ。

　「漿果」の代表は、柿やブドウだ。皮をむいて果肉を食するが、タネは普通残す。しかし、それほど堅くないので、小さめのタネなら、ガリッと噛んで食べてしまうこともある。実

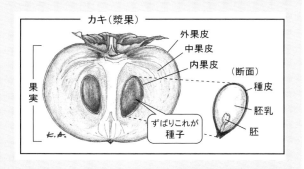

は、これらのタネのカラは、内果皮ではなく、種皮が堅く変化したものだ。その証拠に、カラを剥ぐと、白い裸の「胚」がある。なので、これらのフルーツのタネは、本当に「種（種子）」と呼んでいいのだ。『柿の種』というおつまみがあるが、大正解である。

　果皮の性状による分類で、湿果に対して、成熟すると乾燥した果皮になる果実を「乾果」と総称する。乾果は、さらに「堅果」、「痩果（そう果）」などに分類される。

果実と種のビミョーな関係　365

「堅果」の代表は、クリだ。

クリの「実」は、フルーツと同じ「果実」だが、すっかり乾いている。外側にあるカラの部分は堅く、「鬼皮」ともいわれるが、馬鹿力を入れれば手で割ったり、むくことができる。実はこのカラの部分は、果皮に相当する。そして、果皮を取り去ったときに中に見つかるのが、種（種子）である。いわゆる「渋皮」は、種皮に相当する。

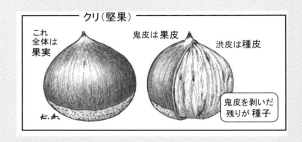

「痩果」を実らせる代表例はヒマワリだ。

右のイラストを見て、皆さんは何と呼ぶだろうか。おそらく大多数の人が、ヒマワリの「タネ」と答えるに違いない。しかし、正解は、ヒマワリの「実（果実）」である。

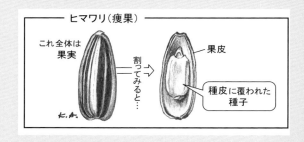

外側にあるカラの部分は、比較的薄く、そこまで堅くないので、少し力を入れれば手で割ることができる。実はこのカラの部分は、果皮である。そして、果皮を割ったときに中に見つかるのが、本当の種（種子）である。ただし、種皮が果皮と密着し分離しにくいため、中から取り出した種が、胚（発芽したときに新しい芽や子葉になる部分）だけになっていることも少なくない。

つまり、ヒマワリのような植物の果実は、果皮部分が"ドライフルーツ"のように乾いて痩せた構造をしていると見ることができるので、「痩果」という名で分類されている。「痩果」が「タネ」に間違えられるのは、果皮と種皮が薄く、一体化してタネのカラのように見えるからだろう。

なお、大麻草の果実は、小粒の「痩果」である。このことは、『広辞苑』にもしっかり書かれている。

あさ【麻】

① ㋐ アサ科の一年草。……夏、葉腋に単性花を生じ、花後、痩果（おのみ）を結ぶ。夏秋の間に茎を刈り、皮から繊維を採る。実は鳥の飼料とするほか、緩下剤（かんげざい）として麻子仁丸の主薬とされる。（略）

七味唐辛子に入っている「麻の実」は、大麻草の果実そのものである。一見すると種に思えるので「麻の実は大麻草の種」と紹介されることが多い。私も前著

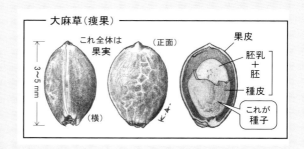

『危険ドラッグ大全』の中で、わかりやすさを優先させて、不注意にも「麻の実」を「大麻草の種子」と解説してしまったが、厳密には誤りなので訂正したい。大麻草の果実は「痩果」タイプなので、外側のカラは果皮であり、その中に隠れている部分が真の種（種子）である。カラがついたまま七味唐辛子に入っているのは、本当に「麻の実」であって、「麻の種」ではないのだ。

染色体、基本数について

「大麻草の染色体の数は基本数は10」と説明したが、この意味を本当に理解するには、もう少し詳しい生物学の知識が必要になる。

生き物の個体を特徴づけている形質が、親から子、子から孫へと受け継がれていくことを、「遺伝」というが、遺伝のしくみを説明するときによく出てくるキーワードに「DNA」と「染色体」がある。

最近は、親子関係の証明や犯罪捜査に「DNA鑑定」が利用されるようになってきたので、多くの方が「DNA」というモノの存在は知っているだろう。DNAは、正式名が「デオキシリボ核酸」[※01]で、遺伝情報を担う物質である。DNAを詳しく調べてみると、アデニン（A）、グアニン（G）、シトシン（C）、チミン（T）という4種類の構成要素が含まれ、これらがAGGCTCATCCG……というように、一列にたくさんつながって大きなDNA分子ができている。

　ちなみに、ヒトのDNAは、全部で約30億個のA,G,C,Tの配列でできており、その中に、例えば「髪の色を決める」情報のかたまりや、「背を高くする」情報のかたまりなどが含まれている。[※02]そうした部分の一つ一つが「遺伝子」に相当する。ただし、DNA中には、遺伝子でない部分もあり、それが何のためにあるのかはまだよくわかっていない。

DNAの分子構造モデル

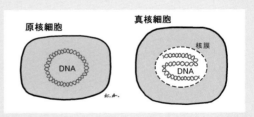

　生物は、大きく「原核生物」と「真核生物」に分けられる。原核生物に該当するのは、大腸菌などの細菌類や藍藻類などで、地球で誕生した生き物のプロトタイプ（原型）といえる。原核生物の細胞（＝原核細胞）には核膜がなく、環状（輪っかのような形）のDNAがほぼ裸のまま細胞内にある。

　一方、脊椎動物から植物、原生動物などほとんどの生き物は、真核生物である。真核生物の細胞（＝真核細胞）は、核膜をもち、直鎖状のDNAを核内に収納している。もちろん、私たちヒトも大麻草も、真核生物であるから、以下は真核生物を中心に話を進める。

※01　deoxyribonucleic acid
※02　ヒトのDNA配列には、約2万個の遺伝子が含まれるといわれている。

真核生物では、DNAが直鎖状になっていて、通常は細胞の核内に収められている。ところが、非常に長いDNA鎖を、狭い核内にしまい込むのは容易ではない。ヒトのDNA鎖の長さと核のサイズ比を実感しやすく喩えると、長さ1kmの糸を、直径5cmのボールの中に詰め込むのに相当する。しかも、DNA鎖は非常に細いので、下手な入れ方をすると、絡まってしまい、解くときに切れてしまう危険性がある。そこで、実際のDNA鎖は、ヒストンと呼ばれるタンパク質の塊に巻きつけられており、この構造を「ヌクレオソーム」という。裁縫用の糸が絡まないように保管しておく「糸巻き」のようなものだ。

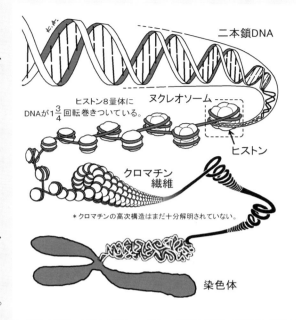

　細かくいうと、一つのヌクレオソーム中で、DNA鎖はヒストンの塊に2周ほど巻きついている。そして、一部のDNAが裸のまま2つのヌクレオソームの間をつなぐように位置することで、一本のDNA鎖全体が、真珠のネックレスのような形に整えられている。

　ヌクレオソーム構造をとったDNA鎖は、さらに折り畳まれて、らせん状の繊維を形成する。この繊維は、色素を与えると染まりやすいので、クロマチン[※03]と名づけられている。

　ところで、遺伝に関するもう一つのキーワード「染色体」とは一体何だろう。

※03　chromatin、日本語では「染色質」と訳される。

染色体、基本数について　369

上で説明したクロマチン（染色"質"）を、染色体と混同して解説している書物が時々あるが、染色"体"はクロモソーム[※04]とも呼ばれ、クロマチンとは違う。
　また、真核生物において、「染色体は細胞の核の中にある」と説明されることが多いが、厳密には正しくない。
　細胞は、必要に応じて分裂することによって増殖するが、分裂していない時期[※05]は、上述したように、DNA鎖がクロマチン繊維を形成して、核内に収納されている。
　クロマチン繊維は、直径30 nm（1mmの3万分の1）くらいなので、光学顕微鏡を使っても当然見えないし、また核内で複数のクロマチン繊維が凝縮された塊を見ても、何が何だかわからない。そして、この時期の細胞には、本当の意味での「染色体」は存在しない。

　細胞が分裂期に入ると、クロマチンは構造変化を起こす。一つの細胞が分裂して2つの娘細胞になるときには、細胞が持ち合わせているコピー機能を使って、同じ遺伝情報を「2部」用意し、娘細胞に1部ずつ配分することが必要になる。クロマチンの構造変化は、そのための準備といえる。
　具体的には、核内に分散していた複数のクロマチン繊維が

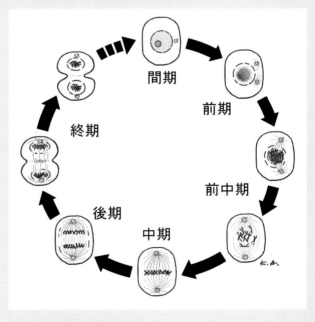

※04　chromosome
※05　間期：interphase

個別化され、それぞれがコンパクトな棒状の構造に組織化されていく。分裂前中期になって核膜が崩壊すると、構造変化がさらに進行して、完全に分離した構造体が光学顕微鏡で観察できるような大きさになる。

さらに、分裂中期には、この構造体がX字型となる。実は、この構造体がまさに「染色体」である。分裂後期〜終期になると、染色体は2分され、「紡錘体」と呼ばれる糸状の構造によってそれぞれが両極に分けられる。

一つの細胞が2つになって分裂が終わると、それぞれの細胞の核内で染色体はクロマチンに戻る。つまり、厳密にいうと、「染色体」は細胞分裂の間にしか見られない構造なのだ。ちなみに、真核生物に見られるこのような細胞分裂様式を「有糸分裂」※06という。

DNAは小さすぎて見えないが、染色体は光学顕微鏡で見える。よって、遺伝の分子メカニズムが解明されていない時代に、染色体に注目して遺伝研究が進められてきたのは、当然だろう。

ところで、あなたも、自分の染色体を自分の目で確かめてみたいと思わないだろうか？

生物学の実験をやったことのある人ならば、そんなに難しい技術を使うわけではないが、本当の意味での染色体は、細胞分裂中にしか見られない構造なので、運がよくないとなかなかお目にかかれない。しかし、ご心配なく。今では、染色体を見つける確率を上げるための"裏ワザ"が開発されている。それは、「コルヒチン」※07という物質を使うことだ。

コルヒチンは、ユリ科のイヌサフランの種子や球根に含まれる成分（トロポイドアルカロイド）で、1820年 Pierre Joseph Pelletier※08と Joseph Bienaime Caventou※09によって単離された。ちなみに、コルヒチ

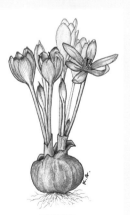

イヌサフラン
Colchicum autumnale

※06 「糸を使って分ける」という意味。
※07 colchicine

ンという名前は、イヌサフランの学名コルチカム[※10]に由来してつけられたが、そもそもこの学名は、イヌサフランの原産地が西アジアのアルメニアの古い都市コルキス Colchis であったことに由来するそうだ。

その後の研究で、コルヒチンには、有糸分裂における紡錘糸の形成を阻害する作用があることがわかった。そこで、コルヒチンを薬剤として用い、真核生物の細胞をコルヒチンで処理して、細胞分裂を「中期」で停止させるというテクニックが考案された。

分裂が中期で止まった細胞中には、染色体がきれいに見えるので、この裏ワザのおかげで、染色体の研究が飛躍的に進歩した。

では、実際にヒトの染色体を見てみよう。

下の図は、ヒトの体細胞の染色体を顕微鏡下で撮影した写真をもとに、それぞれの染色体をわかりやすく並べ直して示したものだ。私たちの体は、骨、筋肉、神経、消化器などさまざまな器官や臓器で構成されているが、元をたどると、一つの受精卵からスタートして、細胞分裂を繰り返しながら形成されたわけだから、すべての体細胞には同じ染色体のコピーが入っていると考えてよい。

染色体には、「性染色体[※11]」と「常染色体[※12]」がある。

図中、X,Y と記号がつけられている右下の２本の染色体が性染色体であ

ヒトの染色体

※ 08 　1788 ～ 1842 年。フランスの化学者。
※ 09 　1795 ～ 1878 年。フランスの化学者。Ecole de Pharmacie の教授。
※ 10 　Colchicum
※ 11 　性決定に関与し、男性と女性で異なる染色体。
※ 12 　性染色体以外の、男性と女性で同じ共通の染色体。

る。ちなみに、男（雄）が1本のXと1本のY（XY）を持つのに対して、女（雌）はYを持たず、2本のX（XX）を持つ。そして、性染色体以外が常染色体である。常染色体には、1〜22の番号がふってあるが、例えば1番の染色体を見ると、2本ある。この2本の染色体は、大きさと形が同じなので、互いに「相同染色体」であるという。

相同染色体どうしの2本は、同じ種類の遺伝子に関する情報を含んでいるが、その中身は少しずつ異なっている。2番〜22番染色体も、同じように、相同染色体が2本ずつある。つまり、2本ずつ22対の相同染色体があるので、常染色体は全部で44本ある。まとめると、ヒトの体細胞は、相同染色体22対（44本）と性染色体2本を合わせて、46本の染色体がある。

この体細胞が増殖するときには、染色体のコピーを作りながら2つに分裂していくので、染色体数は46本のまま変わらない。

一方、私たちは成熟すると、子孫を残すために、生殖細胞（男性なら精子、女性なら卵）をつくる。生殖細胞を形成する過程では、細胞分裂が2回連続して起こるので、染色体数が半減する。この特別な細胞分裂のことを「減数分裂」という。減数分裂の結果できたヒト生殖細胞の染色体数は23である。

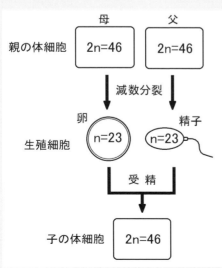

染色体数23の精子と染色体数23の卵が合体して受精卵になると、染色体数はもとの46にもどる。そして、受精卵からスタートして、体細胞分裂が繰り返されていくうちに、すべての体細胞が46本の染色体を持った、新たな個体となる。要するに、体細胞の一対（2本）の相同染色体は、一方が父親から、もう一方が母親からもらったものなのである。このようにして、私たちは、一定の染

色体数を保持しながら、親から子へ、子から孫へと遺伝子を受け継いでいくのである。

片親から子へわたる1セットの染色体数を「基本数」といい、xで示すのが通例になっているので、ヒトの染色体の基本数は23（x = 23）である。

また、両親から受け継いだ相同染色体を両方とも持っている体細胞の染色体数は「2n=…」、減数分裂してどちらか一方の相同染色体しか持っていない生殖細胞の染色体数は「n=…」と書き表す決まりになっている。

よって、「ヒトの染色体は2n=46」とは、「ヒトの体細胞の染色体数は46」という意味で、「ヒトの染色体はn=23」とは、「ヒトの生殖細胞の染色体数は23」という意味である。

ちなみに、男性は性染色体としてXとYを持つが、減数分裂によって精子はX、Yのいずれか一つを持つことになる。一方、女性は性染色体として2本のXを持つので、減数分裂によって卵はいずれも一つのXを持つことになる。これら精子と卵の組み合わせで、XYとなれば男の子、XXとなれば女の子が誕生するというわけだ。

同じように、大麻草の染色体も見てみよう。

次のページの写真は、大麻草の雄株の染色体を観察した顕微鏡像の一例である。[★3] 染色体は全部で20本ある。また、体細胞の染色体を観察したものなので、「2n=20」と表記できる。

コルヒチン処理すれ

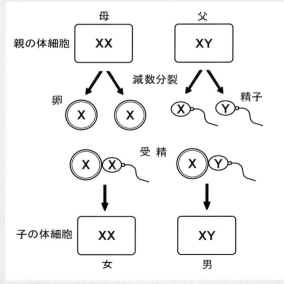

ば、染色体を観察しやすくなると紹介したが、コルヒチンは細胞分裂している細胞にしか効かないので、ずっと間期にあって分裂しない細胞にコルヒチンを与えても、染色体はいっこうに現れない。同じ個体の中でも、細胞分裂の起こりやすさは部位によって異なるので、染色体を観察したければ、細胞分裂が盛んなところの細胞を選ぶといいだろう。

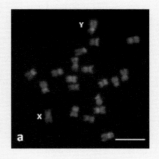

このため、植物の染色体を観察する場合には、根の先端にある細胞が選ばれることが多い。とくに、伸びている最中の、新しく、勢いのある根を使うのがよい。ここに示した写真も、大麻草の根の先端にある細胞が分裂中期で止まっているところの染色体を撮影し、わかりやすく配列し直して示したものである。[※14]

大麻草は、雌雄異株で、しかも私たちヒトと同じように、X染色体とY染色体の組み合わせによって性別が決定する。

つまり、雌株の体細胞（2n）の性染色体はXXで、減数分裂により作られる配偶子（n）はいずれも1本のXを持つ。雄株の体細胞（2n）の性染色体は、写真にも見られるように、XYであり、減数分裂で作られる配偶子（n）はXかYのどちらかを持つ。

受粉により、雌と雄の配偶子が合体しXXとなったときは雌株が誕生し、XYとなったときは雄株が誕生する。

したがって、種子の段階で、将来、雌花と雄花のどちらを咲かせるかが決まっているのだ。

七味唐辛子の「麻の実」にも、雄と雌があるということになる（果実の見かけは同じなので、区別することはほとんど不可能だが……）。

20本から、性染色体の2本を除いた18本が、常染色体だ。[※15] それらは長さがあまり変わらないので、分類するのは難しいが、次のページの写真のように、画像処理し

※14　この場合はコルヒチンではなく、同じように有糸分裂を阻害する 8-ヒドロキシキノリンという薬品を使っている。
※15　autosomes

て並べ替えてみると、同じ種類の常染色体が2本ずつ、9対あるのがわかる。

よって、大麻草の染色体の基本数は、1（性染色体）＋9（常染色体の対）= 10 である。

倍数体について

第2章で、大麻草の染色体数について、体細胞の染色体数を用いて「2n=20」と書かずに、「基本数が10」と説明したのには、実は深い理由がある。それは、「倍数体」が存在する可能性があるからだ。

「倍数体」とは何かを、タンポポを例に説明しよう。

日本で見られるタンポポを集めて、体細胞の染色体数（2n）を調べてみると、品種あるいは個体によって本数がかなり違う。

日本在来の黄色花のカントウタンポポ[※01]の染色体数は、16本である。

しかし、外来種のセイヨウタンポポ[※02]には、24本のものと32本のものがある。

また、日本在来だが、九州や四国に多い白色花のシロバナタンポポ[※03]には、32本のものと40本のものがある。

そして、日本固有種で北海道から本州の中部地方にかけて分布する

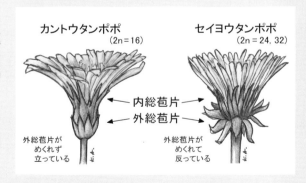

※01　学名：Taraxacum platycarpum
※02　学名：Taraxacum officinale
※03　学名：Taraxacum albidum

エゾタンポポ[※04]の場合には、なんと 24、32、40、48、56、64、72、80、88 本と、いろいろなものが見つかっている。

実に多様だなと感じるが、よく考えてみると、これらの数字の間には規則性があって、どれも「8 の倍数」であることがわかるだろう。このように同じ属の種間において、染色体数が整数倍の関係になっていることを「倍数性」という。

そして、具体的に何倍になっているかによって、2 倍性（diploidy）、3 倍性（triploidy）、4 倍性（tetraploidy）…といい、それらの倍数性を有した生物を、それぞれ 2 倍体、3 倍体、4 倍体…という。上のタンポポの例だと、エゾタンポポには、3 倍体から 11 倍体までが存在するということだ。

私たちヒトは、父からもらった 1 セットの遺伝情報と母からもらった 1 セットの遺伝情報が合わさって、2 セットの遺伝情報を一つの体細胞に持つから、ヒトは 2 倍体生物である。ヒト以外の動物も、極めて特殊な例を除いて、ほぼすべてが 2 倍体である。

しかし、植物の場合は、自然の交雑や人為的な品種改良によって、3 倍体、4 倍体などが身近なところにも存在している。ただ、それらは 2 倍体よりは珍しいので、とくに 3 倍体以上をまとめて「倍数体」と区別していう。

上のタンポポの例で、「8 の倍数」の「8」は、染色体の基本数に相当する。基本数は、x を用いて「x =8」のように表記するルールになっていることは、前述の通りである。そして、倍数性は、2x, 3x, 4x, ... のように表す[※05]。よって、ある種の植物の体細胞における染色体数（2n=）が 4 倍性で 48 本ある場合は、「2n = 4x = 48」と書き表す。もちろん、このときの基本数は 12（x =12）である。逆に、「2n = 6x = 54」と表記されていたら、「体細胞の染色体数が 6 倍性で 54 本あり、基本数が 9（x =9）」と読み取ればよい[※05]。

「倍数体」の一つの特徴は、背が高くなったり、大きな実をつけることだ。

染色体にはタンパク質の設計図が刻まれているので、倍数体の細胞では、よ

※04　学名：Taraxacum hondoense
※05　倍数性を 2n, 3n, 4n…… のように表記した記事などがインターネット上で散見されるが、明らかな誤りである。「n=」と「2n=」は体細胞と生殖細胞のどちらかを区別するために用いる記号であって、倍数性を表すわけではない。倍数性を示すのに、n を用いてはならない。

り多くのタンパク質が作られる。それを材料にして細胞ができるので、一つ一つの細胞のサイズが大きくなる。細胞が大きければ、各器官や臓器、ひいては体全体が大きくなるというわけだ。たくさんのお金があれば、多くの資材が用意できて、より大きな家が建てられるのと同じだ。

　ブドウの品種に「巨峰」がある。小粒のブドウをいちいちむいて食べるのは面倒だが、大粒のブドウだと食べやすい。しかも、甘くてジューシーとくれば、嫌いな人はいないだろう。

　実は、巨峰は4倍体（2n = 4x = 76）である。ちなみに、昔ながらのブドウ種、例えば、デラウェアやマスカット・オブ・アレキサンドリアは2倍体（2n = 2x = 38）である。4倍体の巨峰の実は、2倍体の実よりも、大きいというわけだ。

　ちなみに、巨峰を見つけたのは、日本人（農学者の大井上 康 博士）である。「見つけた」というより「意図的に作った」といったほうが正しい。そして、その背景にあるのは、日本独特の食文化である。ヨーロッパなどでは、ブドウを主にワインを作るのに使うので、大粒のブドウが見つかったとしてもあまり気にしないだろう。むしろ小粒のほうが加工しやすいと考えるかもしれない。しかし、日本人は、ブドウを生食として楽しむ。そのため、「大粒のブドウを作ればみんなが喜ぶ」という発想が生まれたのだろう。

　細かいことはどうでもいいかしれないが、どうやって巨峰ができたのかも書いておこう。2倍体である「キャンベルアーリー」というブドウ種が変異して、4倍体の「石原早生」ができた。2倍体である「ロザキ」が変異して、4倍体の「センテニアル」ができた。そして、ロザキとセンテニアルを交配して作られたのが、巨峰である。

　ブドウ以外でも、トマト、ジャガイモなどの作物、さらには観賞用の花などの品種改良にも「倍数体」が応用され、私たちを楽しませてくれている。

　しかし、一体どうやって2倍体が4倍体に変異するのだろうか。そのしくみは完全に解明されていないものの、「核内有糸分裂」[*06]と呼ばれる現象がカギを

握っていると考えられている。

前述したように、細胞が正常に有糸分裂するときのしくみはこうだ（下図）。

- 2つの細胞に分かれる準備として、2セットのDNAを複製（コピー）して、4セットにする。（①→②：間期）
- 核膜がなくなり（②→③）、紡錘体の働きによって、2セットずつの染色体が細胞の両極に向かって移動する（③→④）。
- 細胞が2つに分かれ、それぞれの核内に2セットずつのDNAが収納される（④→⑤）。

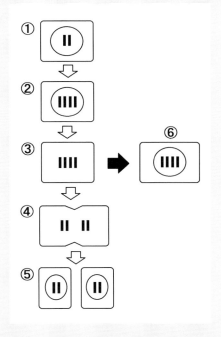

このプロセスが正常に進行すれば、一時的に倍増したDNA量または染色体数は元に戻る。しかし、何らかの理由で、③まで進行したところで止まり、2倍に増えて分離した染色体が一つの細胞内に放置され、細胞分裂が起こらないまま核膜ができてしまうと、同じ細胞の核内に倍増したままDNAが納められることになる（⑥）。

このとき、①→②→③→⑥という経過をたどったとしても、結果的には、①→②で終わったのと同じとみなせる。つまり、「同一核内で有糸分裂が完了した状態」とみなせるので、「核内有糸分裂」と名付けられている。

この核内有糸分裂のしくみが、自然に起こり得るものだとしたら、2倍体が4倍体に変異するように、4倍体が8倍体に、8倍体が16倍体…と変異することもあり得るだろう。また、3倍体に同じ現象が起きれば、6倍体、12倍体…

※06 endomitosis

と変異し得るだろう。偶数の倍数体が比較的多いのは、おそらくこのためだろう。

　核内有糸分裂は、人為的に起こすこともできる。そのために使用されるのは、前述の「コルヒチン」だ。

　1934年A.P.Dustinらは、コルヒチンを与えた細胞の染色体が増加し、巨大核ができることを発見した。1937年にはA.F.BlakesleeとA.G.Averyが、コルヒチン処理によって倍数体植物を人工的に作る実験をした。コルヒチンには、有糸分裂における紡錘糸の形成を阻害する作用があるので、コルヒチンで処理すると、細胞分裂が中期で停止してしまう。染色体数を調べることが主な目的の場合は、これを標本化（悪くいえば「殺す」）して、顕微鏡下で観察するという手順になるが、コルヒチン処理した細胞をそのまま生かしておけば、細胞分裂が起こることなく、倍増したDNA（または染色体）が、同じ細胞の核内に収納される——すなわち「核内有糸分裂」が起こるのだ。実際に、コルヒチン処理によって品種改良を試みるときは、種子から発芽したころにコルヒチン処理をして、成熟するまで育てるのが一般的だ。昔の品種改良は、自然界で見つかった変異種の交配をひたすら繰り返すという地道な努力が必要であったが、今では、こうした裏ワザが使えるようになっている。

　ただ、「倍数体」はいいことだらけではない。むしろ「異常」なのだから、不都合なことも起こる。

　3倍体のヒトの例（2n = 3x = 69, XXY）だ。しかし、ヒトはみんな2倍体のはず……。

　実は、これは流産してしまった胎児の例だ。3倍体だと正常に発育することができず、この世に生まれ出ることができなかったのだ。

　2倍体でないと、健康な大人にはなれないというわけだ。

　倍数体が、動物より植物に多いのは、染色体の異常が生体機能にどれだけの影響を及ぼしているか説明できるかもしれない。動物、とくにヒトは複雑な体のしくみになっているため、少し異常があるだけでも、致命的になるのだろう。

380　詳細解説

一方、比較的シンプルな植物は、不都合が生じても、何とか生きられるのだろう。高度な機械が故障すると全く使い物にならなくなるのに対して、昔ながらのシンプルな機械は、一部故障しても何とか使い続けられるのと似ている。

3倍体の植物に起こる不都合なことの一つに、「種なし」がある。3倍体は、正常に減数分裂ができない（3の倍数は2で割りきれない）ため、配偶子を作ることができない。配偶子がなければ、当然、受精が成立せず、種子はできない。

種ができないということは、子孫が生まれないのだから、そのままだと、その生物種は絶滅してしまう運命にある。しかし、私たち人間が「これは食べやすい」と目をつけたことで、その運命が変わった植物がある。

その典型例が、バナナだ。

バナナは、フルーツとして根強い人気がある。お手軽だし、何より甘くておいしい。種がないので、食べやすいのも人気の理由だ。しかし、私たちがよく食べているバナナの断面を見てみると、種の名残のような模様がある。

実は、バナナの原種は、2倍体（2n = 2x = 22）で、果肉の中に種が入っていた。しかも、その種は、小豆と同じくらいの大きさで堅く、数もかなりあるので、種ありバナナは食べにくいそうだ。しかし、理由は不明だが、突然変異で3倍体（2n = 3x = 33）のバナナができた。上述したように、3倍体は、配偶子を作ることができず、実ができても「種なし」となった。

しかし、種なしバナナは種が作れないのに、どうして絶滅しないのだろうか？

それは、バナナが多年草だからだ。バナナは実をつけると地上部分は枯れてし

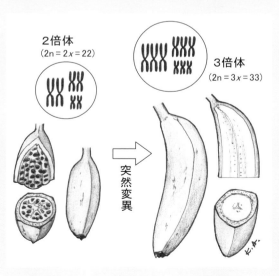

倍数体について　381

まうが、地下部分は生きており、根茎から新しい芽を出す。3倍体の株からは3倍体の芽が出るので、それをそのまま育てるか、芽を切り離して別の場所に植えて育てると、花が咲いて実がなるのだ。

一般に、種がないと子孫が生まれないし、せっかくできた果実を食べられてしまうというのも自身にとって迷惑なことである。しかし、「種なしバナナ」の場合は、「種なしだから食べてもらえた」ことが転じて、人間の手で大切に育てられ、絶滅せずに済んだ——というのは興味深い。

種なしフルーツは、人工的に作ることもできる。その典型例は「種なしスイカ」だ。

普通のスイカは2倍体（2n = 2x = 22）だが、その種を発芽させて、子葉が開いたころにコルヒチン（前述）で処理すると4倍体（2n = 4x = 44）に変化する。ちなみに、スイカは、一つの株に、雌しべだけの雌花と、雄しべだけの雄花を咲かせる（雌雄異花）。

雌花は、付け根に、"ミニスイカ"とでも言いたくなる小さな丸い膨らみがついているので、見分けるのは簡単だ。スイカの実を確実に結実させるには、人工授粉が行われる。すなわち、雄花を摘み取って、雌花の雌しべの先端に雄花の花粉を、一つ一つ手作業で確実につけていくのだ。

このとき、4倍体のスイカの雌花に、2倍体（別の株）のスイカの雄花をつければ、雌の配偶子（n = 2x = 22）と雄の配偶子（n = x = 11）が合体して、3倍体（2n = 3x = 33）の受精卵となり、受精卵が発生して胚になり、スイカの果実の中に3倍体の種子ができあがる。この3倍体のスイカの種をまいて育てると、

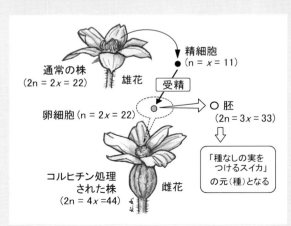

種なしスイカの実ができるというわけだ。

　ちょっとややこしいが、「種なしスイカの種はあるか」というクイズに対する答えは、YES である。もちろん、種なしスイカの実をわっても中に種は見つからないが、将来「種なしの実」をつけることが決まっているスイカの種は存在しているというわけだ。

　ただし、3倍体の種が発芽し成長して雌花が咲きさえすれば、種なしの実がなるというわけではない。もう少し詳しく解説すると、スイカの雌花は「下位子房」という形をしていて、花の付け根部分にある丸いふくらみの中に、将来果肉になる部分と種の元になる胚珠が入っている。受粉によって、胚珠の中の卵細胞の核と精細胞の核とが合体して受精卵になり、胚珠が成長すると種子になるが、3倍体の雌花では受精は成立せず、種子はできない。

　しかし、交配による何らかの刺激が子房を大きく変化させ、果皮が果肉を形成すると考えられる。

　ちなみに、スイカの実は、一番外の緑色の皮が外果皮、その内部の白い部分が中果皮、そして、私たちが食する赤い部分は内果皮に相当する。そのため、3倍体の種を芽生えさせて種なしスイカを結実させたければ、通常の種ありスイカ（2倍体）も一緒に植えて、3倍体の雌花に2倍体の雄花を交配させるという作業が必要になる。

　種なしスイカは子孫を残せない。しかも、一年草なので、その一代で終わりだ。バナナのような増やし方はできない。3倍体のスイカの種子を買うところから始めたとしても、それを発芽させて育て、2倍体との人工授粉により実をつけさせるという作業を、毎年繰り返さないといけないのだ。種なしスイカが、バナナよりはるかに高価なのは、納得せざるを得ない。

　種なしフルーツといえば、「種なしブドウ」を思いつく方も多いだろうから、その作り方も説明しておこう。

　種なしブドウを作るには、ジベレリンという薬液を使う。ブドウは、雌雄同花で、一つの花に雄しべと雌しべがあり、受精が成立すると、ジベレリンとい

倍数体について　　383

う物質が分泌されて、実ができる。植物体内でジベレリンは、「実をつけなさい」
とGOサインを出すホルモンと考えればよい。

　今では、人工合成されたジベレリンが薬品として手に入るので、その溶液を
用意しておき、開花直後の花をこの液に浸すと、受粉する前に実ができ始める。
実がある程度できたところで、もう一度ジベレリン液に浸すと、実はさらに大
きく育つ。ジベレリンに騙されて、受粉しないまま育ってしまった実は、「種
なし」になるというわけだ。同じ「種なし」でも、これは染色体や倍数体とは
直接関係ない。

　倍数体ができるしくみが解き明かされ、しかも人為的に作出する方法が発明
されているのだから、100倍体くらい作り出せそうな気もする。しかし、倍
数体は染色体異常の一種で、あまり大きすぎると正常に生育できないので、限
界があるに違いない。

　となると、素朴な疑問がわいてくる。この地球上に存在する生き物で、最大
の倍数体は何だろうか？

　正解かどうかはわからないが、私が知る限りでは、西部アジアに分布するク
ロミグワ[07]が22倍体（2n = 22x = 308）と報告されている[4]。

　16倍体くらいまでなら、他の植物でも報告例があるが、「22倍」はずば抜
けて大きい。しかも、人為的に作成されたものではなく、自然にできたもので、
しかもちゃんと環境に適応して生き延びているから、驚きだ。

　だいぶ話がそれてしまったが、主題である大麻草に倍数体は存在するかが問
題だ。

　結論からいうと、自然の大麻草には、2倍体しかないと思われる。倍数体が
自然に起きたという報告はないからだ。しかし、人為的に倍数体が作出できた
という報告は多数ある。

※07　学名：Morus nigra L.。

最初の報告は、1942 〜 1944 年の H. E. Warmke の研究だろう。彼らは、コルヒチン処理によって大麻草の 3 倍体と 4 倍体を作り出した。本来の目的は、マリファナ成分を減らし、繊維の収率を向上させることだったようだが、その目的は達成できなかった。

1979 年の A. I. Zhatov の研究では、倍数体は生育期間が 30 〜 40% 長くなり、その分開花が遅かった。

4 倍体は、2 倍体より 25 〜 30% 背が高く、また色素が多く、濃いグリーンだった。しかし、4 倍体はしばしば 2 倍体に戻ってしまうので、4 倍体の集団を維持するのは困難だった。

3 倍体については、困難ながらも、上述の種なしスイカと同じ原理で、4 倍体と 2 倍体の組み合わせによる作出例が知られている。

まとめると、自然発生だろうが人為的だろうが、倍数体が存在するなら、「大麻草の染色体数は 2n=20」とは言い切れない。しかし、同じ大麻草なら「基本数は 10（x =10）」といえば、間違いないということだ。

THC の命名法について

有機化合物を命名するには、炭素原子に番号付け（ナンバリング）をするが、カンナビノイドにおけるナンバリング法は何種類も提案されていて、必ずしも統一されていない。学問領域や研究者によって違う命名法を使用するため、各化合物の名称に混乱が見られる。

マリファナに含まれる主たる幻覚成分は、Δ^9-テトラヒドロカンナビノール（Δ^9-THC）または Δ^1-テトラヒドロカンナビノール（Δ^1-THC）と称されるが、両者は同一物質で、右のような化学構造式で示される。

なぜ同じ物質が、2 つの異なる名前で呼ばれるのかを説明しよう。

まず、マリファナには「カンナビノール」という化合物も含まれており、そ

の化学構造式は右の通りである。

「テトラ」は、防波堤などに設置されているテトラポッド tetrapod にあるように、「4」を意味する語、「ヒドロ」は「水素 hydrogen」を意味する語であるので、「テトラ・ヒドロ・カンナビノール」は、カンナビノールに4つの水素が加わった化合物という意味である。上の化学構造式は、見やすくするため簡略化した書き方をしているが、どこに水素が4つ加わったかわかるように書くと、こうである。

カンビノール中の左上にあるベンゼン環（◯）の周りには、3つの水素原子（H）がついている。これに対して、左側に示した THC では、4つの水素原子が多くついている（3＋4で合計7つの水素原子）。だから「テトラヒドロカンナビノール」という。

ただし、よく考えてみると、カンナビノールのベンゼン環に4つの水素が多くついた化合物としては、他にも次のようなパターンもあり得る。

これらを区別して呼ぶためには、六角形の構造のどこに炭素の二重結合（＝）があるかを示せばよいだろう。

「二重結合」は英語で Double bond といい、その頭文字 D に対応するギリシャ文字が Δ である。つまり、「Δ^9」と表記することで、「9の位置に炭素の二重

結合がある」ことが伝わる。

　ここで問題になるのが、位置を示す番号「9」の由来である。

　Adams, Mechoulam, Taylor らの有機化学者は、THC の化学構造が「モノテルペン」に類似していると考え、monoterpene-numbering システムを案出した。「テルペン terpene」は、もともと精油（テレピン油など）に含まれる炭素10 個の化合物群に与えられた名称だが、これらはイソプレン（炭素 5 個）が2 個組み合わされてできていると理解された。さらに、自然界の植物、昆虫、菌類などが作り出す物質には、イソプレン単位（C_5）で構成されるものがたくさんあることがわかった。そこで、これらの物質群を体系化した総称として、イソプレン単位（C_5）の数に応じて、それぞれモノテルペン（C_{10}）、セスキテルペン（C_{15}）、ジテルペン（C_{20}）、セステルテルペン（C_{25}）、トリテルペン（C_{30}）、テトラテルペン（C_{40}）と呼ばれるようになった。

　リモネンは、レモンなどの柑橘類の皮に含まれる代表的なモノテルペンである。分子中に炭素原子が 10 個あるが、それらには右図

イソプレン
isoprene

リモネン
limonene

Δ^1-テトラヒドロカンナビノール
Δ^1-tetrahydrocannabinol

に示したように番号をつけるルールになっている。

　テトラヒドロカンナビノール分子中には、リモネンと似た構造部分があり、そこにリモネンと同じ番号付けをあてはめると、二重結合（Δ）の位置は 1 と2 の間であり、小さいほうの番号 1 を使って、「Δ^1- テトラヒドロカンナビノール」と称することができるというわけだ。

　一方、Korte, Schultz, Wall らの薬理学者は、THC の化学構造が「ジベンゾピラン」に類似していると考え、dibenzopyran-numbering システムを案出した。

　ジベンゾピラン（ジ - ベンゾ - ピラン）は、その名が示すように、ピランにベンゼンが 2 個（化学名では 2 を「ジ di」という）ついた構造の化合物で、

置換基がつく場所に
1〜10の番号をつ
けるルールになって
いる。ちなみに、右
図で＃がついたとこ
ろに番号がついてい

ベンゼン
benzene

ピラン
pyran

ジベンゾピラン
dibenzopyran

Δ^9-テトラヒドロカンナビノール
Δ^9-tetrahydrocannabinol

ないのは、その位置には置換基がつくことができないからだ。

　テトラヒドロカンナビノール分子中には、ジベンゾピランと似た構造部分があり、そこにジベンゾピランと同じ番号付けをあてはめると、二重結合（Δ）の位置は9と10の間であり、小さいほうの番号9を使って、「Δ^9-テトラヒドロカンナビノール」と称することができる。

　このような経緯で、マリファナの主要な幻覚成分は、モノテルペン方式では「Δ^1-テトラヒドロカンナビノール」、ジベンゾピラン方式では「Δ^9-テトラヒドロカンナビノール」と呼ばれることとなり、いまだにそのままというわけだ。

　ちなみに、マリファナには、微量だが、右のようなテトラヒドロカンナビノールも含まれている。

$\Delta^{8(6)}$-テトラヒドロカンナビノール
$\Delta^{8(6)}$-tetrahydrocannabinol

　これは、Δ^1-またはΔ^9-THCと、二重結合の位置がずれており、上で説明したルールに従えば、モノテルペン方式で「Δ^6-テトラヒドロカンナビノール」、ジベンゾピラン方式で「Δ^8-テトラヒドロカンナビノール」と呼ばれる。

　マリファナ中の含量は少なく1％以下で、薬効も弱い。天然のもの以外にも抽出過程で人工的に生成される場合もある。

　なお通常、単に「THC」という場合は、Δ^9-とΔ^8-を区別しないで、両方含むことが多い。また、一つの化合物をいちいち2つの名前で呼ぶのは煩わしいので、本書では、薬理学者が用いているジベンゾピラン方式による呼び名を用いることとした。

海馬シナプスの可塑性と LTP

　私たちがこの世に産声をあげたとき、生まれつき備わった能力は限られている。成長とともに、環境に触れてさまざまな体験を重ねるうちに、多くのことを学び覚えて、この世で生きていくために必要な情報を蓄積していくのだ。そのようにして「学習した情報の蓄積」が、記憶である。

　「脳でどうやって記憶が作られるか」——その謎を解き明かそうと、多くの脳科学者がさまざまな仮説をたて、検証してきたが、その全容は未だにわかっていない。現代の脳科学が行きついた答えの一つは、脳がもつ「可塑性」という性質によって記憶ができるというものである。

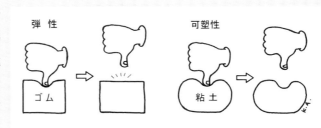

　「可塑性」とは物体の性質を表す用語で、「弾性」と対比される。ゴムに力を加えて押すと変形するが、指をはなすと形は元に戻る。このような性質が「弾性」である。
　一方、粘土に力を加えて押すと変形するが、指をはなすと変形の跡が残り元に戻らない。このような性質が「可塑性」※01である。脳にもそのような可塑性があり、情報が入力されるとその痕跡が残ることが、記憶の本体であると考えられている。
　とはいっても、私たちが何かを見たり聞いたりして、外部からの情報が脳に入力されるたびに、粘土のように脳がへこむわけではない。神経と神経の接合部分、すなわちシナプスを情報が通過するときに、その性質が変わり、「あ

※01　plastity.「プラスチック」とは、物質の持つ可塑性を利用して作られた製品をさす。

る特定の情報が入力された」という痕跡が残ると考えられている。

　また、脳は場所によって役割が異なっており、記憶を作るために中心的役割を果たしている脳の領域は「海馬」である。外科的に海馬を切除された人は、重篤な記憶障害になる。さきほど食事をとったばかりなのに何を食べたのか覚えていないばかりか、食事をとったことすら覚えていない。昨日会ったばかりの人のことも覚えていない。海馬を失った以降の出来事が全く記憶されなくなってしまうのである。ただし、手術をする前のことは忘れていない。つまり、海馬は、新しい記憶を作るために必要な役割を果たすのであって、記憶の倉庫ではない。

　海馬のニューロンのシナプスには、可塑性があり、入力された情報の痕跡が残るようになっている。「記憶力がいい」とは、「海馬のシナプスの可塑性が高い」と言いかえてよい。海馬のシナプスの可塑性を数値化できれば、記憶力の指標になり得る。

　1973年イギリスのティモシー・ブリスらは、ウサギに麻酔をかけて、無意識・無痛状態にした上で、脳の中に細い電極を刺し入れて、海馬内で発生する電気信号を記録する実験を行った。[※02]

　あるシナプス前の神経線維に電気刺激を与え、それに応じて発生するシナプス後細胞の反応を測定すれば、海馬のシナプス伝達効率を見積もることができる。

　私たちが何か印象的な体験を

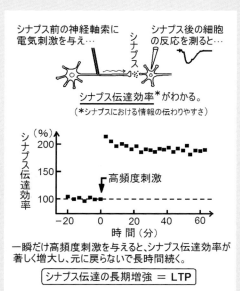

※02　Bliss TV and Lomo T: Long-lasting potentiation of synaptic transmission in the dentate area of the anaesthetized rabbit following stimulation of the perforant path. *J Physiol* 232 (2): 331-356 (1973)

した場合には、海馬に強い情報の入力があると思われるので、それを模倣するように、海馬の神経系に一瞬だけ高頻度刺激を与えると、シナプス伝達効率が著しく増大し、しかもその状態が元に戻らず、しばらくの間続くことがわかった。

これは、まさに「可塑性」に相当する。海馬の神経系に強い情報の入力があると、シナプス伝達効率が持続的に増大するという形で、痕跡が残るのである。

この現象は、long-term potentiation と名付けられ、日本語では「長期増強」ともいうが、今では、頭文字をとって LTP という略語で呼ばれることが多い。

ブリスらの発見以降、他の研究者によって追試され、LTP はウサギだけでなく、ネズミやヒトを含む多くの哺乳動物の海馬で共通して起こる現象であることが確認されている。

LTP は、海馬に人工的な電気刺激を与えたときに観察される現象にすぎないので、「LTP は自然な脳活動の中で起こるとは限らず、記憶とは関係ないのではないか」と主張し、LTP を研究することに疑問を唱える科学者もいる。

しかし、たとえ LTP が実験的に観察される現象だとしても、海馬のシナプスがもつ可塑性の大きさを表す指標になることは間違いない。

例えば、A さんと B さんに 100 kg の米俵をかつぐことにチャレンジしてもらったときに、A さんは成功し B さんは失敗したとすると、「A さんのほうが力強い」と判定してよいだろう。これを同じように、THC が存在しないときと存在するときで、実験的に同じ刺激を海馬に与えて LTP の起こり方を比較し、THC が存在しているときだけ LTP が起こらなかったならば、THC には海馬シナプスの可塑性を減らす作用があり、記憶力を低下させるとみなしていいだろう。

動物実験で「薬物依存性」をどうやって調べるか？

「薬が欲しいか」と動物に聞いても、答えてくれない。物いわぬ動物の気持ちを、行動から推し測るために、さまざまな実験が考案されてきたが、ネズミを用いた方法として、「薬物自己投与実験法」「条件付け場所嗜好性試験」、「薬物弁別試験」の3つがよく知られている。動物が示す薬物摂取行動や報酬効果などを解

析することにより、薬物に対する精神的依存を評価することができる。

　「薬物自己投与実験法」では、例えば、ラットの血管にチューブ（点滴のようなもの）を装着し、特別な箱に入れる。箱の中にあるレバーを押すと、チューブから一定量の薬物が体内に注入されるようなしくみにしておく。

　初めは偶然か、レバーに興味を示した動物が、試しに押してみたとたん、薬物が体内へ入っていく。薬物の精神作用を受け、何度かレバーを押すうちに、レバーと薬物がもたらす精神作用の関連が学習されると、動物は何度も何度もレバーを押すようになる。

　しかも頻度がどんどん増していき、そのうち飲食も忘れて、ひたすらレバーを押し続けることもある。ネズミは、薬物効果を予想して手を出すことはないが、何らかのきっかけで偶然に摂取してしまったら、あとは完全にはまってしまい、決して逃れられないのだ。

　レバーを押した回数や頻度を測ることで、どれだけ薬物を欲しがっているかが推し測れるというわけだ。

　動物が薬物を渇望する様子は、薬物依存者の行動パターンに似ており、薬物の精神依存性を評価するのに最も信頼性の高い方法として、広く使用されている。

　「条件付け場所嗜好性試験」では、2つの部屋が並んだ箱を使う。ここで重要なのは、例えば、一つの部屋は全体に黒色で床がつるつる、もう一つの部屋は全体に白色で床が凸凹になっているというように、2つの部屋をネズミが視覚と触覚の両方で明確に区別できるようになっていることである。

　そして、実験は、「条件付け」と「試験」から構成される。「条件付け」においては、ある日薬物を含んだ液を動物に注射してから一方の部屋に入れて一定時間過ごさせたら、翌日は薬物を含まない液を注射して他方の部屋で過ごさせるということを、交互に数回繰り返す（全体で1週間程度）。

　「条件付け」が終わったら、その翌日に「試験」を行う。「試験」のときは、何も注射しないで、2つの部屋を行き来できるような状態で、それぞれの部屋に滞在した時間を測る。もし、その薬物を投与されることで動物が「報酬」を感じ、

繰り返すうちに、報酬と場所を関連づけて「こちらの部屋にいればご褒美がもらえる」と学習して「依存」が形成されたならば、試験中に動物はご褒美がもらえると期待される部屋のほうにずっと居座るようになるだろう。つまり、２つの部屋の滞在時間の偏りをもって、薬物依存性の程度を推し測ることができるのだ。

　「薬物弁別試験」では、２つの異なるレバーがついた箱を使う。そして、実験は、「トレーニング」と「試験」から構成される。「トレーニング」においては、ある既知の薬物を含む液を投与したときに一方のレバーを押し、薬物を含まない液を投与したときに他方のレバーを押したら、エサがもらえるような仕掛けにしておく。

　初めはうまくいかなくても、「エサを手に入れる」という究極の目的のために試行錯誤を繰り返し、薬物の有無とレバーの関係に気づいて学習し、見事に100％当てられるようになる。

　なお、この学習における主たる動機は、前２つの試験法とは違って、薬物の報酬効果ではなく、「食欲」である。

　そして、「試験」においては、薬物の弁別ができるようになった動物に、未知の薬物を投与して、どちらのレバーを押すかを観察する。

　もし、既知薬物と同じレバーを押したならば、動物は両薬物に似た効果を感じたと考えられ、逆のレバーを押したならば、既知薬物と同じような効果は感じていないと考えられる。

　つまり、この試験では、複数の薬物の効果の類似性を推し測ることができるのだ。近年問題となっている危険ドラッグの依存性を評価するのにも利用されている。

米国の連邦制と州法について

　「米国の州は、日本の都道府県のようなもの」と勘違いしている人が少なからずいるに違いない。しかし、それは間違いだ。

　アメリカ合衆国は、連邦制の国家である。欧州各国が形成しようとしている欧州連合（European Union、EU）のような存在だと考えたほうが理解しやす

いだろう。つまり、カリフォルニア州、コロラド州、ワシントン州などは、イギリス、フランス、スペインのような国に近い存在とみるとよい。

なお、EU は、欧州連合条約に基づいて設立され、「ユーロ」という新しい単位を導入して通貨統合を進めたり、外交・安全保障や司法・内務分野で協力する枠組みが設けられ、米国・ロシア・中国などの大国に対抗できる共同体の確立をめざしているものの、2016 年 6 月の国民投票でイギリスが離脱することを可決する（まだ実際には離脱していない）など、不安定な状態が続いている。

「邦」という漢字は、訓読みが「くに」であるように、「国」とほぼ同じ意味で使われるが、微妙な違いもある。「国」は、部首「くにがまえ」で囲まれていることからわかるように、国土や領域のような地理的概念の語であるのに対して、「邦」は、統治されているかどうかといった行政上の概念を含んだ語である。

したがって、独立した統治体制をもつ「邦」（国家や都市、自治共同体）が、単独では比較的弱小な場合、周辺の強大な国に負けないために、他の「邦」と連携・合体して、対外的には単一とみなせる体制をとった主権国家が「連邦」というわけだ。

植民地支配をしていたイギリスとの戦争の末に締結されたパリ条約によって、米大陸 13 州が独立を果たしたのは、1783 年のこと。しかし、当初は内外に対する政策が州ごとに異なって混乱をきたしたため、強力な統一政府をつくろうという運動が起こり、1787 年に合衆国憲法が制定され、正式に連邦制の米国ができた。その後、割譲、買収、併合などを経て、加盟する州が現在の 50 まで増えた。

なお、ワシントン D.C. は、米国唯一の連邦政府直轄地区であり、州ではない。

ちなみに、米国の国旗にある横縞は、赤 7 本と白 6 本の合計 13 本でできており、独立時の州の数を反映している。また、最初に作られた国旗のデザインは今とは違っていて、左上部に 13 個の星が描いてあった。その後、州の数が増えるたびに、横縞は変えずに左上部の星の数や配置を少しずつ変えた国旗に

変更された。結局26回のデザイン変更を経て、現在のような国旗（第27代目）になった。

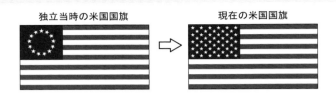
独立当時の米国国旗　　現在の米国国旗

なお、現在の国旗には51個の星が描かれている。このデザインには、「現在は50州だが、51番目の州が仲間に加わってくれたら……」という思いが込められているそうだ。

しかし、1959年に、米国の領土であったアラスカとハワイが州に昇格されて以降は、新たな州の加盟はない。むしろ、日本が、米国の州でもないのに米国の言いなりになっている様を皮肉って、「アメリカの51番目の州」などといわれることがある。

世界を見回すと、連邦制国家は、米国以外にもたくさんある。アラブ首長国連邦（United Arab Emirates, UAE）は、それぞれ別の君主が統治する7つの首長国の連合体である。

ドイツは、「ドイツ連邦共和国（ドイツ語でBundesrepublik Deutschland）」が正式な国名で、16の連邦州から成る。

カナダは、国名に国の連合体であることを示す語が見当たらないが、実際には米国の州（state）に相当する10のprovince（日本語では「州」と訳される）と、3つのterritory（日本語では「準州」と訳される）で構成される連合制国家である。

カナダの州政府は連邦政府とほぼ対等の関係にあるが、準州は連邦の直轄領であり、連邦政府の統制下で自治権が認められている。連邦制では、国や州が連邦と主権を共有しながらも独立性を保持しているため、大きくなると不安定になりがちだ。かつてのソ連（ソビエト社会主義共和国連邦）が1991年12月に崩壊し、規模の小さいロシア連邦となったのは、その典型だろう。

米国における州と連邦との関係は、アメリカ合衆国憲法第4条第4節に規定されている。対外的に一つの国家として認識されるために重要な「通貨」や「外交」は、完全に連邦政府に授権されているものの、それ以外は、州が独自の政府を作り、治めてよいことになっている。

　そのため、連邦には、行政を担当する大統領と大統領顧問団（日本の内閣に相当し、各省庁等の長官らで構成される）、連邦の各省庁（財務省、国務省、国防総省、国土安全保障省、司法省、運輸省、健康福祉省、労働省、商務省、農務省、教育省など）、立法を担当する連邦議会（下院と上院）、司法を担当する連邦裁判所（連邦最高裁判所、控訴裁判所、地方裁判所）、軍隊として連邦政府指揮下の連邦軍がある一方で、各州にも、同様のシステムで、行政を担当する州知事と行政役職者、各種州行政機関、立法を担当する州議会、司法を担当する州裁判所（州最高裁判所、控訴裁判所、上位裁判所）、軍隊として州知事指揮下の州兵（必要に応じて連邦軍に編入される）がある。

　私はハリウッド映画が好きでよく観賞するが、こんなシーンがよくある。米国のある田舎町で殺人事件が起き、地元の保安官が捜査していると、FBI（Federal Bureau of Investigation、連邦捜査局）の捜査員がやってくる。すると、保安官が「ここはお前らの来るところじゃねえ」と言ってFBIを追い返そうとする。これは、法執行機関である警察の体制が、連邦制では非常に複雑になっていることをよく物語っている。

　法律に関しては、合衆国全体として統一すべき部分は、合衆国憲法と連邦法で定めているが、そうでない部分は州や地方政府に任せられており、各州には、州憲法と個別の事項を定めた州法がある。連邦法と州法の関係は、原則として別個独自のものとみなされる。

　つまり、日本の都道府県と違って、米国の州政府は大きな執行権を持っている。そのため、実生活に直接的な影響を与える事柄について定めた法律は、法案が住民投票にかけられて決定された場合にのみ成立することになっている州が多い。カリフォルニア州の場合、一般選挙で、州知事を選ぶのに加えて、

「Proposition（提案という意味）＋番号」という形で提示された州政府の新しい法案の賛否が問われる。

　連邦政府よりも州のほうが多くの権限を託されているのは、広大な米国内には地域的な特性や思想があり、地域の秩序・平和を維持する責任は地域住民自身が負うべきであるという伝統的な考えに由来している。

　ところが、歴史的には、連邦政府の権限が強化され、相対的に州の地位がだんだん低下する傾向にある。合衆国憲法第6条の定めによると、合衆国憲法が言及している事項については、いかなる州も反することができないとされている。そもそも各州は「合衆国憲法に記されている点については連邦政府に任せます」と誓って連邦に加盟したわけだから、これは当然である。

　しかし、「合衆国憲法が言及している事項」というのが問題で、解釈の仕方によっては連邦政府が介入する範囲をどんどん増やせてしまう。

　例えば、合衆国憲法第1条8節3項は「州にまたがる通商に関する立法権」が連邦政府にあると定めている。すごく広く解釈すれば、合衆国全体が関係する物流や取引は、すべて連邦政府が統制できることになる。マリファナに関するすべての行為を禁止した連邦法は、その一つとみることができる。

　また、黒人に対する差別政策が南部の州政府主導で行われた経緯もあり、「州だけに任せておかないほうがよい」という考えから、全般的に連邦政府ならびに連邦裁判所が、州法そのものを違憲と判断するケースが増えてきた。

　現在米国の一部の州では、「マリファナの個人使用を条件付きで自由化する」州法が成立・施行されており、その目的は「個人の自由を認める」「州の税収を増やす」等であって、「州にまたがる通商」とは関係ないので、合衆国憲法に照らし合わせて違憲ではないはずだが、マリファナの個人使用と所持という行為に対して、連邦法と州法の両方が適用され、扱いが違うという構図になっている。

　連邦法の優位性が示されたら、米国各州のマリファナ政策は大きな修正を迫られる可能性がある。

参 考 文 献

★ 1　Small E, Cronquist A: A practical and natural taxonomy for Cannabis, International Association for Plant Taxonomy (IAPT) 25 (4) : 405p (1976)

★ 2　Hillig KW: Genetic evidence for speciation in Cannabis (Cannabaceae) , Genetic Resources and Crop Evolution 52 (2) : 161-180 (2005)

★ 3　Divashuk MG, Alexandrov OS, Razumova OV, Kirov IV, Karlov GI: Molecular cytogenetic characterization of the dioecious Cannabis sativa with an XY chromosome sex determination system. PLoS One 9 (1) : e85118 (2014) .

★ 4　東城 功:「桑の倍数体に関する研究 (IV) Morus nigra L. の花および花粉粒について」J. Sericult. Sci. Japan, Vol. 35 (5) : 360-364, (1966)

★ 5　R.S.Cahn: Cannabis indica resin. Part IV. The synthesis of some2: 2-dimethyldibenzopyrans, and confirmation of the structure of cannabinol. J Chem Soc 0: 1400-1405 (1933)

★ 6　西岡五夫:『大麻の研究』、ファルマシア 11 (5) : 327-330 (1975)

★ 7　Sirikantaramas S et al.: Tetrahydrocanna binolic acid synthase, the enzyme controlling marijuana psychoactivity, is secreted into the storage cavity of the glandular trichomes. Plant Cell Physiol 46 (9) : 1578-1582 (2005)

★ 8　Appendino G et al.: Antibacterial cannabinoids from Cannabis sativa: a structure-activity study. J Nat Prod 71 (8) : 1427-1430 (2008)

★ 9　Radwan MM et al.: Biologically Active Cannabinoids from High-Potency Cannabis sativa. J Nat Prod 72 (5) : 906-911 (2009)

★ 10　Morimoto S et al.: Identification and characterization of cannabinoids that induce cell death through mitochondrial permeability transition in Cannabis leaf cells. J Biol Chem 282 (28) : 20739-20751 (2007)

★ 11　Koch M et al.: Hypothalamic POMC neurons promote cannabinoid-induced feeding. Nature 519 (7541) : 45-50 (2015)

★ 12　Johnson BA: Psychopharmacological effects of cannabis. Br J Hosp Med 43 (29) : 114-116, 118-120, 122 (1990)

★ 13　Novotny M, Lee ML, Bartle KD: A possible chemical basis for the higher mutagenicity of marijuana smoke as compared to tabacco smoke. Experientia 32 (3) : 280-282 (1976)

★ 14　Singh R et al.: Evaluation of the DNA damaging potential of Cannabis cigarette smoke by the determination of acetaldehyde derived N2-ethyl-2'-deoxyguanosine adducts.Chem Res Toxicol 22 (6) : 1181-1188 (2009)

★ 15　Yayan J, Rasche K: Damaging effects of cannabis use on the lungs. Adv Exp Med Biol 952:31-34 (2016)

★ 16　Smith CG, Asch RH: Acute, short-term, and chronic effects of marijuana on the female primate reproductive function. NIDA Res Monogr 44: 82-96 (1984)

★ 17　Eisenstein TK, Meissler JJ: Effects of cannabinoids on T-cell function and resistance to infection. J Neuroimmune Pharmacol 10 (2) : 204-216 (2015)

★ 18　Cabral GA, Jamerson M: Marijuana use and brain immune mechanisms. Int Rev Neurobiol 118: 199-230 (2014)

★ 19　Sidney S: Cardiovascular consequences of marijuana use. J Clin Pharmacol 42 (11 Suppl) : 64S-70S (2002)

★ 20　Ketcherside A et al.: Sex effects of marijuana on brain structure and function. Curr Addict Rep 3: 323-331 (2016)

★ 21　Johansson E, Noren K, Sjovall J, Halldin MM: Determination of delta 1-tetrahydrocannabinol in human fat biopsies from marihuana users by gas chromatography-mas spectrometry. Biomed Chromatogr 3 (1) : 35-38 (1989)

★ 22　Fernández-Ruiz J, Gómez M, Hernández M, de Miguel R, Ramos JA: Cannabinoids and gene expression during brain development.Neurotox Res 6 (5) : 389-401 (2004)

★ 23　Lemberger L, Silberstein SD, Axelrod J, Kopin IJ: Marihuana: studies on the disposition and metabolism of delta-9-tetrahydrocannabinol in man. Science 170: 1320-1322 (1970)

★ 24　Wall ME, Perez-Reyes M: The metabolism of delta 9-tetrahydrocannabinol and related cannabinoids in man. J Clin

Pharmacol 21: 178S-189S (1981)

★ 25 Christensen HD, Freudenthal RI, Brine DR, Pitt CG, Wall ME: Activity of delta8- and delta9-tetrahydrocannabinol and related compounds in the mouse. Science 172 (3979) : 165-167 (1971)

★ 26 Bland TM, Haining RL, Tracy TS, Callery PS: CYP2C-catalyzed delta9-tetrahydrocannabinol metabolism: kinetics, pharmacogenetics and interaction with phenytoin. Biochem Pharmacol 70 (7) : 1096-1103 (2005)

★ 27 Devane WA, Dysarz FC III, Johnson MR, Melvin LS and Howlett AC: Determination and characterization of a cannabinoid receptor in rat brain. Mol Pharmacol 34: 605-613 (1988)

★ 28 Matsuda LA, Lolait SJ, Brownstein MJ, Young AC, Bonner TI: Structure of a cannabinoid receptor and functional expression of the cloned DNA. Nature 346 (6284) : 561-564 (1990)

★ 29 Chaperon F, Thiébot MH : Behavioral effects of cannabinoid agents in animals. Crit Rev Neurobiol 13 (3) : 243-281 (1999)

★ 30 Barry H, Kubena RK, Perhach JL Jr: Pituitary-adrenal activation and related responses to delta1-tetrahydrocannabinol. Prog Brain Res 39: 323 (1973)

★ 31 Freedland CS, Whitlow CT, Miller MD, Porrino LJ: Dose-dependent effects of delta9-tetrahydrocannabinol on rates of local cerebral glucose utilization in rat. Synapse 45 (2) : 134-142 (2002)

★ 32 Wiley JL: Sex-dependent effects of delta 9- tetrahydrocannabinol on locomotor activity in mice. Neurosci Lett 352 (2) : 77-80 (2003)

★ 33 Chesher GB, Dahl CJ, Everingham M, Jackson DM, Marchant-Williams H, Starmer GA: The effect of cannabinoids on intestinal motility and their antinociceptive effect in mice. Br J Pharmacol 49(4) : 588-594 (1973)

★ 34 Smith PB, Martin BR: Spinal mechanisms of Δ 9- tetrahydrocannabinol -induced analgesia. Brain Res 578 (1-2) : 8-12 (1992)

★ 35 Welch SP, Huffman JW, Lowe J: Differential blockade of the antinociceptive effects of centrally administered cannabinoids by SR141716A. J Phamarcol Exp Ther 286 (3) : 1301-1308 (1998)

★ 36 Cox ML, Haller VL, Welch SP: The antinociceptive effect of delta9-

detrahydrocannabinol in the arthritic rat involves the CB2 cannabinoid receptor. Eur J Pharmacol 570 (1-3) : 50-56 (2007)

★ 37 Fitton AG, Pertwee RG: Changes in body temperature and oxygen consumption rate of conscious mice produced by intrahypothalamic and intracerebroventricular injections of delta 9- tetrahydrocannabinol. Br J Pharmacol 75 (2) : 409-414 (1982)

★ 38 Onaivi ES, Chakrabarti A, Gwebu ET, Chaudhuri G: Neurobehavioral effects of delta 9-THC and cannabinoid (CB1) receptor gene expression in mice. Behav Brain Res 72 (1-2) : 115-125 (1995)

★ 39 Egashira N et al.: Delta (9) -tetrahydrocannabinol prolongs the immobility time in the mouse forced swim test: involvement of cannabinoid CB (1) receptor and serotonergic system. Eur J Pharmacol 589 (1-3) :117-21 (2008)

★ 40 Varvel SA, Bridgen DT, Tao Q, Thomas BF, Martin BR, Lichtman AH: Delta9-tetrahydrocannbinol accounts for the antinociceptive, hypothermic, and cataleptic effects of marijuana in mice.J Pharmacol Exp Ther 314(1) :329-337 (2005)

★ 41 Graham JD, Li DM: Cardiovascular and respiatory effects of cannabis in cat and rat. Br J Pharmacol 49 (1) : 1-10 (1973)

★ 42 Dewey WL: Cannabinoid pharmacology. Pharmacol Rev 38:151–178 (1986)

★ 43 Lake KD, Compton DR, Varga K, Martin BR, Kunos G: Cannabinoid-induced hypotension and bradycardia in rats mediated by CB1-like cannabinoid receptors. J Pharmacol Exp Ther 281 (3) : 1030-1037 (1997)

★ 44 Hillard CJ: Endocannabinoids and vascular function. J Pharmacol Exp Ther 294 (1) : 27-32 (2000)

★ 45 Gorelick DA, Heishman SJ, Preston KL, Nelson RA, Moolchan ET, Huestis MA: The cannabinoid CB1 receptor antagonist remonabant attenuates the hypotensive effect of smoked marijuana in male smokers. Am Heart J 151 (3) : 754.e1-754. e5 (2006)

★ 46 Koch JE: Delta (9) -THC stimulates food intake in Lewis rats: effects on chow, high-fat and sweet high-fact diets. Pharmacol Biochem Behav 68 (3) : 539-543 (2001)

★ 47 Hart CL, Ward AS, Haney M, Comer SD, Foltin RW, Fischman MW: Comparison of smoked marijuana and oral delta (9)-tetrahydrocannabinol in humans. Psychopharmacology (Berl) 164 (4) : 407-415 (2002)

★ 48 Luthra YK, Rosenkrantz H, Braude MC: Cerebral and cerebellar neurochemical changes and behavioral manifestations in rats chronically exposed to marijuana smoke. Toxicol Appl Pharmacol 35 (3) : 455-465 (1976)

★ 49 Wise LE, Thorpe AJ, Lichtman AH:Hippocampal CB (1) receptors mediate the memory impairing effects of delta (9)-tetrahydrocannabinol. Neuropsychopharma-cology 34 (9) : 2072-2080 (2009)

★ 50 Nowicky AV, Teyler TJ, Vardaris RM: The modulation of long-term potentiation by delta-9-tetrahydrocannabinol in the rat hippocampus in vitro. Brain Res Bull 19(6) : 663-672 (1987)

★ 51 Hoffman AF, Lycas MD, Kaczmarzyk JR, Baumann MH, Lupica CR: Disruption of hippocampal synaptic transmission and long-term potentiation by psychoactive synthetic cannabinoid 'Spice' compounds: comparison with Δ 9-tetrahydrocannabinol. Addict Biol 22 (2) : 390-399 (2017)

★ 52 Hoffman AF, Oz M, Yang R, Lichtman AH, Lupica CR: Opposing actions of chronic delta9-tetrahydrocannabinol and cannabinoid antagonists on hippocampal long-term potentiation. Learn Mem 14 (1-2) : 63-74 (2007)

★ 53 Klein TW, Friedman H, Specter S: Marijuana, immunity and infection.J Neuroimmunol 83 (1-2) : 102-115 (1998)

★ 54 Eisenstein TK, Meissler JJ: Effects of cannabinoids on T-cell function and resistance to infection. J Neuroimmune Pharmacol 10 (2) : 204-216 (2015)

★ 55 Murphy LL, Rodriguez de Fonseca F, Steger RW: delta 9- Tetrahydrocannabinol antagonism of the anterior pituitary response to estradiol in immature female rats. Steroids 56 (2) : 97-102 (1991)

★ 56 Murphy LL, Newton SC, Dhali J, Chavez D: Evidence for a direct anterior pituitary site of delta-9-tetrahydrocannabinol action. Pharmacol Biochem Behav 40 (3) : 603-607 (1991)

★ 57 Dalterio S, Steger R, Peluso J, Paolo L: Acute delta 9-tetrahydrocannabinol exposure: effects on hypothalamic-pituitary-testicular activity in mice. Pharmacol Biochem Behav 26 (3) : 533-537 (1987)

★58 Murphy LL, Gher J, Steger RW, Bartke A: Effects of delta 9-tetrahydrocannabinol on copulatory behavior and neuroendocrine responses of male rats to female conspecifics. Pharmacol Biochem Behav 48 (4) : 1011-1017 (1994)

★ 59 Mendelson JH, Mello NK, Ellingboe J, Skupny AS, LexBW, Griffin M: Marihuana smoking suppresses luteinizing hormone in women. J Pharmacol Exp Ther 237 (3) : 862-866 (1986)

★ 60 Winsauer PJ et al.: Long-term behavioral and pharmacodynamic effects of delta-9-tetrahydrocannabinol in female rats depend on ovarian hormone status. Addict Biol 16 (1) : 64-81 (2011)

★ 61 Tashkin DP: Smoked marijuana as a cause of lung injury. Monaldi Arch Chest Dis 63 (2) : 93-100 (2005)

★ 62 Carlini EA, Masur J: Development of aggressive behavior in rats by chronic administration of Cannabis sativa (marihuana). Life Sci 8(11) : 607-620 (1969)

★ 63 Fujiwara M, Egashira N: New perspectives in the studies on endocannabinoid and cannabis: abnormal behaviors associate with CB1 cannabinoid receptor and development of therapeutic application.J Pharmacol Sci 96 (4) : 362-366 (2004)

★ 64 Bloomfield MA, Ashok AH, Volkow ND, Howes OD: The effects of Δ 9-tetrahydrocannabinol on the dopamine system. Nature 539 (7629) : 369-377 (2016)

★ 65 Stiglick A, Kalant H: Behavioral effects of prolonged administration of delta 9- tetrahydrocannabinol in the rat. Psychopharmacology 80(4): 325-330 (1983)

★ 66 Gianutsos A, Abbatiello ER: The effect of pre-natal Cannabis sativa on maze learning ability in the rat. Psychopharmacology 27(2): 117-122 (1972)

★ 67 Vardaris RM, Weisz DJ, Fazel A, Rawitch AB: Chronic administration of delta-9-tetrahydrocannabinol to pregnant rats: studies of pup behavior and placental transfer. Pharmacol Biochem Behav 4 (3) : 249-254 (1976)

★ 68 Hunault CC et al: Acute subjective effects after smoking joints containing up to 69 mg Δ 9-tetrahydrocannabinol in recreational users: a randomized, crossover clinical trial. Psychopharmacology 231(24) : 4723-4733 (2014)

★ 69 Sofia RD, Solomon TA, Barry H 3rd: Anticonvulsant activity of delta9-tetrahydrocannabinol compared with three other drugs,Eur J Pharmacol 35 (1) : 7-16 (1976)

★ 70 Consroe P, Wolkin A: Cannabidiol--antiepileptic drug comparisons and interactions in experimentally induced seizures in rats. J Pharmacol Exp Ther 201 (1) : 26-32 (1977)

★ 71 Devinsky O et al.:Cannabidiol: pharmacology and potential therapeutic role in epilepsy and other neuropsychiatric disorders.Epilepsia 55 (6) : 791-802 (2014)

★ 72 Thomas A, Baillie GL, Phillips AM, Razdan RK, Ross RA, Pertwee RG: Cannabidiol displays unexpectedly high potency as an antagonist of CB1 and CB2 receptor agonists in vitro. Br J Pharmacol 150 (5) : 613-623 (2007)

★ 73 Pertwee RG: The diverse CB1 and CB2 receptor pharmacology of three plant cannabinoids: delta9-tetrahydrocannabinol, cannabidiol and delta9-tetrahydrocannabivarin. Br J Pharmacol 153 (2) : 199-215 (2008)

★ 74 Laprairie RB et al.: Cannabidiol is a negative allosteric modulator of the cannabinoid CB1 receptor.Br J Pharmacol 172 (20) : 4790-4805 (2015)

★ 75 Morgan CJ, Schafer G, Freeman TP, Curran HV: Impact of cannabidiol on the acute memory and psychotomimetic effects of smoked cannabis: naturalistic study: naturalistic study [corrected]. Br J Psychiatry 197: 285–290 (2010)

★ 76 Morgan CJ, Gardener C, Schafer G, Swan S, Demarchi C, Freeman TP, et al.: Sub-chronic impact of cannabinoids in street cannabis on cognition, psychotic-like symptoms and psychological well-being. Psychol Med 42: 391–400 (2012) .

★ 77 Wright MJ, Jr, Vandewater SA, Taffe MA: Cannabidiol attenuates deficits of visuospatial associative memory induced by delta (9) tetrahydrocannabinol. Br J Pharmacol 170: 1365–1373 (2013) .

★ 78 Taffe MA, Creehan KM, Vandewater SA: Cannabidiol failes to reverse hypothermia or locomotor suppression induced by Δ 9-tetrahydrocannabinol in Sprague-Dawley rats. Br J Pharmacol 172(7) : 1783-1791 (2015)

★ 79 Scuderi C et al.: Cannabidiol in medicine: a review of its therapeutic potential in CNS disorders. Phytother Res 23 (5) : 597-602 (2009)

★ 80 Fernandez-Ruiz J et al.: Cannabidiol for neurodegenerative disorders: important new clinical applications for this phytocannabinoid? Br J Clin Pharmacol 75 (2) : 323-333 (2013)

★ 81 Watanabe K et al.: Marijuana extracts possess the effects like the endocrine disrupting chemicals. Toxicology 206 (3) : 471-478 (2005)

★ 82 Semple DM, Ramsden F, McIntosh AM: Reduced binocular depth inversion in regular cannabis users. Pharmacol Biochem Behav 75 (4) : 789-793 (2003)

★ 83 Koethe Disturbances of visual information processing in early states of psychosis and experimental delta-9-tetrahydrocannabinol altered states of consciousness. Schizophr Res 88 (1-3) : 142-150 (2006)

★ 84 Moustafa AA et al.: Interactions between cannabis and schizophrenia in humans and rodents. Rev Neurosci 28 (7) : 811-823 (2017)

★ 85 Semple DM et al.: Cannabis as a risk factor for psychosis: systematic review. J Psychopharmacol 19 (2) : 187-194 (2005)

★ 86 Kuepper R et al.: Continued cannabis use and risk of incidence and persistence of psychotic symptoms: 10 year follow-up cohort study. BMJ 342: d738 (2011)

★ 87 Lichtman AH, Martin BR: Marijuana withdrawal syndrome in the animal model. J Clin Pharmacol 42 (11 Suppl) : 20S-27S (2002)

★ 88 Tanda G, Goldberg SR: Cannabinoids: reward, dependence, and underlying neurochemical mechanisms--a review of recent preclinical data. Psychopharmacology (Berl) 169 (2) : 115-134 (2003)

★ 89 Budney AJ, Hughes JR: The cannabis withdrawal syndrome. Curr Opin Psychiatry 19 (3) : 233-238 (2006)

★ 90 Bonnet U, Preuss UW: The cannabis withdrawal syndrome: current insights. Subst Abuse Rehabil 8: 9-27 (2017)

★ 91 Huang P, Liu-Chen LY, Unterwald

EM, Cowan A: Hyperlocomotion and paw tremors are two highly quantifiable signs of SR141716-precipitated withdrawal from delta9-tetrahydrocannabinol in C57BL/6 mice. Neurosci Lett 465 (1) : 66-70 (2009)

★92 Stewart JL, McMahon LR: Rimonabant-induced delta9-tetrahydrocannabinol withdrawal in rhesus monkeys: discriminative stimulus effects and other withdrawal signs. J Pharmacol Exp Ther 334 (1) : 347-356 (2010)

★93 Cheer JF, Wassum KM, Heien ML, Phillips PE, Wightman RM: Cannabinoids enhance subsecond dopamine release in the nucleus accumbens of awake rats. J Neurosci 24: 4393-4400 (2004)

★94 Schlicker E, Kathmann M: Modulation of transmitter release via presynaptic cannabinoid receptors. Trends Pharmacol Sci 22: 565-572 (2001)

★95 Gardner EL, Vorel SR: Cannabinoid transmission and reward-related events. Neurobiol Dis 5: 502-533 (1998)

★96 Hernandez M, Berrendero F, et al.: Cannabinoid CB1 receptors colocalize with tyrosine hydroxylase in cultured fetal mesencephalic neurons and their activation increases the levels of this enzyme. Brain Res 28 (857) : 56-65 (2000)

★97 Szabo B, Muller T, Koch H: Effects of cannabinoids on dopamine release in the corpus striatum and the nucleus accumbens in vitro. J Neurochem 73 (3) : 1084-1089 (1999)

★98 Schlicker E, Kathmann M: Modulation of transmitter release via presynaptic cannabinoid receptors. Trends Pharmacol Sci 22: 565-572 (2001)

★99 Robbe D, Alonson G, Duchamp F, Bockaert J, Manzoni OJ: Localization and mechanisms of action of cannabinoid receptors at the glutamatergic synapses of the mouse nucleus accumbens. J Neurosci 21: 109-116 (2001)

★100 Bloomfield MA et al.: Dopaminergic function in cannabis users and its relationship to cannabis-induced psychotic symptoms. Biol Psychiatry 75 (6) : 470-478 (2014)

★101 Makriyannis A, Deng H. W.I.P. Organiztion. Cannabimimetic indole derivatives, 2001.

★102 Schaefer N, Peters B, Bregel D, Kneisel S, Auwarter V, Schmidt PH, Ewald AH: A fatal case involving several synthetic cannabinoids. Toxichem Krimtech 80 (Special Issue) : 248-251 (2013)

★103 Di Marzo V et al.: Leptin-regulated endocannabinoids are involved in maintaining food intake. Nature 410(6830) : 822-825 (2001)

★104 Lau BK et al.: Endocannabinoid modulation of homeostatic and non-homeostatic feeding circuits. Neuropharmacology 124:38-51 (2017)

★105 Bellocchio L, Cervino C, Pasquali R, Pagotto U: The endocannabinoid system and energy metabolism.J Neuroendocrinol 20 (6) : 850–857 (2008)

★106 Santucci V et al.:Arousal-enhancing properties of the CB1 cannabinoid receptor antagonist SR 141716A in rats as assessed by electroencephalographic spectral and sleep-waking cycle analysis. Life Sci 58 (6) : PL103-PL110 (1996)

★107 Murillo-Rodriguez E et al.: Anandamide modulates sleep and memory in rats. Brain Res 812 (1-2) : 270-274 (1998)

★108 Prospero-Garcia O et al: Endocannabinoids and sleep. Neurosci Biobehav Rev 71:671-679 (2016)

★109 Battista N et al.: Regulation of male fertility by the endocannabinoid system. Mol Cell Endocrinol 286 (1-2 Suppl 1) : S17-23 (2008)

★110 Androvicova R et al.: Endocannabinoid system in sexual motivational processes: Is it a novel therapeutic horizon? Pharmacol Res 115: 200-208 (2017)

★111 Correa F et al.: Endocannabinoid system and pregnancy. Reproduction 152 (6) :R191-R200 (2016)

★112 Paria BC et al.: The preimplantation mouse embryo is a target for cannabinoid ligand-receptor signaling. Proc Natl Acad Sci USA 92 (21) : 9460-9464 (1995)

★113 Das SK et al.: Cannabinoid ligand-receptor signaling in the mouse uterus. Proc Natl Acad Sci USA 92 (10) : 4332-4336 (1995)

★114 Cota D:The role of the endo-cannabinoid system in the regulation of hypothalamic-pituitary-adrenal axis activity.J Neuroendocrinol 20 Suppl 1:35-38 (2008)

★115 Hill MN et al.: Endogenous cannabinoid signaling is essential for stress adaption. Proc Natl Acad Sci USA 107 (20) : 9406-9411 (2010)

★116 Ross RA: Anandamide and vanilloid TRPV1 receptors. Br J Pharmacol 140 (5) :

790-801 (2003)

★ 117 Zogopoulos P et al.: The role of endocannabinoids in pain modulation. Fundam Clin Pharmacol 7 (1) :64-80 (2013)

★ 118 Häring M, Kaiser N, Monory K, Lutz B : Circuit specific functions of cannabinoid CB1 receptor in the balance of investigatory drive and exploration. PLoS ONE 6 (11) : e26617 (2011) .

★ 119 Wei D et al.: Endocannabinoid Signaling in the Control of Social Behavior. Trends Neurosci 40 (7) : 385-396 (2017)

★ 120 Rubino T et al.: Adolescent exposure to THC in female rats disrupts developmental changes in the prefrontal cortex. Neurobiol Dis 73: 60-69 (2015)

★ 121 Chiurchiu V et al.: Endocannabinoid signalling in innate and adaptive immunity. Immunology 144 (3) : 352-364 (2015)

★ 122 Turcotte C et al.: The CB2 receptor and its role as a regulator of inflammation. Cell Mol Life Sci 73 (23) : 4449-4470 (2016)

★ 123 Acharya N et al.: Endocannabinoid system acts as a regulator of immune homeostasis in the gut.Proc Natl Acad Sci USA 114 (19) : 5005-5010 (2017)

★ 124 Pacher P, Steffens S: The emerging role of the endocannabinoid system in cardiovascular disease.Semin Immunopathol 31 (1) :63-77 (2009)

★ 125 Gruden G et al.: Role of the endocannabinoid system in diabetes and diabetic complications. Br J Pharmacol 173 (7) :1116-1127 (2016)

★ 126 Benyo Z et al: Endocannabinoids in cerebrovascular regulation. Am J Physiol Heart Circ Physiol 310(7) :H785-801 (2016)

★ 127 Basavarajappa BS et al.: Endocannabinoid System in Neurodegenerative Disorders. J Neurochem 142 (5) : 624-648 (2017)

★ 128 Micale V et al.: Endocannabinoids and neurodegenerative diseases. Pharmacol Res 56 (5) : 382-92 (2007)

★ 129 Fattore L, Meilis M, Fadda P, Pistis M, Fratta W: The endocannabinoid system and nondrug rewarding behaviours. Exp Neurol 224 (1) : 23-36 (2010)

★ 130 Mannucci C et al.: Neurological aspects of medical use of cannabidiol. CNS Neurol Disord Drug Targets 16 (5) : 541-553 (2017)

★131 Pisanti S et al.: Cannabidiol: State of the art and new challenges for therapeutic applications. Pharmacol Ther 175: 133-150 (2017)

★ 132 Massi P et al.: Cannabidiol as potential anticancer drug. Br J Clin Pharmacol 75 (2) : 303-312 (2013)

★ 133 Birdsall SM et al.: The Use of Medical Marijuana in Cancer. Curr Oncol Rep 18 (7) : 40 (2016)

★ 134 Schrot RJ, Hubbard JR: Cannabinoids: Medical implications. Ann Med 48 (3) : 128-141 (2016)

★135 Itami C et al.: Developmental switch in spike timing-dependent plasticity and cannabinoid-dependent reorganization of the thalamocortical projection in the barrel cortex. J Neurosci 36(26): 7039-7054 (2016)

★ 136 Van Larr M, Van Der Pol P, Niesink R: Limitations to the Dutch cannabis toleration policy: Assumptions underlying the reclassification of cannabis above 15% THC. Int J Drug Policy 34: 58-64 (2016)

索 引

A AB-CHMINACA ···························162

C CBCA 合成酵素····················85 〜 86
CBDA 合成酵素 ····················85 〜 86
CBDA 種····························88 〜 92
CBDVA 種 ·································88
CB₁ 受容体····················128 〜 129、
　　　　　　131 〜 133、135 〜 140、
　　　　　　167 〜 171、188、227
CB₂ 受容体
　　　········· 128、132、140、172
F 5F-AMB·································162
5F-QUPIC ·····························162

L LSD ······································73
LTP ·············138 〜 139、390 〜 391

M MAM-2201 ············161、163 〜 165
MDMA ···································73

T THCA 合成酵素······ 85 〜 88、98、100
THCA 種 ·····························88 〜 92
THCVA 種 ·································88

あ行

麻の実 ························ 17、24、47 〜 55
アナンダミド ·····························166
アヘン ·································68 〜 69
あへん煙膏 ·································70
2- アラキドノイルグリセロール（2-AG）···167
アルカロイド ·······························77
アルコール依存症··················204 〜 205
亜麻 ································· 25、32
医療大麻法（医療用マリファナ法）
···············185、191 〜 193、261 〜 264
医療用大麻·························180 〜 181
印度大麻エキス···························27

印度大麻草·························· 27、61
エクゴニン ·································61
おがら ····································24
奥行き反転錯視····························147

か行

海馬·················137 〜 139、390 〜 391
覚せい剤取締法···············62、64 〜 65
カタレプシー ···················· 131、133
カンナビクロメバリン ·······················78
カンナビクロメバリン酸（CBCVA）···86 〜 87
カンナビクロメン·····························78
カンナビクロメン酸（CBCA）··· 85 〜 86、100
カンナビゲロール·····························78
カンナビゲロール酸（CBGA）·······84 〜 87
カンナビゲロバリン酸（CBGVA）··86 〜 87
カンナビジオール（CBD）······67、77、80、
　　　　　144 〜 146、186、188 〜 189
カンナビジオール酸（CBDA）········84 〜 87
カンナビシクロール·························78
カンナビシトラン·····························78
カンナビジバリン·····························78
カンナビス・インディカ········· 39 〜 43、46
カンナビス・サティバ ············ 29、38 〜 47
カンナビス・ルデラリス···············39 〜 43
カンナビノール····················77、79 〜 80
カンナビノイド受容体 ·············128 〜 129
カンナビバリン·····························78
カンナビリプソール ·························78
寛容政策···························· 191、317
危険ドラッグ ·················73、250 〜 251
禁断症状·································152
ケナフ（洋麻）········15、32、35 〜 37、42
合成カンナビノイド ··········· 18、160 〜 166
コカイン································ 61、72
コデイン·································69
コーヒーショップ···········190、325 〜 332

さ行

シトクロム P450 ·················121 〜 122
視床下部································106

シナプス···············125 〜 127
神宮大麻················· 14、23
身体的依存············ 17、151 〜 155
精神的依存···········151 〜 153
染色体 ············· 42、369 〜 376
腺毛··················97 〜 98
痩果················ 32、366 〜 367

た行

大麻関連障害 ·······················112
大麻樹脂················ 30、34
大麻精神病·························112
大麻草 ············26、32 〜 37、251 〜 254
大麻取締規則 ······· 52、61 〜 62、72、235
大麻取締法··················· 29、44 〜 67、94、
234 〜 235、237 〜 238
チャラス······················30、34、76
苧麻······················ 25、32
ディスペンサリー··························272
テトラヒドロカンナビノール（THC）
············· 16、67、77、79 〜 83、94、
120 〜 124、130 〜 159、
182、186、385 〜 388
テトラヒドロカンナビノール酸（THCA）
···········81 〜 93、98、100
テトラヒドロカンナビバリン ·····················78
テトラヒドロカンナビバリン酸（THCVA）...86 〜 87
腸肝循環···························123
統合失調症····················150
トチギシロ························91
ドーパミン·················143、156 〜 159
ドロナビノール··············182 〜 183、185

な行

内在性カンナビノイド
·····················18、166 〜 174、227
ナビキシモルス······························186
ナビロン··························· 183、185
ニコチン依存症··················210 〜 211
日本薬局方·························· 27

は行

ハームリダクション ·····························321
倍数体 ·······················376 〜 385
ハッシュオイル························· 288、293
万国阿片条約······················71、236
プラセボ························· 117、268
ヘロイン·············· 61、69、333 〜 334
ヘンプオイル ·····················47、315
ベンゾピレン ·························109
報酬系·······················155 〜 157
苞葉···························96 〜 98
ホロウマスク錯視···················147

ま行

麻薬及び向精神薬取締法
·············64 〜 65、67、94
麻薬及び向精神薬の不正取引の防止に
関する国際連合条約 ·····················45
麻薬特例法···················15、57 〜 59
麻薬取締規則·····61、71 〜 72、234、237
麻薬取締法···························65 〜 66
麻薬に関する単一条約 ········45、236、322
マリファナ·········30、66 〜 68、76 〜 83、
104 〜 159、250 〜 251
マンチ························107
無気力症候群······················111
メタンフェタミン·······················66
モルヒネ··················· 61、69

や行

薬事法 · 62

ら行

リモナバン（SR141716）·····················188

405

著者紹介　**阿部和穂** (Abe Kazuho)

1963 年愛媛県今治市生まれ。東京大学薬学部卒業後、東京大学大学院薬学系研究科修士課程修了。東京大学薬学部助手、米国カリフォルニア州ソーク研究所博士研究員、星薬科大学講師を経て、武蔵野大学薬学部教授。薬学博士。専門は脳と薬。著書に『マンガで読む脳と酒』『認知症とたたかう脳』『危険ドラッグ大全』『認知症いま本当に知りたいこと 101』など。

装丁・本文デザイン◎三枝未央
本文イラスト・写真◎阿部和穂
編集◎斎藤 晃（武蔵野大学出版会）

大麻大全

発行日 2018 年 11 月 30 日　初版第 1 刷

著　者　阿部和穂
発　行　武蔵野大学出版会
　　　　〒202-8585 東京都西東京市新町 1-1-20
　　　　武蔵野大学構内
　　　　Tel. 042-468-3003　Fax. 042-468-3004

印刷 株式会社ルナテック

©Kazuho Abe 2018 Printed in Japan
ISBN978-4-903281-39-1

武蔵野大学出版会ホームページ
http://mubs.jp/shuppan/

「認知症 いま本当に知りたいこと101」

武蔵野大学 薬学部教授 阿部 和穂 [著]

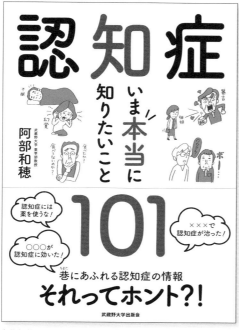

本体価格1,500円＋税　A5判・並製・232頁

同じ話を繰り返すのは認知症?

人の名前が思い出せなくなりましたが…?

○○で認知症が治ったってホント?

社会人講座で「認知症」の講演を行っている
武蔵野大学・薬学部の教授が、
「認知症の本当に知りたい疑問」に答えました。

武蔵野大学出版会

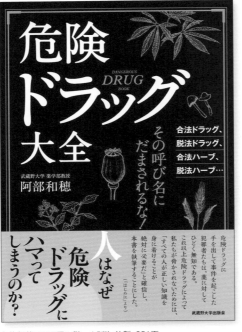

「危険ドラッグ大全」

武蔵野大学 薬学部教授 阿部 和穂 [著]

本体価格2,500円＋税　A5判・並製・256頁

- 危険ドラッグはなぜ生れたのか？
- 危険ドラッグは脳にどう作用するのか？
- 危険ドラッグはなぜやめられないのか？

薬学部の教授である著者が、
危険ドラッグのすべてを
豊富な図版を使ってわかりやすく解説！

武蔵野大学出版会